AF360752

CAUSERIES MÉDICALES

AVEC MON CLIENT,

Par le Dr. Eugène BOURDET,

Ancien Médecin des Maisons centrales, Membre et Médecin de la Société
des Gens de Lettres, &.

À M. le Dʳ Ascagne Audiat ;

Ancien Inspecteur Général des Prisons de la République.

Envoi fraternel.

Le Dʳ Eug. Bourdet.

CAUSERIES MÉDICALES

AVEC MON CLIENT.

PAR

LE D^r. EUG. BOURDET,

Ancien Médecin des Maisons centrales, Membre et Médecin de la Société des Gens de lettres, etc.

BOULOGNE:

Imprimerie de H. DELAHODDE, rue Royale, 8 (ter).

1852.

AVERTISSEMENT.

Confier au temps présent, le sort de *ces causeries*, n'est, sans doute, pas prudent.

En effet, si on s'y livre avec les préoccupations graves, qui agitent nos esprits, on les trouvera sans intérêt, puisqu'elles ne ramènent que très-indirectement, vers les objets de la sollicitude publique.

Cependant, il ne faut pas espérer en comprendre les détails, si on néglige d'y porter une certaine attention, c'est surtout en raison de la nouveauté d'un sujet, qu'il est indispensable de lui accorder une complaisante patience.

Toutefois, que mon lecteur se rassure, un travail très différent d'un autre, est moins une peine nouvelle qu'un repos relatif quand il succède immédiatement à une fatigue quelconque.

Ouvrez-donc ce livre, ami lecteur, quand vous

serez obsédé d'affaires, et de soucieuses pensées, et bien qu'il réclame, pour se faire comprendre, un petit effort de volonté, il vous procurera le remède salutaire, d'un délassement ou d'une dérivation:

Depuis que le Méchant monsieur Poquelin de Molière, a fait connaître le genre de galanterie des pauvres médecins, ils doivent toujours craindre qu'on refuse leurs moindres avances; l'offre de Thomas à Antoinette chez M. Argan revient trop vite à la mémoire.

Ici, le lecteur n'est pas invité à se distraire par l'examen d'une thèse contre les circulateurs, et nos petites pages ne sont pas maculées par les restes d'une dissection anatomique.

Parmi les lettres de ce recueil, les unes se composant de détails descriptifs ou de faits simplement énumérés, échapperont, sans difficulté, à la critique sérieuse; les autres prêteront un peu plus à la réflexion et aux avertissements de la polémique.

C'est dans la dernière hypothèse que j'aurais voulu me tenir, afin de profiter des avis d'un client avec lequel il me serait agréable d'échanger de nouvelles causeries.

Devant le mince cadeau que je fais à mon sou-
verain client, je reste confus; je lui rappellerai
seulement pour atténuation: ce que **Plutarque**
raconte dans ses propos de table, qu'un brave
homme surpris par le passage d'Alexandre et ne
sachant que faire pour honorer le grand mo-
narque, s'avisa de puiser de l'eau fraîche et pure,
et la lui présenta.

Je souhaite, ami lecteur, que vous ne soyez
pas plus incommodé de l'offre de mes lettres, que
ne le fut Alexandre par une telle flatterie.

Le D^r. Eug. BOURDET.

Boulogne-sur-mer, 1852.

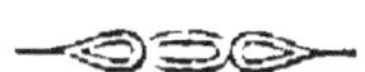

DES ÉTUDES MÉDICALES.

1re LETTRE.

Des Études Médicales.

SOMMAIRE.

On n'enseigne pas la médecine sous les formes épistolaires, mais on peut parler à un ami, en faveur d'un art si respectable. — Comment on devenait médecin jadis, et comment aujourd'hui. — Plus de patronage par les vieux praticiens envers les jeunes confrères. — Les procédés au lit des malades sont devenus si différents ! il y aurait indiscrétion actuelle à admettre un tiers entre le médecin et le malade. — Qu'est-ce que la vocation ? — Des études universitaires. — Le quartier latin, le muséum. — Cours partagés et suivis par les deux sexes. — Les herborisations au printemps. — Utilité des sciences physiques et naturelles pour le médecin. — Médecine légale dans les procès. — Hygiène du travail et de l'industrie. — Trois années de dissection aux amphithéâtres d'anatomie ; comment on y procède. — Nouvelle époque dans les études du jeune médecin. — Fréquentation des hôpitaux. — Sort des malades qui y sont traités ; moins à plaindre qu'on ne croit. — Elèves internes et externes. — Un mot sur les officiers de santé, et les étudiants non laborieux.

PREMIÈRE LETTRE.

—

DES ÉTUDES MÉDICALES.

Ami, en vous adressant la plupart des lettres de ce recueil, j'accuse d'abord l'intention de ne pas vous entretenir trop gravement d'un sujet qui mérite cependant tout votre intérêt. Il m'en coûterait d'abuser de la patience que vous mettrez à me lire, je ne vous offrirai pas des leçons mises comme on le dit sans galanterie, à la portée des gens du monde, ou de vaines formules destinées à remplacer un système de connaissances logiquement enchaînées et pénibles à conquérir ; mon but, ami, dans ces causeries, c'est d'exposer avec franchise et simplement la situation de la médecine, telle que nous voudrions la voir, aimée et comprise ; et si nous sommes obligés de critiquer ce qui est, au profit de ce qui devrait être, si vos sympathies ou vos prédilections pour telles théories ou tels procédés qu'on emploie dans l'art de guérir, sont un peu froissées par les opinions que vous allez connaître, nous sommes persuadé que vous saurez rendre justice aux faits, hommage à la vérité et encouragement à la bonne foi qui se dévoue.

L'art médical, dont l'origine remonte si haut, puisque ses premiers essais datent des premières souffrances de l'humanité, n'a point subi des vicissitudes ou des changements moins nombreux que vous ne supposez. Soit dans la pratique , soit dans la science , il a éprouvé un grand nombre d'oscillations dont il n'est point remis ; ces divisions et ces divergences d'opinions qui empruntentà l'émancipation moderne des esprits, le droit de se produire sous bien des formes , sont encore radicales et nombreuses ; toutefois, je crois pouvoir vous démontrer qu'il n'y a plus partout la même sincérité dans ces luttes contraires , ni les mêmes motifs qu'autrefois dans la désunion ; aussi, il me paraît qu'il convient de donner aux gens du monde, des renseignements qui en éclairant leurs dispositions bienveillantes , à l'endroit de la médecine, occuperont peut-être agréablement leurs loisirs et leur curiosité.

Anciennement, et je parle du siècle dernier, on apprenait et l'on exerçait l'art de guérir, sans puiser son instruction aux sources officielles, et sans avoir besoin de justifier de la valeur de ses titres ; si l'on avait le moyen de les acheter, avec un reste de patrimoine , ou la dot octroyée par des parents pour vous faire une position ;— la nécessité d'argent est bien restée, aujourd'hui, pour parvenir au diplôme ; mais, comme il faut y ajouter celle des études, longues et difficiles , il est aussi onéreux de satisfaire maintenant, à la seconde qu'à la première de ces conditions. Ce qui aurait dû réduire à moitié le nombre des disciples de l'art, n'a fait cependant que l'augmenter ; et si vous voulez bien suivre, de loin , dans sa carrière , le jeune homme destiné au service de la santé publique, vous verrez quelles sérieuses garanties de savoir et de préparation il donne à la société ; vous verrez, en outre, que votre tardive confiance , est un luxe de précaution après le stage très long des études qu'il subit, et à travers le nombreux bataillon de concurrents qui appellent votre choix.

Ce n'est plus, comme vous le pensiez, sous la direction spéciale d'un sage et docte maître, que l'on commence à étudier la médecine. Ce patronage patriarcal qui vous initiait au culte de l'art en vous appelant tout à coup, au spectacle attendrissant de la douleur, n'existe plus dans les mœurs ni dans les faits. Il avait cela de bon, que les traditions de l'expérience personnelle, se transmettaient du maître à l'élève, avec les moyens d'en user directement au milieu des familles dont la reconnaissance accueillait celui qui devenait savant au profit de leurs divers membres, tous appréciés par ce médecin dans les antécédents de leur santé et dans les exigences de leur position. Il avait cela de fâcheux ce patronage, qu'il restreignait beaucoup les occasions d'apprendre, qu'il rendait accessible seulement à un petit nombre, les investigations dans l'art de guérir, et qu'il n'ouvrait pas les sources si variées de l'instruction médicale encyclopédique de nos jours : enfin, il est impossible de le mettre actuellement en usage, par suite du changement des procédés employés pour l'examen et le traitement des maladies, par suite du développement des institutions qui fait attribuer à l'Etat, le droit et la mission de former la jeunesse aux professions libérales, et aussi par le fait de l'indépendance mieux consacrée dans les habitudes du foyer domestique.

En Chine (pardon de la transition), un médecin appelé près d'une cliente, ne s'avise pas de palper, percuter, ausculter les divers organes soupçonnés de maladie : il ne parle, ne demande rien, ne regarde ni les yeux ni la langue, il se contente, après avoir attaché délicatement un fil de soie au poignet droit de la malade, d'apprécier la qualité du pouls dont ce conducteur infidèle lui transmet les battements.

Avec une telle réserve dans ses recherches, près d'un patient, le médecin chinois pourrait sans embarras amener quelques sages élèves destinés à recueillir un si discret enseignement. Il n'y a pas cinquante ans, un client se contentait, encore, chez nous, dans une visite faite par son médecin ordinaire, de livrer son bras au représentant d'Esculape, d'abaisser sa langue et de répondre certaines monosyllabes peu compromettantes, alors, le docteur allait près de la fenêtre examiner ce qui restait de plus gênant à lui montrer dans un vase de nuit, et c'était tout.... mais, maintenant, vous savez quelles interrogations il faut subir, quelle longue exploration il faut supporter ; d'abord, livrer à l'oreille tous les bruits de sa poitrine, puis tendre le dos au plessimètre, supporter un sthétoscope sur la région du cœur, laisser errer sous la main du savant les circonvolutions abdominales, de tout cela dépend un bon conseil, et un avis bien motivé : mais, ce serait trop, pour les scrupules d'un malade, de voir à côté de son médecin, un ou plusieurs jeunes adeptes qui écouteraient ses renseignements confidentiels, et assisteraient aux détails anatomiques et physiologiques que donne le corps souffrant à l'analyse du maître : vous pensez que cela se passe toujours ainsi pour la plus intéressante classe de malades, celle des hôpitaux, exclusivement fréquentés par les futurs médecins ; c'est vrai, mais avec de telles compensations et de telles réserves qu'il n'y a pas à craindre l'oubli des convenances ou le sacrifice de leur liberté ou de leur pudeur, pour ces malheureux que vos sentiments protègent.

Vous voyez donc, ce qui se passait autrefois, et pourquoi cela n'existe plus : mais en rencontrant des yeux, tant de jeunes médecins qui aspirent à se concilier l'estime et la confiance des gens du monde, ne vous êtes-vous pas demandé (ne voulant pas vous en tenir aux promesses d'un diplôme et d'un titre encore bien porté toutefois), comment ils avaient passés pour mériter leur grade, ces années de jeunesse, à la fois si courtes par le doux regret du passé, et si longue par l'espérance impatiente de l'avenir ; et comment ils étaient arrivés au chevet du malade, dont ils vont répondre comme d'une propriété, parce que la garde leur est confiée !

Ce que l'on appelle vocation pour un état, goût, ou disposition pour tel ou tel art, ne suffit plus désormais, pour vous appeler à étudier expressément, afin de l'exercer plus tard, cet art dans lequel on mettait ses promesses de travail et ses illusions de succès : il faut savoir un peu de toutes choses, même pour rester attaché à une seule. Aussi, assistant à ce qu'on exige du médecin, puissiez-vous prendre souci de son intéressante destinée, et voir en lui, pour qu'il vous plaise de le considérer dans ses progrès, un fils, un ami, auquel vous auriez conseillé vous-même, ce noble et difficile sentier du labeur médical.

Celui qui se dispose à l'étude de la médecine civile , a fait ses études universitaires dans les colléges de la province ou de la capitale, plus souvent dans les premiers que dans les seconds , si l'on a égard au nombre. Au moment où il se décide à entrer dans la carrière, il s'est senti encouragé par quelque tutelle précieuse d'un parent ou ami déjà dévoué à l'art de guérir. Mais comme il n'est pas rare de rencontrer, près de soi , des juges sincères, et des maîtres bien renseignés par de rudes épreuves , c'est moins à leur avis qu'il cède en s'élançant sur leurs traces, qu'à ce facile espoir qui couronne le rêve de tout jeune avenir. On lui prédit donc les peines qu'il endurera, on le prévient sur les difficultés qui l'attendent. Avec quel bonheur, cependant, s'échappant des cours de la Sorbonne , doté du double diplôme de bachelier ès-lettres et ès-sciences qui fait la récompense des années du collége , il se rend à l'école de médecine, pour commencer en novembre avec la saison qui provoque au travail celui qui lui offre tant d'attraits !

Les différents quartiers de la grande ville présentent une physionomie qui les caractérise et qui s'explique et se justifie en quelle que sorte aux yeux appelés à les distinguer en les observant.—Le quartier latin, mieux que tout autre , décèle les habitudes de la jeune population qui l'habite. Il est rempli d'hôtels meublés qui se divisent du premier au dernier étage, en chambres louées, au mois, sur les prix moyens de 30 à 20 francs. Ces logements sont choisis avec tout l'empressement d'une première indépendance , mais avec le discernement qu'on possède déjà pour diagnostiquer l'entourage plus ou moins sympathique qu'on doit rencontrer. Il y a, en effet, telles de ces maisons dont les hôtes sont tous exacts, laborieux, prudents, et d'autres, sur lesquelles s'abat la nichée plus volage des capricieux et des étourdis. Par une intention presque hypocrite ces dernières se rapprochent souvent davantage du centre des études, bravant ainsi le respectable voisinage de l'école, avec le premier orgueil de la liberté.

Mais, combien vous vous tromperiez, si vous pensiez que dans le contingent de ces réunions plus au moins vulgaires, les estaminets, cafés, salles de danse, etc., le nombre des étudiants domine sur celui des autres catégories d'habitués, c'est le contraire qui a lieu. Mais suivons ce jeune médecin dès sa première année, ce n'est pas encore pour lui le temps d'aborder les hôpitaux, il se contente, alors de l'étude des sciences dites accessoires à la médecine, comme la physique, la chimie, et l'histoire naturelle des plantes et des animaux. Des cours officiels et particuliers ont lieu sur ces différents sujets, on fréquente les uns et les autres, on revient ensuite chez soi répéter quelques expériences élémentaires pour lesquelles on s'est formé un petit laboratoire d'instruments évidemment achetés avec des économies, dont l'emploi pourrait être plus frivole. C'est alors que s'organisent des réunions ou conférences où l'on s'exerce en commun et où l'on se prépare à subir ses examens; là, règne une camaraderie moins naïve que celle du collége, plus réservée et plus digne, mais qui produit cependant, aussi, des attachements à l'abri des vicissitudes de la fortune et des rivalités du talent.

Lorsque les beaux jours du printemps changent l'ordre
des cours, institués pour l'hiver, on se porte aux leçons
de botanique. L'exposition théorique des éléments de
cette science, est suivie de recherches et d'observations
expérimentales faites dans un jardin assez vaste, enclavé
dans celui du palais du Luxembourg et qui appartient à
la faculté de médecine de Paris. Il profite à ses élèves, en
leur ouvrant ses chaudes et symétriques allées, où sont
rangées les espèces, les genres, les ordres et les classes
d'un grand nombre d'individus du règne végétal, gou-
verné par la nomenclature.

Il n'y a rien d'aussi peu aimable, dans la nature pittoresque, qu'un pareil jardin, qui n'a ni dessin, ni ombrage
ni accident de culture ; aussi, et pour le remplacer, le
dimanche, on peut suivre, d'après un avis affiché sur
les murs de l'école et du muséum, une promenade d'her-
borisation dirigée par un professeur, dans un des sites
gracieux des environs de Paris ; là, on entoure le maître,
on le questionne, on lui soumet des doutes, on le rend
témoin de ses erreurs de pratique, et quand il a éclairé
les uns et redressé les autres, il est ramené par son jeune
cortége, dont l'état-major est souvent assez heureux pour
lui faire accepter une rafraîchissante collation : tout cela
est-il assez naïf? mais n'en riez pas, il y a du bonheur
dans ces débuts.

Quand ces sciences naturelles borneraient leur utilité,
à donner à l'esprit du médecin un certain luxe d'érudition qu'on est habitué à lui voir ou à lui supposer, ce
serait suffisant pour justifier les études auxquelles elles
donnent lieu. Mais elles contribuent essentiellement aux

connaissances médicales dont l'application directe à la santé publique, est du domaine de la pratique.

Dans les arts et dans l'industrie , les notions de la physique et de la chimie , trouvent à chaque instant leur emploi ; l'hygiène et la sécurité générales réclament à leur occasion , une surveillance et une direction qui les règlent. Qui donc serait , à la fois, plus à même de donner un conseil désintéressé, et intelligent ? Qui mieux que le médecin saurait diriger, vers le côté utile , toutes les spéculations qui empruntent le secours de ces sciences; l'homme de l'art , n'envisage-t-il pas toutes les découvertes dans leurs rapports avec la santé et les intérêts physiques de la société ?

Vous avez vu , dans des procès célèbres , quelles lumières fournirent à la justice , ces expertises médico-. légales faites au seul point de vue de la chimie et de la physique ; que de crimes dévoilés , et même aussi , d'innocences protégées dans ces débats scientifiques qui popularisent dans les masses les secrets du savoir, au grand profit de la morale et de la vérité !

La botanique est la science de l'organisation des végétaux, elle apprend à les classer, à les dénommer et à les reconnaître. Elle ne donne pas la connaissance des propropriétés médicinales des plantes, elle ne renseigne pas non plus sur l'opportunité d'application des divers remèdes, tirés du règne végétal, elle ne fournit pas le moyen de préparer, d'extraire et de séparer les parties actives, nuisibles ou neutres des végétaux, mais elle fait apprécier le nombre et la diversité des espèces , qui sont répandues sur le globe , indique leur dispersion géographique, selon les climats et les saisons, les lois de leur reproduction et de leur développement, et enfin les caractères fixes qui en forment des groupes et des familles naturelles, dont la coordination est si intéressante à envisager.

Voilà pourquoi on commence par cette science les études de la médecine, c'est qu'elle précède mais s'isole de son bagage à volonté. Cela se peut si bien faire, que des gens du monde, des dames et des demoiselles suivent à peu près le même cours, au Jardin des Plantes de Paris: tous les printemps, l'amphithéâtre du muséum reçoit cet auditoire féminin, qui n'est pas très nombreux, parce que les femmes savantes ne veulent être, quoiqu'on en dise, qu'une exception remarquée, mais qui n'est pas cependant limitée par des réglements. Ces leçons développent dans de charmants détails, les analogies des deux règnes, la naissance, la vie et la mort des plantes, on dissèque les fleurs, on fait leur anatomie, on explique les mystères de leur physiologie ; mais comme le langage du professeur ne quitte pas les allures sévères de la science, la pudeur la plus éveillée n'a rien à reprendre au récit des amours des plantes, et assiste sans s'alarmer aux détails de leur fécondation.

Mais ce jeune médecin qui se trouve ainsi avec des jeunes filles, au prélude de ses premières études, ne doit pas en rester à ce modeste et candide essai ; bientôt vous le verrez aborder les salles d'anatomie et concurremment l'hôpital ; c'est pour lui une épreuve définitive et spécialement déterminante; car jusqu'ici, il n'a fait qu'ajouter aux connaissances ordinaires qu'une éducation libérale comporte maintenant avec elle, quelques principes généraux de ces sciences dont il poursuivra les éléments pour devenir utile par toutes les qualités professionnelles de son instruction.

Désormais, il appartient, tout-à-fait, à la médecine; l'atmosphère de l'amphithéâtre de dissection lui donne la mesure de la force de sa décision, comme la vue assez triste des premiers malades de l'hôpital lui fournit l'occasion d'écouter son cœur et de préparer son esprit à toutes les pénibles éventualités de sa noble carrière.

Sachez bien qu'il lui faut recommencer durant plusieurs hivers, avec une courageuse persévérance, près de ces tables couvertes de membres humains, ce grand et beau travail de l'anatomie. « C'est composer une hymne à la divinité, disait Lebnitz, que d'achever l'œuvre d'une dissection; » mais l'opinion des gens du monde n'est pas assez favorable à cette nécessité des études. Ils accueillent sans enthousiasme ce qu'ils ne voient qu'avec des yeux prévenus, car l'on se met difficilement au-dessus des préjugés vulgaires quand on n'a point le grand motif de la curiosité scientifique, pour mobile de ses dispositions.

Ne pensez pas qu'on distribue, sans ordre ou sans convenance, ces *sujets* ou corps, destinés au travail anatomique. On les délivre contre une rétribution payée aux hôpitaux par les étudiants, qui s'en servent avec décence et gravité, en se réunissant plusieurs ensemble, pour écouter une leçon faite par chacun d'eux, à tour de rôle.

L'anatomie fait connaître l'état des organes, leur forme, les rapports de position qu'ils affectent, leur structure, le tout, abstraction faite des lésions que la maladie ou la mort laissent après elles. Elle enseigne le trajet des nerfs et des vaisseaux, la figure et les attaches des muscles et des os : mais l'agencement de toutes ces parties est si admirablement compliqué, qu'il ne faut pas moins de plusieurs saisons pour en avoir l'intelligence ; encore, la mémoire ne conserve-t-elle que les dispositions d'ensemble, perdant aisément les détails de cette organisation si délicate dont les traités spéciaux n'épuisent pas l'intérêt.

Aussitôt que les préjugés des siècles firent place aux lumières de la civilisation, cette étude fut en honneur, et l'on vit les philosophes et les savants s'y attacher par le moyen répandu des dissections : jusqu'alors, pour expliquer le mécanisme de l'organisation humaine, les hypothèses étaient mises à la place des démonstrations, et cependant les vérités de la science n'étaient pas destinées à se faire jour rapidement, car il y avait déjà plusieurs siècles qu'on pratiquait l'art anatomique, sans se douter, par exemple, du parcours de la circulation du sang et sans savoir comment le cœur le distribuait dans toute l'économie. Hippocrate ne connut pas la disposition organique du corps, et trois siècles plus tard, Galien disséquait des singes, dans l'espoir de conclure, sans trop s'éloigner du vrai, de la structure de ces animaux, à celle de l'homme qui présente le type d'où part l'échelle des êtres.

Quand la marche des sciences et la direction des efforts de l'esprit humain, furent si heureusement modifiées sous l'influence de la philosophie de Bacon et de Descartes, la connaissance de l'homme physique fit de rapides progrès, et servit même, selon les promesses et les espérances de ces grands penseurs, aux travaux métaphysiques de l'école dont ils furent les chefs. Il était de mode au 17me et au 18me siècles, parmi les savants et les littérateurs, de ne point négliger l'acquisition de ces connaissances; les fondateurs de l'Encyclopédie, Diderot d'Alembert, Helvétius d'Holbach, n'y furent pas étrangers. *Le* bon J.-Jacques lui-même quitta *les Charmettes*, pour aller anatomiser à Montpellier ; Voltaire disséqua pour ajouter à ses attaques contre le spiritualisme religieux ; mais avant lui, et pour le sens contraire, Bossuet, dans un beau livre que vous pourrez lire et qu'il a appelé « Traité de la connaissance de Dieu et de soi-même, » a exposé avec un style ferme, simple et d'une séduisante clarté, les principes de l'anatomie et de la physiologie.

De même que la botanique constitue pour le médecin, une science descriptive, sans livrer les connaissances de la pharmacologie qui détermine l'opportune application des simples, ainsi l'étude des dissections n'apprend pas à distinguer le passage des maladies sur les organes, ni à évaluer leur nombre et leur gravité. Dans ces sciences préliminaires on trouve seulement un cadre, sur lequel on étend, ensuite, des recherches plus spéciales, c'est la trame qui les retient fixées.

La physique nous livre un grand nombre de ses principes propres à expliquer les mouvements de la machine humaine, et les lois qui régissent les solides et les liquides, celles de la densité, de la pesanteur, de la température, servent à rendre compte des phénomènes principaux des fonctions organiques. La chimie appliquée à l'etude de la digestion, portant l'analyse sur le sang et sur les sécrétions, donne des lumières pour l'intelligence des actes de la vie de nutrition.

Ainsi préparé par ses antécédents, le jeune médecin est autorisé à suivre ce que l'on nomme la Clinique des hôpitaux. Ceux-ci sont divisés en un certain nombre de services, dirigé par des professeurs de faculté ou des médecins nommés par l'administration de charité. Les malades sont partagés entre chacun de ces services et les chefs qui les soignent sont suivis dans leurs visites, par ces jeunes ou futurs médecins, s'attachant, volontairement, à tel ou tel maître.

Quel dommage, pensez-vous, qu'il y ait ainsi à côté du bienfait, la triste nécessité pour les malheureux d'exposer leurs souffrances à la publicité ! au moins ne pourrait-on pas réserver quelques salles aux entrées cliniques, et laisser libres dans le cours de leurs maladies le plus grand nombre de ce qui reste de patients? Mais d'abord, il ne faut pas croire, qu'avec l'ordre et la décence qui règnent dans les hôpitaux, cette introduction d'un personnel qui n'est étranger ni aux intérêts des malades, ni à la connaissance de leurs souffrances, soit d'un effet si pénible sur eux. Dans les longues heures de la maladie, et dans le recueillement un peu triste de ces longues salles, dont les symétriques dispositions rappellent, sans cesse, aux yeux la cause et le regret de l'isolement, il ne fait d'abord pas de mal, à l'esprit des malades, de voir entrer chaque matin, cette foule jeune et mouvante qui sent le frais du dehors, et provoque au désir de guérir celui qui est fixé à la chaîne de la douleur. D'ailleurs, ces jeunes gens sont affectueux et causeurs ; et tout en s'abstenant de contrôler le traitement qu'ils voient appliquer, ils encouragent les espérances de ceux-ci, trompent les frayeurs de ceux-là, donnent la patience à tous, en les forçant à comparer un sort voisin qu'il est toujours facile de trouver plus fâcheux. — Si vous saviez combien les malades recherchent avidemment ce genre de consolations, aucun d'eux ne voudrait se voir aussi mal que l'autre, tant il est vrai que la joie, l'espoir, les jouissances sont des bienfaits toujours relatifs !

Dans les commencements de la médecine, sous le ciel de la Grèce si généreux, on exposait au forum, ou dans les temples, les malades qui avaient à implorer un secours ou un conseil ; là, le concitoyen attendri, donnait en passant ce qu'il croyait bon. Sous notre climat moins clément, cette exposition n'est pas possible, mais dans les maisons hospitalières qui reçoivent les malades cette compatissante attention des anciens est encore surpassée par les soins délicats et empressés qu'on y rencontre.

Si toutes les salles de service clinique ne sont pas également fréquentées par les jeunes médecins, c'est plutôt un dommage qu'un bienfait ; parce que d'abord les malades se peuvent croire inégalement protégés, s'il y a, en effet, chez plusieurs d'entre eux, une grande répugnance pour la publicité des soins ; et, parce qu'ensuite, si chaque médecin était suivi par les étudiants, on verrait un plus grand nombre de maladies et différentes méthodes de traitement, dont la comparaison serait à l'avantage de la science et de la santé publique.

Les chefs des services sont tous sur un même degré hiérarchique ; il n'y a plus aujourd'hui de médecin ou de chirurgien en premier, en second , en troisième dans les hôpitaux de la capitale , les garanties que donnent l'un et l'autre sont fournies par le concours, ce qui laisse la même valeur officielle aux leçons comme à la pratique.

Ces médecins ont, au-dessous d'eux, les jeunes gens qui s'élèvent par de bonnes épreuves au grade d'internes , et poursuivent une voie d'instruction expérimentale parallèlement avec les cours de la faculté. Avec les progrès dans la science s'augmentent le goût et l'amour de l'étude , il est rare de trouver dans les diverses professions libérales dont l'avenir n'ouvre pas la perspective de la fortune, autant de jeunes cœurs dévoués et intrépides. Fiers de la responsabilité que leur ministère fait reposer sur eux, ils surveillent avec un grand scrupule , le traitement prescrit aux malades de leur service. Les opérations secondaires, celles mêmes que l'absence du chef ne permet pas de différer , sont dans les attributions de leur grade aussi bien que dans la mesure de leur mérite et de leur capacité. Chaque interne est logé dans l'hôpital, et de leur rapprochement , résulte un échange de communications confraternelles qui les attache à leur retraite volontaire. Ils ont, en outre, l'avantage d'observer incessamment les malades dont ils partagent le toit.

Après la visite du matin, il y a leçon ou conférences cliniques à l'occasion des malades qu'on vient d'examiner. Les patients sur l'état desquels on disserte, restent dans les salles, et ne peuvent deviner leurs chances dis-

discutées, de guérison. D'ailleurs, seraient-ils à même d'entendre, qu'ils ne pourraient rien comprendre à travers les formes techniques du langage.

Si une opération doit suivre une visite, le malade qui a consenti à la subir, car on ne brusque pas sa détermination et on ne surprend pas sa confiance, est amené dans une enceinte remplie d'assistants: ce n'est pas, d'ordinaire, une cause de trouble ou d'effroi pour lui, que cette foule légitimement curieuse, qui l'entoure; au contraire, le patient semble trouver dans ce concours de personnes, toutes compétentes, pour comprendre son sort et le servir, un encouragement et un appui. En effet, il n'y a d'opération faite dans des conditions plus rassurantes : un chirurgien dont ce nombre d'auditeurs atteste le crédit et le talent, des jeunes gens actifs, intelligents et bons, une maison fournie de toutes sortes de secours, quoi de plus tranquillisant! Ce maître agit avec les qualités qu'il vient de vanter, il est bien secondé, bien observé, tout désireux du succès, et souvent son généreux aréopage le récompense par des signes d'approbation sympathique, de l'adresse, de la célérité, et du dévouement dont il fait preuve, aussi quel beau titre alors que celui de chirurgien d'hôpital ?

Les jeunes médecins vivent, ainsi, trois ou quatre ans dans différents hôpitaux successivement désignés, ils passent sous plusieurs maîtres, dont ils comparent l'érudition, les doctrines et les succès : en même temps ils vont chercher aux cours de la Faculté un complément d'instruction théorique, ils passent leurs examens, et le nombre de ces épreuves est tel, qu'ils n'arrivent pas avant l'âge de 26 ou 28 ans au diplôme de docteur.

Ceux qui échappent à l'internat des hôpitaux, soit parce qu'ils n'ont pas réussi par le concours, soit parce qu'ils n'ont pas tenté de lutter, doivent cependant témoigner par leur présence justifiée dans les salles de clinique durant plusieurs années, que l'observation des malades, et l'étude au lit du patient, ont formé la base de leur instruction ; alors, l'unique diplôme du doctorat confirme leur aptitude à s'en servir dans la pratique civile.

Je vous ai trop bien parlé de cette jeunesse intéressante qui, se destinant à la médecine, s'attache sans fortune, et souvent sans protection, à cet art préféré et parvient au succès par le travail, les privations, et les dures économies ; pour ne pas vous faire entrevoir ceux que j'ai négligés, c'est le nombre exceptionnel, de ces jeunes étourdis et de ces mauvais esprits, qui sans goût, sans conduite ou sans intelligence, usent à Paris leur temps, leur avenir et les secours de leur famille. Ceux-là arrivent tant bien que mal au diplôme qu'ils veulent exploiter ; quelquefois sur leur route ils s'arrêtent au grade inférieur d'officier de santé, trompant ainsi les intentions de la loi qui l'avait institué dans des temps difficiles, pour un tout autre but que celui d'une indemnité à la paresse ou à l'insuffisance.

Si vous connaissez un peu le médecin, je pourrai bientôt vous entretenir du praticien : je compte sur votre bienveillante attention.

Agréez, &c....

Post-scriptum. Depuis que ces lettres diverses ont été écrites, il s'est passé plusieurs années, et ces années ont

été si remplies d'évènements, qu'elles ont vieilli et destitué d'intérêt beaucoup des choses que je vous devais
faire connaître, et qui n'existent que modifiées.

Pour les changements qui sont d'une haute notoriété
publique, je n'ai rien à indiquer, quant aux nouveautés
introduites dans certains détails administratifs et universitaires, mon éditeur me donnera le moyen d'ajouter au
besoin un post-scriptum.

Je vous racontais, dans cette lettre première, comment
procèdent les jeunes gens qui se destinent à la médecine,
et quelles exigences d'antécédents la docte faculté leur
imposait.

« Nous avons changé tout cela, » comme disait Sgana-
relle, qui veut que le cœur soit placé à droite.

Aujourd'hui on demande aux élèves, le seul diplôme
de bachelier ès-sciences, pour s'asseoir sur les bancs de
la Faculté, ce qui signifie qu'on peut se dispenser, pour
être médecin, de savoir à l'avenir non seulement le grec
et le latin, les langues de Galien, d'Hippocrate, de Celse,
et des médecins de tous les temps jusqu'au nôtre ; mais
l'histoire, la géographie et peut-être l'orthographe !

—Bah !... a-t-on dit quelque part ; pour avoir le droit
saignandi...

.... *Occidendi, et clystérium donandi impuné per totam
terram ;*... pas besoin de belles-lettres ou d'humanités...

... L'étude des belles-lettres conduit à la philosophie,
la philosophie à l'idéologie ; or, les idéologues empêchent
les gouvernements de marcher net : ... voilà pourquoi
nous n'avons plus de baccalauréat ès-lettres.

A moins, pourtant, qu'ayant égard aux frais considérables, nécessités par l'éducation des colléges, et conservant la pensée qu'on n'étudiera jamais l'art de guérir,
avant d'avoir connu les œuvres des Grecs et des Romains,
on ne se soit avisé que ce diplôme n'était qu'une coû-
teuse superfluité, pour des disciples toujours lettrés,
mais souvent pauvres ; et qu'alors..... Que dites-vous de
ma charitable interprétation ?

VALE !

DE LA PRATIQUE DE L'ART.

2me LETTRE.

De la Pratique de l'Art.

SOMMAIRE.

Peut-on se passer des médecins ? — Facilité avec laquelle on justifie l'intervention de l'art.— On ne doit pas raisonner sur la médecine comme sur une matière conjecturale. — Incompétence inavouée des gens du monde à cette occasion. — A-t-on le droit de croire ou de ne croire pas ? — Tout le monde fait de la médecine contre la raison et la loi. — Pourquoi la pratique médicale emploie des traitements divers pour des affections identiques, et des moyens semblables pour des maladies différentes. — Coup-d'œil de statistique morale et numérique sur les malades et les médecins. — Les consultations de cabinet et celles à plusieurs, au lit d'un patient. — Des produits de la clientèle. — Régime alimentaire et thérapeutique des malades des hôpitaux. — Bons soins qui les entourent. — Du médecin de famille. — De la pharmacie et de ses frais abusifs. — Moyen d'y remédier.

DEUXIÈME LETTRE.

—

DE LA PRATIQUE DE L'ART.

Vous savez, ami, la réponse de Voltaire à cette malencontreuse question : « Comment faisaient les malades, quand il n'y avait pas encore de médecins? ils mouraient, disait-il ; » mais vous n'êtes pas du nombre de ceux qui n'ont pour la médecine qu'une dédaigneuse indifférence, et qui retiennent dans leur mémoire, tous les lieux communs de critique et de protestation, contre l'art de guérir; je me contenterai, donc, d'examiner avec vous ce qui entrave la pratique médicale, ce que doit être cette pratique, et, quelles sont les conditions générales de l'exercice de la médecine; car vous êtes tout disposé à croire à ses avantages et à sa nécessité.

La pratique de l'art, n'eut-elle que le but de répondre à l'instinct de la conservation si vivement manifesté dans la souffrance, et au cri de la douleur qui appelle les secours de la charité, verrait son intervention aussitôt justifiée; elle ne doit, en effet, sa vieille origine, qu'à ce sentiment doublement utile, qui d'une part provoque l'homme malade à s'approprier tout ce qui peut le soulager, et de l'autre, pousse nos semblables à essayer tout ce qui peut guérir. Mais, si, dans le principe on écouta, sans discernement, ce que l'empressement de la philanthropie trouva d'applicable dans les maladies, si l'on voulût bien accepter, sans contrôle scientifique, ce que l'ignorance de la foule, ou l'avidité des faux ministres de l'art, commencèrent par prodiguer; il ne devrait plus en être ainsi, et cependant, sans vous parler, maintenant, du charlatanisme légal et illégal qui afflige notre profession, et contre lequel s'escrimerait en vain le plus persévérant don Quichotte, parmi les disciples de la médecine, en laissant de côté, la critique des vilains procédés industriels, qui servent à l'exploitation de la santé publique; je me plaindrai, encore, et assez longuement, à vous, des torts que les bonnes intentions elles-mêmes, peuvent faire, non pas au médecin, mais à son art.

Le droit commun de libre examen est en tout, une si précieuse conquête sur le despotisme et la barbarie; il a fait table rase de tant de préjugés au profit de la raison et de la liberté humaine, qu'il faut bien se garder de le contester; mais dans quelles formes faut-il s'en servir; quelles voies prendre pour arriver à mettre le siége devant l'erreur; quels secours emprunter au bon sens, à la logique, et aux véritables éléments des sciences? Voilà ce qu'il faut considérer, pour éviter les fautes et les dangers dans lesquels on peut tomber avec la liberté absolue en fait de pratique médicale et de notions techniques, non contrôlées.

On accuse les médecins de vouloir se réserver le monopole de la santé; il est bien certain qu'ils ne la distribuent pas, mais ils en sont lés gardiens; et, comme ils ont foi dans les préceptes de l'art, comme ils savent qu'on ne parvient pas à s'assurer d'un fait sans le concours de l'expérience, ni d'un moyen de guérison sans y être d'avance encouragé par un essai rationnellement conduit; ils repoussent avec incrédulité, les assertions aventureuses que leur envoient intrépidement, de tous côtés, les gens du monde, pleins de foi dans leurs opinions. Et pourtant, s'ils examinaient sur quelles respectables bases repose l'étude de la médecine, s'ils savaient ce qu'il faut donner de patience et de temps pour acquérir quelque certitude dans les applications pratiques de l'art de guérir, ils seraient plus réservés, plus indulgents, et ne nous donneraient pas à regretter l'irrévérentieuse indépendance avec laquelle ils discutent une science difficile, et imposent des remèdes souvent si graves pour la conservation des existences.

Sans leur dire comme le poète découragé : « *Odi profanum vulgus et arceo....* le médecin joignant à son droit de concitoyen celui d'homme charitable et éclairé, redressera les erreurs qu'il est à même de connaître et par toutes les voies de la persuasion, car il n'ignore pas la susceptibilité de l'ignorance et l'opiniâtreté de l'erreur, il cherchera à ramener les gens du monde à un doute plus modeste, qui préparera leur confiance.

Pour la maladie la plus simple, et pour le trouble en quelque sorte, le plus élémentaire de la santé, l'incompétence des gens étrangers à l'art de guérir est aussi certaine et aussi préjudiciable que pour de plus graves débuts de maladie. S'agit-il d'un simple rhume, on entend donner et critiquer à la fois des conseils identiques ou opposés. « Ah ! vous faites diète ?... vous vous laissez saigner ?... vous prenez des bains de pieds ?... faites ceci, ne faites pas cela. » Mais qui vous dit que cette légère maladie ne vaille pas la peine d'être ainsi traitée expressément de telle ou telle manière? la réaction inflammatoire qui l'accompagne est-elle toujours la même? ne faut-il pas considérer l'âge, le sexe, le tempérament, les conditions actuelles ou antérieures de la santé ; enfin, l'homme de l'art n'a-t-il pas souvent de la peine à juger opportunément les variations nécessaires dans le traitement?

En médecine comme dans beaucoup de sciences, on devient, surtout, utile, en éloignant les mauvais avis, et les fâcheuses tentatives ; or, en cette manière négative de procéder, il y a encore assez d'avantages, pour qu'on puisse lui assigner sa part dans la conquête de la santé, aux prises avec la maladie.

La moindre injustice dont on se rende coupable envers la médecine, c'est de dire avec un certain laisser-aller philosophique : qu'on n'y croie pas ; qu'on estime les médecins comme des gens instruits et honorables, mais que la nature paraît toujours dominer leur science, et que l'issue de la maladie ne leur appartenant pas, c'est à tort qu'ils se prévalent d'un succès qu'ils n'ont pas ménagé. On leur oppose, en la parodiant, cette parole pieuse et modeste d'Ambroise Paré : « Je panse, Dieu guérit ; » tel est le fond des déclamations de tous les esprits grands et petits, comme si, ne les connaissant pas, ils pouvaient nier l'ensemble des faits et des notions scientifiques, qui constituent l'art de guérir, et le rejeter à l'égal d'une hypothèse, quand il se compose de matériaux si lourds à amasser.—Mais alors même que les résultats de la pratique médicale ne seraient pas formellement déduits des principes de la théorie , c'est-à-dire lors même qu'on ne devrait les envisager qu'au point de vue de l'empirisme , cela prouverait seulement que la science est imparfaite, mais non qu'elle n'existe pas....... Toutefois, il s'en faut bien qu'on cesse en réalité de croire à la médecine , car tout le monde s'en occupe, tout le monde la pratique, et chacun en fait pour soi et pour ses voisins , en tout lieu, à tout instant. Ce qui reste au-dessus des efforts des gens de l'art , ce qui fait échouer leurs recherches les plus assidues, c'est l'appréciation des causes de nos maladies , la distinction de leur nature essentielle. On sait bien quelles modifications avantageuses ou funestes, suivent telles ou telles médications, employées dans des cas donnés, nous pouvons même prévoir ou prédire, la durée , la gravité , et la terminaison heureuse ou fatale d'une maladie ; mais certifier à quelle cause déterminante elle se rattache, dans quel dérangement anormal, des solides ou des liquides, elle trouve son origine ; quel changement intime dans les organes où leurs fonctions préside à son développement, c'est le secret de l'art, et là sont ses plus mystérieuses difficultés; cependant, comme Minerve qui naquit toute puissante et sage, ne voit-on pas la science innée des gens du monde, décrire chaque maladie qui se présente , remonter à son principe, accuser le sang, la bile, les nerfs, la lymphe.... si encore elle s'arrêtait à temps cette science, mais quand elle dénonce le sang qui abonde, et les nerfs qui sont surexcités, elle conseille un ensemble de moyens qui exaltent les dispositions qu'elle veut atténuer.—Dans chaque famille et dans les diverses sociétés qui se fréquentent, il y a toujours un savant, ou un inspiré, qui se charge de recueillir et de distribuer, à propos, les recettes et les avis !

On cherche à justifier cette dangereuse et illégitime intervention, en disant « qu'on laisse aux médecins la responsabilité des cas graves, car alors on s'abstient, et l'on invite le patient à quérir un homme de l'art. Mais ne peut-on comprendre que l'initiative ainsi prise, en retardant l'arrivée de ce dernier, donne souvent à la maladie une gravité qu'elle n'aurait pas eue? et ne conçoit-on pas que, dans certaines circonstances, agir palliativement, comme on le fait, ne pas laisser arriver à temps les véritables moyens de traitement, c'est, assurément, compromettre le malade qu'on entoure de soins inutiles, et assumer la responsabilité de cette temporisation extra-scientifique, qui représente de si précieux délais.

Dans ce qui précède, remarquez, ami, sans m'en vouloir davantage, que je néglige encore pour m'en tenir aux généralités, une classe de gens funeste entre toutes les autres, à la pratique médicale, et qui se compose des gardes-malades, de femmes de ménage et de compagnie, des servantes et matrones de quartier : ces personnages ont, en quelque sorte, des droits acquis et imprescriptibles au domaine de l'art ; aussi l'exploitent-ils à leur aise, pouvant y porter la contagion et la désolation.— Mais la complaisante bonne foi du public, leur délivre patente nette pour aborder tous les parages inconnus de la science ; ce serait une imprudence que d'aller nous croiser contre eux. Revenons aux vrais ministres de l'art pour vous donner sur eux quelques derniers renseignements.

La médecine, pensez-vous, devrait avoir des ressources identiques pour des maladies qui sont par leurs symptômes, semblables entre elles et analogues dans leur physionomie ; et si l'on découvrait le moyen spécifique de guérir telle ou telle affection, ce moyen devrait aussitôt être accueilli par la science, répandu avec empressement par ses adeptes, étant ainsi popularisé par la générosité de tous. Il doit faire son tour du monde ; quoiqu'il en coûte et quelque rare qu'il soit : c'est à peu près ce qui arrive pour certains états morbides communs à un grand nombre d'individus ; depuis que la matière médicale est en possession du sulfate de quinine, on guérit à la ville et à la campagne, chez le riche et chez le pauvre, la plupart des maladies à type intermittent. Le souffre, l'iode, le mercure, servent depuis longtemps à traiter les affections cutanées, les engorgements glanduleux ; c'est à tort que les susceptibilités mondaines s'efforcent de changer des médicaments dont l'action est si franche et si positive, et c'est un malheur pour la pratique médicale de voir des guérisseurs de contrebande venir alors flatter ces répugnances et ces préjugés, par des innovations thérapeutiques dont la formule reste souvent inconnue, et dont les effets ne valent pas ceux des moyens consacrés et sanctionnés par une expérience générale et par la bonne foi. Ne perdons pas de vue, toutefois, que les apparences et les analogies sont trompeuses entre deux maladies voisines l'une de l'autre, et que fréquemment le traitement doit varier, pour le même état morbide, quand on a égard à l'âge, au sexe, au tempérament et à la période du mal supporté par le patient. D'ailleurs, s'il est des maladies auxquelles conviennent certains remèdes particuliers qu'on s'empresse de leur appliquer à l'exclusion des autres, il en est un plus grand nombre qui peuvent également céder devant des traitements différents ou opposés.

Je suppose, par exemple, qu'un homme dans la force de l'âge, livré aux durs travaux matériels, est pris à la suite d'un refroidissement, d'une fluxion de poitrine; rentré chez lui après son travail, il ne sait porter son attention que sur le frisson général qu'il endure, oubliant une douleur de côté souvent légère au début et la difficulté qu'il éprouve à respirer, il boit avec le conseil des commères, un bol de vin chaud, il s'endort; le lendemain il garde le lit parce qu'il est faible, il se soutient encore avec sa tisane favorite, il fait diète parce que le cœur lui manque à manger, plusieurs jours se passent ainsi, il ne regarde pas ses crachats rouillés et sanglants, il ne s'inquiète pas de savoir si ses poumons sont plus ou moins perméables à l'air, enfin bientôt, des sueurs énormes, des urines troubles et copieuses, un peu de diarrhée surviennent et voilà qu'il se guérit par ses crises heureuses. A côté de lui un autre malade en proie à la même affection, pense qu'il est perdu s'il ne va pas chercher le traitement de l'hôpital, là on lui fait des saignées coup sur coup, on lui applique ventouses, sangsues, cataplasmes, et vous n'êtes pas fâché d'apprendre qu'en récompense de la docilité, il guérit aussi comme le premier. Enfin un troisième malade en ville, appelant son médecin pour le même cas, lui expose qu'il craint les saignées et les purgatifs et lui demande de vouloir bien se passer des uns et des autres. Or, comme on peut selon certaines méthodes lui administrer l'émetique sans occasionner une grande perturbation des fonctions, et de façon cependant qu'il agisse curativement, le patient retrouve bientôt son état de santé. Dans ces trois circonstances, la même maladie a été réduite par trois moyens différents, et l'on pourrait se confier à chacun d'eux puisqu'ils compte tous des succès ; on fuit aussi l'un ou l'autre, car ils ont quelquefois échoué tour à tour.

J'entends vos objections : « Vous n'avez pas , dites-vous, une certitude thérapeutique, une base, un criterium (osez ce mot de haute-science), pour reconnaître et adopter tel ou tel ensemble de moyens curatifs applicables à chaque maladie. Pourquoi donc nous empêcher d'accepter les divers procédés que nous présentent vos confrères dissidents. » — Sans doute , nos classifications ne contiennent pas toutes les variétés morbides, et celles-ci n'offrent pas des caractères si tranchés qu'on ne puisse les confondre et les reconnaître ; ensuite, toutes nos médications n'ont pas un effet assez uniforme et assez exact pour qu'on puisse les attribuer avec une rigoureuse rectitude à un cas donné, nous manquons aussi d'un tribunal scientifique, qui approuve ou condamne nos essais et juge en dernier ressort de l'opportunité de nos moyens , mais l observation sans cesse renouvelée des vrais médecins , l'examen judicieux des faits et des doctrines assure les progrès de l'art, pose ses principes, définit ses limites et repousse à temps toutes les excentricités.

Quand un médecin honnête pense avoir découvert un remède héroïque ou un procédé utile pour la thérapeutique externe ou interne, ne croyez pas que les moyens lui manquent pour le faire éprouver et en favoriser l'application. Mais il faut pour cela qu'il s'adresse a des juges compétents, à ses pairs, qu'il publie ses observations, qu'il les laisse commenter et analyser, et qu'il accepte le jugement qu'on en portera ; mais s'il fait autre chose, s'il persiste à vanter ce qui a passé pour une erreur auprès de ses confrères, s'il veut se payer du contrôle indispensables des savants pour une publicité de ce genre, il fait deux fois mal, car il applique de mauvais remèdes, pour usurper une fausse renommée.

Il y a dans la capitale plusieurs classes de praticiens, comme il y a plusieurs sortes de clients parmi les premiers ; il y a d'abord le médecin professeur de la Faculté, pour lequel le travail de la chaire n'exclut pas l'intérêt de la pratique : s'il se trouve ici en première ligne, ce n'est pas que son dévouement soit supérieur à celui de ses confrères, ni que son utilité dans la pratique civile soit aussi réelle et répétée, mais sa distinction personnelle le met en relief, et quelquefois lui fait encourir une plus grande responsabilité.—Par suite des devoirs de sa place, et des exigences de l'enseignement, qui lui retirent beaucoup de son temps, il n'est pas à même de suivre un grand nombre de malades, ni de se livrer aux éventualités de la clientèle, aux déplacements imprévus qu'elle réclame, à la surveillance assidue qu'elle impose ; aussi ses services pratiques se bornent à donner chez lui des consultations ou à répondre en ville à celles qu'on sollicite de lui. Pour les premières, il voit arriver, il ne sait d'où, un plus ou moins grand nombre d'infirmes, presque toujours porteurs d'affections chroniques et dans un état actuel de santé qui leur permet une excursion chez le docteur. Celui-ci est souvent mal renseigné sur les antécédents de ces malades, sur les traitements qu'ils ont subi et les conseils qu'ils ont déjà reçus ; cependant, il procède à leur examen, et il leur délivre par écrit une ordonnance, relatant d'ordinaire, un diagnostic de la maladie et le traitement qui lui est applicable, comme bien des malades consultent ainsi, pour faire cumul d'avis et provision de recettes, ils ont soin de dissimuler leurs démarches ou leurs tentatives antérieures près d'autres médecins, et l'un des inconvénients de ces consultations isolées, c'est de compliquer et d'intervertir l'ordre des prescriptions, en trompant plusieurs fois la religion des médecins successivement interrogés.

Si les gens du monde veulent, dans ces circonstances, se donner une fois de plus le malin plaisir de trouver en désaccord, Hippocrate et Galien, ils ont tort, car comme dit Montaigne, « n'est-ce pas chez eux, que la querelle se vide par les violentes harpades entre les drogues et le mal ? »

Lorsque le médecin ordinaire d'une famille est inquiété près de son malade, par la nature et les progrès de l'affection qu'il traite, et par le découragement qu'il remarque sur le patient ou ses parents, il cherche de lui-même à échapper à l'embarras de ces circonstances, en provoquant une consultation avec ce médecin professeur, doublé ou non d'un autre collègue. Cette réunion médicale ne se termine pas comme dans Molière, on ne se dit plus : « sou-
» venez-vous du malade que vous fîtes crever ces jours
» passés, n'oubliez pas cette dame que vous avez envoyée

» dans l'autre monde il y a trois jours.... la saignée le
» tuera, l'émetique le fera mourir ; » non, les temps sont
changés, les leçons profitent, on ne donne pas toujours
des verges contre soi, quand on appartient surtout à un
art si protecteur. *Tomès* et *Desfonandrès* sont toujours
d'accord, ils écrivent en commun une consultation, et
quand ils sont partis, le malade et ses amis se réjouissent,
établissant sur tant de concorde l'espoir d'une prochaine
guérison ; mais, je vous l'avouerai, ne vous en déplaise,
et n'en déplaise aussi à mes doctes confrères, ces consultations ne me paraissent pas, en général, fort utiles, et je
trouve qu'on en fait abus dans la pratique médicale ;
j'aime assez l'hommage qu'on rend à la suzeraineté des
maîtres de la science, et je trouve que c'est faire preuve
envers la médecine d'une louable confiance que d'assem-
bler ses ministres, mais plusieurs des objections que j'ai
rappelées plus haut subsistent, et je dis : si le traitement
entrepris avant l'arrivée du consultant a été inutile ou
défectueux, ce consultant vient trop tard le changer ou
l'annihiler : s'il y a doute scientifique, c'est ordinairement au médecin du patient que reste la direction thérapeutique de la maladie, et s'il n'y a pas de doute ou de
division d'opinion, cela vient ou d'une concession que
veut bien faire le médecin étranger, et sans laquelle le
médecin de famille serait tenu de faire abandon de sa
manière de voir, abandon tardif, souvent préjudiciable
au malade, ou encore d'une concordance de diagnostic,
résultat convenu ou prémédité à l'avance, puisqu'il faudrait, à son défaut, faire subir au patient les chances
d'un brusque changement de remèdes; vous voyez que

les alternatives de ce dilemme dans lequel je regrette d'engager un peu sérieusement votre réflexion, ne sont pas favorables au docteur de consultation.

Aussi, peut-être, me reprochez-vous de chercher à retirer à ces Homère, dont je ne suis pourtant pas le zoïle, le bénéfice de leur sagesse et de leur génie. Telle ne peut être mon intention ; mais en considérant avec quelle facilité on change sa confiance et sa foi, avec quelle légèreté on dédaigne les soins et le dévouement éclairé du médecin de famille, l'ami et le confident du foyer, celui qui connaît le père jusque dans ses enfants et leur santé dans tous ses secrets, je regrette qu'on oublie tout cela si vite, si aisément... et rassurez-vous, toutefois, pour ces heureux confrères, ce n'est pas pour eux :

> Que les dieux tout puissants gardent à leur déclin
> Les ténèbres, l'exil, l'indigence et la faim.

Ils ont, avec une considération très méritée, de beaux émoluments assurés par l'État et quelques clients dont la qualité vaut mieux que le nombre. Mais si sur ce point pouvait se faire un changement, je voudrais que pour les cas importants qui exigent un concours d'avis, les médecins de famille s'appelassent entre eux, afin de suivre quelque temps ensemble la maladie et son traitement, afin de se rencontrer aisément, souvent, librement, sans s'imposer l'un à l'autre et en concourant avec l'égalité du dévouement et de l'inspiration artistique, à la guérison de leur malade.

Après le médecin professeur nous rencontrons le praticien des hôpitaux. Vous savez qu'on n'a point cette position dans les grandes villes, sans l'avoir mérité au concours, vous n'avez donc pas à mettre en doute le mérite de ceux qui en occupent le rang. Le médecin d'hôpital est obligé de faire chaque matin la visite de tous les malades qui lui sont confiés ; ceux-ci se partagent en un nombre à peu près égal d'individus adultes, des deux sexes, et présentent la réunion indistincte de presque toutes les affections connues de la médecine. Lisez quelques chiffres pour comprendre l'importance de ces services des hôpitaux. L'administration entretient à Paris, par an, dans les divers hôpitaux civils, 80,000 malades, et l'on calcule qu'il y en a 5,000 présents chaque jour. La mortalité moyenne est de 1 sur 12, et le séjour de chaque malade est de 24 à 25 jours. Vous voyez, par là, que le personnel médical est largement occupé. La visite de chaque matin est faite en présence des élèves en médecine et en pharmacie, qui, pour que le patient n'échappe pas à la rigueur des prescriptions médicales, les inscrivent en double sur des cahiers, à mesure qu'elles sont dictées à haute voix par le chef de service. Les sœurs de charité et les gens de la maison se dirigent, d'après ces notes, pour la distribution des médicaments et des portions alimentaires concédées dans le régime. Or, celles-ci sont mathématiquement divisées ; un bouillon est de 25 centilitres, une portion de pain est de 45 décagrammes, ce qui donne la possibilité d'apprécier l'influencé des doses alimentaires sur la santé des convalescents. C'est un avantage qu'on ne rencontre pas dans la pratique civile, où il se commet par des complaisances de toutes sortes, des erreurs si souvent préjudiciables ; comment savez-vous, en effet, quand il s'agit de satisfaire un désir, un caprice du cher malade dont vous gardez le chevet, si vous n'allez pas contrarier l'effet du traitement, et ralentir un rétablissement tant souhaité?

Je ne crains pas de vous dire qu'on trouve à l'hôpital, les meilleures conditions de traitement pour les maladies graves, et qu'on a tort de trop déplorer la tristesse et l'isolement des malades qui y sont conduits, le calme et le repos prolongés qui conviennent à la faiblesse et à la souffrance, ne leur manquent pas. En ville, on exalte la sensibilité des malades, là, on active leur impatience de guérir. S'agit-il d'une opération, vous savez dans quelles circonstances très favorables d'entourage et de sécurité elle a lieu, et qui sont telles, que dans la pratique privée on a de la peine à les réaliser. — Le médecin ou le chirurgien d'hôpital, par la publicité que lui vaut sa position, est souvent appelé en consultation, mais il a plus de temps que le médecin-professeur, pour se livrer à la clientèle privée et sa participation au traitement des malades de la ville, est plus facile pour lui-même et pour les confrères qui veulent bien l'appeler. Mais je n'en persiste pas moins à regarder beaucoup de ces consultations *in extremis* comme fâcheuses pour les mœurs médicales, parce qu'elles sont inutiles en elles-mêmes et qu'elles déplacent illégitimement la confiance et le crédit médical. J'ai entendu plusieurs de ces confrères consultants, exprimer le regret de leur initiation insuffisante aux phases d'une maladie qui touchait à sa fin, et contre laquelle il n'y avait plus rien à tenter. Les appeler plus souvent? ils n'y suffiraient pas, ou ils retomberaient, en perdant leur prestige, dans la position d'un médecin acclienté près de la famille, et qui cesse de lui convenir, parce qu'elle n'a vu que lui.

Parlons enfin de ce médecin des familles qui forme presque toute la corporation médicale. Voici quelques détails sur la distribution de son nombreux personnel en France et à Paris : il y a 1,450 docteurs en médecine dans la capitale et 150 officiers de santé, plus 350 pharmaciens, si à cela vous ajoutez 450 sages-femmes, vous aurez pour chiffre de la population médicale de la grande ville, 2,000 individus, desservant à un titre ou à un autre, la santé de ses habitants.

Le nombre des médecins pour toute la France paraît être de 25,000, sur lesquels près de 8,000 appartiennent au 2me ordre de praticiens, en minorité à Paris. La moyenne des malades confiés aux soins de chaque médecin du territoire français est au-dessous de 10 par jour, mais la répartition en est très inégale sur la surface du pays. Vous avez entendu parler de ce vœu que nous avons manifesté auprès de nos législateurs, de voir la profession médicale exercée partout en France au même titre et avec les mêmes garanties d'aptitude pratique. Il avait semblé généreux à ceux qui prirent l'initiative pour cette réforme, de vouloir donner à leurs concitoyens des soins, à tous les mêmes, et de même valeur scientifique, mais à cette louable pensée dont on a laissé ternir l'honnêteté, par le soupçon d'intérêt matériel, on a répondu par des objections saturées de critiques qui neutraliseront peut-être de bonnes intentions : ces objections, les voici :

On craint, en supprimant à l'avenir le grade inférieur

des officiers de santé, de voir les habitants des campagnes, et les indigents de toute localité, manquer de soins médicaux. C'est à tort, selon moi, car de ces jeunes gens, qui faute de temps ou d'argent s'arrêtent au grade d'officier de santé, il y en a fort peu, qui, en vue d'un grade plus élevé, s'abstiendront de poursuivre leur carrière et dédaigneront désormais de parcourir une voie difficile, mais dont l'aridité ne provient précisément que de ce qu'elle est trop encombrée par la concurrence professionnelle qu'on y remarque maintenant. — Et puis, un très grand nombre de docteurs sortant de la faculté, sans savoir ou porter leurs pas, ira occuper dans les campagnes, des positions devenues vacantes par la suppression des officiers de santé, et ils y tiendront une belle place, au village, entre le curé et l'instituteur primaire.

Ce n'est pas d'ailleurs, dans les départements les plus pauvres et conséquemment au profit de leur population indigente, que les officiers de santé exercent en plus grand nombre l'art de guérir; ils abondent au contraire dans les plus riches, et ce sont des docteurs qui occupent les autres. Dans le département du Nord, un des plus beaux de France, vous savez, sur 530 médecins il y a 312 officiers de santé. Dans celui de la Seine-Inférieure, sur 389 médecins, on compte 195 officiers de santé, dans la pauvre Lozère, 14 docteurs sont opposés à 15 officiers de santé. Cette proportion significative en sens inverse se continue dans l'Aveyron, le Cantal et les départements du Midi; concluez vous-même.

On a tracé bien des règles pour diriger le médecin qui arrive près de son client, les unes tiennent à la pratique médicale, les autres aux exigences sociales; elles ont suivies les vicissitudes de la science, ou le changement des mœurs. Boerrhaave, un des plus grands médecins du 18e siècle, enseignait en s'y conformant, qu'il fallait écrire près de son malade, jour par jour et à chaque visite, les notes circonstanciées de sa maladie; Wan Swieten, son disciple, voulait qu'on visitât le patient dix fois par jour, la renommée de ces médecins était complète comme savants et comme praticiens, et cependant on ne saurait absolument les imiter aujourd'hui. C'est au premier de ces maîtres qu'un mandarin de Canton adressa une lettre qui parvint avec cette seule suscription : « à Boerrhaave, médecin en Europe. » Les visites médicales actuelles sont beaucoup trop espacées, cela vient de cette fâcheuse habitude qui fait estimer mercenairement chaque déplacement du médecin. Si au lieu de calculer sur le nombre de visites le service médical rendu, on tenait mieux compte de l'importance et de la gravité de la maladie traitée, on pourrait se rapprocher du conseil de Wan Swieten.

Cette manière de procéder serait aussi analogue à celle qu'on adopte pour une opération et un traitement chirurgical, dont on suit plus librement toutes les phases; parce que les clients enveloppent dans l'indemnité des honoraires tous les services rendus partiellement.

Les gens du monde savent, cependant, qu'il n'y a aucune différence de grade, aucune nuance hiérarchique entre un médecin et un chirurgien. Un docteur embrasse par goût et disposition la spécialité opérative, il y devient plus apte, et inspire plus de confiance qu'un confrère qui s'est abtenu du manuel des opérations, mais ils ont tous deux, aux yeux de la science et de la loi, la même compétence et les mêmes droits. Si donc le malade comme l'opéré était à toute heure surveillé et visité par son médecin, ce serait à l'avantage de la science, de la santé publique et des gens de l'art.

A la pratique médicale s'adjoint la pharmacie, dont le service, pour avoir un point de départ vraiment scientifique, a cependant un côté tout industriel et commercial; puis, comme une science ou une industrie, se maintiennent difficilement dans les limites spéciales qu'elles avaient d'abord adoptées, parce que les progrès et la concurrence entraînent l'une et l'autre, la pharmacie dévie continuellement hors de ses attributions primitives.

L'officine d'un pharmacien affiche avec grande ostentation sur ses vitres, toutes sortes de médicaments qu'il crée souvent de son chef; et avec l'exagération de la publicité actuelle, elle prône et vante des spécifiques, des panacées pour lesquels elle achète ou emprunte de faciles attestations : devrait-il en être ainsi? non; le pharmacien, homme instruit et tenant à une profession libérale, ne devrait pas être le séïde de la concurrence et de la spéculation marchande : voyez, cependant, quelle lutte, quels combats elle se livre à elle-même, cette pauvre pharmacie, sur le terrain de la 4me page des journaux! que de scandale et d'indignités! S'inquiète-t-elle de savoir qui achète les pâtes, les sirops, les anti.... de toute nature, pourvu qu'ils disparaissent de la boutique en laissant leur prix de vente sur le comptoir? que lui importe si ce qu'elle vante pour la poitrine va toucher mal à propos l'estomac, ne faut-il pas des chalands, partout, toujours et encore? Les gens du monde ont le grand tort d'autoriser par leur empressement indiscret, la distribution banale de ces médicaments, et s'ils consultent le pharmacien sur l'opportunité de l'acquisition de ces remèdes, ils le mettent en délit d'exercice illégal de la médecine.

Il existe un grand nombre de pharmaciens diplômés qui n'ont pas d'officine, ils ressemblent un peu aux docteurs qui n'ont pas de clients. Les uns et les autres sont aptes à rendre service à la santé publique, mais la concurrence et l'encombrement des deux professions les en empêche. Cependant, il y a des officines qui élèvent en peu de temps leurs propriétaires à un haut degré de fortune, il suffit qu'elle soit, pour cela, bien placée dans une belle encoignure de quartier, et qu'elle resplendisse le soir de lumières roses, bleues, jaunes, etc.

Puisque nous voyons ainsi la pharmacie au point de vue industriel, je vous soumettrai en peu de mots, pour terminer cette lettre, un nouveau et très convenable projet de concurrence pharmaceutique dont on s'occupe quelque part.

Les grandes officines absorbent la vente et le débit des médicaments ; comme elles sont peu nombreuses, et par suite assez distantes les unes des autres dans les grands centres de population, elles privent les habitants des avantages de la proximité des secours qu'elles leur doivent fournir, de plus, elles entravent l'établissement de jeunes pharmaciens dotés du diplôme, mais non d'une fortune suffisante pour acheter une maison ; enfin, elles délivrent leurs produits à un prix si élevé qu'elles gagnent, dit-on, plus de 60 0/0. Si donc, une grande commandite établissait sur des bases communes, et avec toutes les garanties de bonne administration, des comptoirs de pharmacie, bien distancés dans les divers quartiers de la capitale, on pourrait obtenir les avantages suivants : 1° de n'avoir qu'un laboratoire central qui diviserait ses médicaments entre les différents dépôts, de n'avoir que des agents très distingués, qui songeraient seulement à bien servir dans ce poste, la science et le public ; 3° de réaliser même avec des prix modestes, des bénéfices suffisants ; 4° de répóndre de la valeur thérapeutique des remèdes autorisés dans les dépôts pour la vente et la distribution. Je pense que ce projet est fort convenable et qu'il doit servir la chose publique ; quand il froisserait quelques intérêts particuliers, cela est peu important, si l'on n'obtenait le premier résultat, qu'au prix du second : ce qui arrive si souvent en économie sociale.

Agréez, &c...

DE LA CLIENTÈLE.

3me LETTRE.

De la Clientèle.

SOMMAIRE.

Comment s'établit le médecin. — Le prêtre et le médecin ne faisaient qu'un, autrefois. — La considération dont jouit le praticien dépend, en partie, de celle qu'on accorde à son art ; selon les temps et les lieux. — Leur élévation progressive, du rang d'esclaves et d'affranchis, à celui de ministres libres de la santé publique. — Différence de la manière de vivre du médecin de nos jours et du praticien du siècle dernier. — Honoraires moyens des médecins de Paris. — Un cas heureux ou malheureux au début de la carrière. — Les spécialités en médecine et en chirurgie. — Ce qu'elles sont et ce qu'elles doivent être. — Le médecin des villes et celui des campagnes. — La médecine de l'enfance. — Des sages-femmes — Des médecins attachés à l'administration.

TROISIÈME LETTRE.

—

DE LA CLIENTÈLE.

« Quant on veut s'établir dans le monde, dit Larochefoucault, on fait tout ce qu'il faut pour y paraître établi. » C'est une vérité banale à notre époque industrielle que celle contenue dans cette maxime, mais il est bien regrettable qu'on puisse l'appliquer aussi à l'austère profession de la médecine. Que de changements, en effet, sur ce point avec le passé, et qui ne proviennent pas tant, du ministère de l'art, mais plutôt de ce que les mœurs sont modifiées, et que l'opinion publique s'égare et nous affaiblit.

Au temps de l'antiquité, les prêtres se partageaient la pratique médicale, et l'exercice des cultes religieux: une sainte fonction se trouvait ainsi attachée à un auguste caractère, et connaissant les besoins de l'âme et les souffrances corporelles, le prêtre les assistait à la fois, en faisant servir à une double influence, l'empire qu'il avait sur les consciences et sur les esprits. On croyait au médecin, sans effort, et son utilité était d'autant plus grande, que ses conseils étaient mieux écoutés. — Il n'en est plus ainsi, et vous pouvez prévoir les conséquences qui en sont dérivées, sinon vous occuper des causes qui amenèrent cette division d'un sacerdoce unique, pour la santé morale et la santé physique.

La vie privée du médecin, comme ses habitudes en public, se ressentent toujours du degré de considération qu'on accorde dans l'état, à ses services et à sa profession. Longtemps il a pu vivre avec les allures de l'indépendance qui lui étaient laissée, soutenu du prestige dont s'entourait jadis, la dignité de la médecine. Longtemps aussi, il fut, non pas au-dessus des lois, mais en dehors des charges qu'acceptent tous les citoyens d'un pays ; une grande reconnaissance pour ses bienfaits, une haute estime pour sa science qu'il paraissait tenir des dieux, le firent exempter des devoirs communs à la foule ; les plus magnifiques récompenses l'attendaient, l'histoire en marque à chaque instant le souvenir.

A Rome, l'empereur Auguste fit élever à Antonius Musa, de son vivant, une statue sur le forum et les archiâtres qui formaient alors un collége de médecins élus par la voix du peuple, jouissaient de toutes sortes de priviléges et immunités. Ils surveillaient l'hygiène des villes, conseillaient les travaux d'assainissement, visitaient et secouraient les pauvres en leur distribuant les deniers de la bienfaisance publique, et constituaient un conseil, avec juridiction, pour conférer le droit d'exercice médical à ceux qui en devenaient dignes, et pour retirer, en cas de délit, les autorisations de cette pratique, à ceux qui la faussaient.

La plupart des médecins appartenaient par leur origine, à la condition prolétaire, et notamment, sous l'empire romain, ils faisaient partie du cortége des grandes familles patriciennes ; ils ne s'élevaient que rarement et individuellement, de cet état d'esclavage et de domesticité, à celui d'homme libre et de citoyen ; cela est vrai, mais, ils ont, en cela, subi le sort de toutes les classes et castes d'individus successivement émancipés ; et d'ailleurs, en honorant les principaux représentants de l'art de guérir, on élevait la médecine elle-même, on montrait la foi qu'elle inspirait, on reconnaissait son utilité et son importance.

Aujourd'hui, on devient librement médecin praticien, en échangeant, contre un diplôme qui emporte le droit légal d'exercice, les preuves multipliées d'aptitude et de capacité dont je vous ai parlé. Nous n'appartenons à aucune corporation constituée. Un lien de confraternité morale réunit ceux qui se destinent à parcourir la même carrière, les efforts des gens de l'art tendent, chaque jour, à le consolider et à le faire servir au soutien des intérêts publics et privés ; il était désirable que l'esprit professionnel, animant de ses bonnes dispositions, la grande famille médicale, fît sortir ses membres de leur isolement ; mais, de tous les arts libéraux, la médecine seule, a jusqu'ici échappé, non seulement à l'action politique, dont l'influence peut dénaturer ses tendances généreuses, mais à l'égoïsme des corporations qui souvent pousse à monopoliser et à concentrer dans des aggrégations privilégiées d'individus, les profits moraux et matériels que développe le travail dans l'association limitée. Les jurandes et les maîtrises dûrent tomber en 1789, après avoir aidé, par la protection qu'elles étendaient sur les artisans, à l'émancipation d'une classe qui visait à conquérir le partage du pouvoir politique et de la richesse sociale ; mais la médecine, qui vit dans l'opinion publique, et sur les besoins de l'espèce humaine, échappa sans peine, aux chaines étroites de la corporation. L'élan de sa philanthropie, l'initiative de son dévouement, la spontanéité de ses services, ne peuvent se régulariser sur les statuts intéressés d'une association corporative, qui n'aurait, en imitant ses voisines, que des intérêts matériels et exclusifs à sauvegarder; aussi, les entraves de ce régime répugnaient trop à notre instinct, pour qu'on cherchât à nous imposer.

Toutefois, si la corporation a ses dangers, l'esprit de corps a surtout ses vertus ; par une surveillance attentive, il provoque les réformes que le temps a nécessitées, et fait servir à l'avantage commun les forces et le courage d'émulation qui excitent les travailleurs et les artistes rangés sous telle ou telle bannière. Il protège leur existence collective, et contient leurs dispositions individuelles en les dirigeant vers la moralité. Puisque l'ordre et l'harmonie dans la société, comme le bien-être dans la vie sociale, résultent d'un certain partage du pouvoir, et de la diversité des attributions industrielles et administratives, on peut espérer beaucoup de l'esprit de corps qui fait converger vers un même but, l'intérêt commun, tous les efforts partiels destinés à le rencontrer.

Je vous parais loin de la modeste question dont je voulais vous entretenir aujourd'hui, celle de la clientèle médicale; mais patientez un peu, j'y reviens.

En considérant que la médecine, par son côté pratique, servit toujours ou presque toujours d'état lucratif, et finit même par élever au rang des plus considérables citoyens d'une cité, les disciples heureux et instruits dans l'art de guérir, on peut regretter que son exercice ne soit pas protégé auprès du public par l'esprit légal et par une association professionnelle, basée sur les sentiments efficaces de la bienveillance et de la sympathie ; l'intervention bien ménagée de l'autorité qui se réunirait à ces dispositions confraternelles , pourrait cependant produire d'excellents résultats. Toutefois, en prenant les choses comme elles sont pour vous les exposer, je vous ferai juger de ce qu'elles devraient être.

Le médecin vit-il aujourd'hui comme il vivait il y a 50 ans ? non, certes, et en cela il n'a pas seulement changé comme tout le monde, mais plus que la plupart des individus livrés aux professions libérales, et plus que dans toutes les classes sociales, où la vie privée a subie de grandes vicissitudes.—Sa manière d'être, manque forcément dans ses détails, de la gravité et de la modestie qui s'allieraient si bien avec son sérieux caractère. Dans les grandes villes, il est essentiellement livré aux distractions qui lui sont imposées. Imposées, c'est le mot , car il faut qu'il se montre , qu'il se produise , qu'il conserve ses relations , qu'il remplace celles qui lui manquent et cherche à contenir celles que tente l'infidélité ; or, il accepte le moyen de le faire.

Désormais, en effet, dans ce temps d'âpre et inévitable rivalité, que le public encourage par son inconstance et ses dispositions frivoles envers les promesses nouvelles, le médecin qui s'abstient de lui offrir ses services est oublié, est dédaigné. Il faut, aujourd'hui, publier avec ostentation tout son dévouement ; inventer des procédés nouveaux de thérapeutique, c'est à peine suffisant : lutter

de critique contre ceux qui commencent à veillir, instituer, au courant de la mode, une nouvelle médication, ce
sont des banalités pour conquérir une clientèle difficile à
fixer ; aussi, on tient compte à celui qui découvre non
seulement un remède, mais une maladie ; car il y a des
guérisseurs qui ont ce sujet d'audace ! Par tout cela, vous
pouvez juger de l'ilotisme auquel sont condamnés, ceux
qui n'ayant que la pudeur commune, ne peuvent se décider à prendre tous ces extravagants moyens de parvenir, et ceux qui pensent prostituer la dignité professionnelle en la mettant ainsi à l'encan.

On a calculé que si la répartition des malades de la
grande ville de Paris, était égale entre les 1600 médecins
qui l'habitent, chacun d'eux jouirait (passez-moi le mot
qui doit vous paraître assez dur), d'une clientèle de 150
malades par an, autrement dit, de 12 par mois. Or,
en admettant pour eux, qu'une maladie ainsi examinée
au point de vue des besoins statistiques, dure moyennant
dix jours et demande cinq visites, vous voyez qu'un docteur ne fera que 60 visites par mois ; songez ensuite aux
humbles clientèles du praticien qui débute, comparées à
celles de quelques heureux maîtres qui trouvent dans les
leurs, un salaire ou mieux des honoraires, plus élevés
que ceux réservés aux plus hautes fonctions de l'Etat,
et, toute réflexion faite, vous comprendrez pourquoi les
enfants d'Esculape courent après les préférences et tiennent si fort à celles qu'ils ont une fois obtenues.

En 1768, le nombre des docteurs praticiens était à
Paris de 148, celui des chirurgiens était de 239 ; la population de la capitale pouvait être évaluée à 600,000 âmes,

ce qui donnait pour un total de 387 individus livrés à l'art de guérir une clientèle moyenne de 1600 personnes. Aujourd'hui, avec des hôpitaux plus nombreux, une hygiène généralement répandue, plus de lumières et d'instruction, enfin toutes choses qui réduisent les maladies ou les malades, dans leur nombre, et leur importance, cette clientèle pour chaque médecin est de 425 individus.

Mais je n'ai pas l'intention de vous apitoyer sur le sort matériel des docteurs, contre les intérêts des citoyens de la grande ville, car il serait à souhaiter, et j'en fais le vœu, qu'elle put se passer de ceux qui lui restent, mais puisqu'ils sont, ces médecins, et qu'ils seront longtemps encore une nécessité, il faut bien s'occuper d'eux, et tâcher de les faire aimer : je continue donc de vous exposer l'histoire de la clientèle.

Elle se trouve, pour le médecin, dans toutes les classes de la société, le mérite, la renommée ; le hasard lui donne des clients plus ou moins aisés, reconnaissants ou fidèles; mais vous rencontrez rarement un homme de l'art refusant ses services ou évitant l'occasion d'en rendre d'utiles ; vous dire qu'il ne cherche pas les conditions les plus favorables d'exercice, et qu'il ne s'entoure pas des meilleures circonstances pour ses intérêts professionnels, oui, cela est vrai ; c'est ainsi que dans le 1er et le 2me arrondisssements de Paris, il y a deux fois plus de médecins que dans le 6me et le 7me arrondissements, ce qui tient à la richesse relative de ces localités. Mais ce n'est qu'au prix de son activité plus étendue qu'il acquiert des droits à une rémunération plus considérable, car dans les classes malaisées de la population, on se passe plutôt des secours médicaux, qu'on ne laisse le médecin sans honoraires.

Si, toutefois, le praticien peut faire choix d'un emplacement pour son domicile et sa clientèle, il n'en peut faire parmi les maladies qui exigent ses soins; et alors quelle responsabilité souvent inégale et inattendue tombe sur l'un ou l'autre, tel jeune médecin au début de la carrière rencontre un cas malheureux, et le voilà compromis ou pour longtemps retardé dans la confiance publique; bien souvent les gens du monde font briller à ses yeux, un espoir opposé à ces craintes d'insuccès : une bonne cure, lui disent-ils, et votre avenir est assuré, mais ils excitent son ambition sans la réaliser, ils trompent son courage en le récompensant d'un leurre, car il s'en faut qu'une bonne réussite lui assure ce qu'on lui promet : d'abord, on l'accuse plus souvent d'une issue fâcheuse qu'on ne le bénit d'un heureux résultat dans le traitement qu'il a entrepris; ensuite (et sous un certain point de vue c'est une douce indulgence de la nature), rien ne s'oublie si vite que la souffrance et les sentiments divers qui en sont le cortége. Dans une sincère disposition du cœur, on conserve pendant les longues heures où elle est présente, sa foi reconnaissante et sa confiance facile aux promesses et aux succès de la médecine, on s'encourage alors à n'oublier jamais son bienfait, et à ne pas retarder l'expression de sa reconnaissance envers son représentant, dont chaque visite était une joie, un bonheur, un soulagement ; mais où s'envolent souvent tant de beaux sentiments? ils changent et prennent le vilain habillement du mal avec lequel ils eussent dû disparaître, le mal de l'ingratitude.

Les gens du monde pensent donner un utile et généreux conseil en disant au jeune médecin qui les intéresse: « Soignez telle maladie , livrez-vous à une spécialité. » Comme le cheval de Troie , ce mot contient toute une guerre entre les gens de l'art, c'est l'arsenal qui a produit de bien mauvais instruments pour la guérison de toutes les maladies. Je n'ai pas une iliade à vous raconter au sujet des spécialités, je veux seulement vous dire ce que j'en pense.

La généralité des medecins s'occupe du traitement de toutes les maladies, c'est leur devoir, c'est leur mandat ; car je suppose qu'ils se trouvent seuls dans une foule quelconque, qu'ils habitent dans la campagne sans pouvoir s'aider au besoin des lumières et d'un concours de confrère. S'ils ne savent pas satisfaire aux exigences de cette situation d'isolement , s'il leur est impossible d'atténuer tel ou tel accident, de réduire une fracture, d'arrêter une hémorrhagie , de secourir une femme dans un difficile travail d'accouchement , ils sont coupables de leur ignorance , dangereux par leur insuffisance, et funestes aux intérêts publics, parce qu'ils tiennent mal un poste que leur absence permettrait de mieux remplir.

En 1849, pendant l'été, une dame retirée dans sa terre et cherchant à y conduire avec prudence les derniers mois d'une grossesse dont elle connaissait mal le début, fut prise d'accidents assez graves et instantanés du côté du ventre ; elle avait donné sa confiance à un médecin pour les *maladies de l'intérieur,* et à un chirurgien pour le traitement externe. Comme elle se croyait atteinte d'une cholérine dont l'influence épidémique passait sur le pays, ce fut le premier qui fut appelé ; par malheur, c'était, sinon un vrai spécialiste, du moins un entêté homœopathe. La continuation des douleurs fit connaître le travail de la parturition, et tout le monde fut très embarrassé dans la maison quand le docteur spécial avoua 'avec confusion, son extrême inhabitude pour les manœuvres nécessitées par la circonstance.

Un chirurgien de l'empire fut demandé pour la fille d'un de ses anciens camarades : cette demoiselle étant tombée sur le genou, ne guérissait pas malgré les applications émollientes et anti-phlogistiques du médecin interne qu'on avait fait venir d'abord, c'est qu'elle avait, en effet, une luxation de la rotule, que le chirurgien reconnut et *réduisit*, pour me servir d'un terme technique.

Un individu est pris de hoquets, de vomissements, de syncopes et de fortes coliques ; si un médecin n'y voit que des symptômes gastriques quand il y a une hernie étranglée, il laisse périr son malade ; si même, en reconnaissant à temps son erreur, il ne sait pas opérer un débridement. Il était donc de toute nécessité, comme cela a lieu, maintenant, que l'homme de l'art fut à la fois médecin et chirurgien par ses connaissances, et qu'il sut faire bon visage à toutes les éventualités de la pratique externe et interne des maladies.

Cependant, depuis quelques années à Paris, un certain nombre de médecins se sont d'eux-mêmes constitués spécialistes ; dans quelle intention ? est-ce au profit de la science et de la moralité professionnelle ? c'est ce qu'il faut brièvement examiner.

Si dès le début des études médicales, on se disait à l'avance: « je vais faire un choix d'études, je prendrai l'œil, l'oreille, le nez, j'en connaîtrai les maladies, je bornerai là mes connaissances, et je ne verrai que des malades atteints d'une des affections de ces organes; » dans ce cas on serait d'abord bien répréhensible, car on accuserait le mesquin désir, non pas de connaître même partiellement l'art et la science, mais de les exploiter industriellement, et d'en faire une spéculation matérielle, mais on serait surtout absurde, en ce sens, qu'on scinderait volontairement dans son esprit, toutes les parties solidaires entre elles, d'un art qui ne devient important que par l'étude de chaque jour, et en formant un tout scientifique.

Les connaissances accessoires de la chimie, de la physique et de l'histoire naturelle, ajoutent tellement aux ressources de l'art, qu'on ne saurait en négliger l'étude, et la médecine n'impose crédit, confiance et respect aux hommes, qu'en prouvant de la part de ses ministres, une observation attentive sur tous les phénomènes de de l'organisation humaine.

Dans le choix anticipé d'études toutes spéciales, a-t-on eu le temps d'écouter ces dispositions naturelles, qui poussant vers telle étude ou telle méditation la curiosité et la diversité des intelligences, légitiment le genre de recherches qu'elles adoptent, et le but auquel elles se dévouent? non, c'est donc une imprudence de plus, dont le préjudice est sensible au médecin sans jugement qui la commet, comme au client sans défense qui en est victime : heureusement tout cela ne peut arriver absolument.

Les examens multipliés que subit un candidat, les

connaissances préliminaires qu'on exige , la nature en-
clyclopédique des études qu'il parcourt pendant ses
années de stage, finissent par faire de lui un médecin
instruit, uniformément et variablement disposé aux diverses utilités de son ministère.

Toutefois, si l'on écoute les tendances particulières de
l'esprit, des goûts et de la santé du médecin lui-même,
les inégalités de fortune et de position, et toutes sortes
de circonstances qui règlent son existence, s'il doit habiter la ville ou les campagnes, au milieu des artisans ou
dans une société opulente et raffinée, on concevra qu'il
doit suivre la direction qui lui est tracée par le sort ou
la nécessité de sa position. Tantôt il devra surtout connaître les maladies qui naissent de l'exercice des différents métiers, tantôt il étudiera plus spécialement l'ensemble des affections nerveuses si communes dans la
classe aisée des gens du monde.

Pour le médecin qui n'habite pas la ville, l'habitude de
manier tous les moyens thérapeutiques dont nous dispo-
sons est nécessaire, puisqu'il est souvent seul, sans confrère , et indistinctement appelé pour une blessure, une
fièvre , une expertise médico-légale, un accouchement
difficile et un conseil hygiénique. A Paris, un médecin a-t-
il parmi ses clients , un malade atteint d'une affection
réfractaire à ses soins, et localisée sur un sens ou un
organe particuliers, il fait venir avec lui un confrère que
son expérience a distingué à ses yeux dans telle ou telle
série d'études techniques. C'est ainsi qu'en rassemblant,
chose facile dans une grande ville, tous les cas d'opthal-
mies, de maladies de l'oreille, et des voies urinaires,

qu'un médecin a pu avec intention se procurer l'occasion d'examiner, il peut devenir un spécialiste très légitimement capable. Mais il y a abus dans le nombre et la nature de certaines spécialités, il y a scandale dans leur publicité à l'encan, et mensonge dans leurs promesses illimitées ; cela n'est que trop vrai et regrettable, mais je veux éviter de les énumérer et de les critiquer comme elles le mériteraient, étant persuadé que la dignité de l'art perd à ces débats, et que si l'on dédaignait davantage par le silence toutes les excentricités auxquelles je fais allusion, elles feraient moins de tort à la pratique et à la clientèle honorable.

Vous venez de voir que ce n'est pas dans les éléments de ses études qu'un jeune médecin rencontre une direction privilégiée, les circonstances décident seules le plus souvent du choix qu'il fait des rares spécialités qu'il doit adopter ; si au lieu de les suivre, il les fait naître et qu'au lieu de les subir il leur fasse violence, alors il trompe le public, il se trompe lui-même, il n'est pas ce qu'il devrait être, et ce qu'il fait n'est pas justifié : aussi que de spécialités inutiles ou funestes !

Mais, par exemple, lorsqu'après avoir étudié toutes les maladies chez l'homme, on cherche à les retrouver avec leurs différences sur l'enfant, on éprouve de grandes difficultés, et pour les surmonter il faut une observation délicate, soutenue, attentive, et prolongée, auprès de cet âge, pour démêler dans les cris, le bégaiement, l'insouciance, les caprices, l'ignorance et la dissimulation de ces petits malades, les symptômes dont ils ne savent ni ne veulent rendre compte, les renseignements qu'ils vous cachent, et les dérangements qu'ils ne veulent pas avouer. —Vous voyez qu'il est alors convenable que plusieurs médecins ayant séjourné dans les maisons de secours consacrées à l'enfance, conservent pour la clientèle le bénéfice de cette expérience et de cette instruction spéciale.

L'état de grossesse est tout physiologique, et l'accouchement qui le termine peut être considéré comme une fonction de l'économie ; cependant, tant que l'un se prolonge, et quand l'autre doit avoir lieu, il faut des soins particuliers. Les conseils et les avertissements hygiéniques sont donnés, pendant la durée de la gestation, par le médecin ordinaire; mais souvent ils ne sont pas réclamés. Quant au manuel opératoire nécessité par l'accouchement, comme celui-ci a lieu si naturellement dans la plupart des cas, qu'une surveillance assidue et des connaissances fort simples suffisent à bien le mener, on en charge quelquefois des femmes qui reçoivent une instruction *ad hoc*, et leur spécialité est autorisée par les mœurs, les scrupules d'une nature respectable et le peu d'importance dont elle se trouve grevée. Mais pour les cas, heureusement fort rares, où le travail de la parturition présente des anomalies vraiment dangereuses (c'est la proportion d'un sur plusieurs milliers). On trouve très avantageuse, toujours dans les villes, cette expérience particulière de certains chirurgiens dans la pratique que nous appelons obstétricale. Cette science des accouchements est complète chez les hommes placés dans les grands hôpitaux destinés à l'enseignement qu'on donne aux sages-femmes, et ouverts à la maternité malheureuse.

Les sages-femmes, dont le nombre augmente chaque année à Paris (vous avez vu plus haut quel il est), n'ont pas, en défalquant le nombre des accouchements gratuits des bureaux de bienfaisance, des sociétés philantropiques, et ceux en majorité faits par les médecins, n'ont pas, chacune, une moyenne de dix accouchements par an. Car il y en a vingt-sept mille annuels dans la capitale, et les sages-femmes forment tout au plus un quart de la population médicale de Paris. Or, les honoraires de leurs dix accouchements, qui ont lieu dans une classe peu aisée, ne peuvent, pour le dire en passant, les faire vivre; ce qui fait que loin de s'offusquer de cette spécialité, on doit se demander, au contraire, avec inquiétude, de quoi elles vivent, puisque ce n'est pas de leur état.

Enfin, je n'insisterai pas pour vous montrer toute l'opportunité qu'il y a à confier à des gens habiles de la main, clairvoyants des yeux, de l'esprit comme de ceux du corps, courageux, fermes et agiles, les détails et le manuel de la chirurgie. Un vieux proverbe dit : « Jeune chirurgien, vieux médecin. » Il y a, en effet, un âge favorable réunissant (comme il convient pour cette grande spécialité de l'art qui s'appelle chirurgie), réunissant, dis-je, tous les mérites que nous venons de signaler, et lorsqu'il est passé, cet âge, on est moins apte à sa pratique, mais on peut encore être bien utile, par l'autorité de ses conseils, dans cette partie militante de la science.

Après ces exceptions motivées pour la division de la pratique médicale, je dois considérer comme fâcheuse, de la part des gens du monde, cette tendance à confier à certains médicastres, tel ou tel organe dont la souffrance n'est le plus souvent que l'expression unique d'un état morbide générale. Je sais bien qu'ils répondent à des provocations menteusement séduisantes de la part de ces gens, qui affirment sérieusement connaître telle ou telle difficulté de la pathologie, mieux que le reste de leurs confrères. Mais s'ils vous font endurer un traitement complet interne et externe, s'ils vous font passer par le régime tonique dépuratif chimique, etc., pourquoi ne pas espérer autant de la médication plus modestement annoncée par les médecins de toutes maladies? Puisqu'il faut toujours se laisser droguer, pourquoi ne pas se laisser faire selon l'art? et rechercher avec tant d'avidité ce qui n'est pas classiquement prescrit par la majorité des disciples de la science? Les majorités n'ont-elles pas toujours raison.

Livrer ses yeux, dont l'inflammation est souvent entretenue par une disposition de tempérament, ou son estomac qui ne digère pas, parce qu'on est, je suppose, chlorotique, à ces gens qui vous assurent qu'ils sont les seuls en état de vous guérir, c'est méconnaître l'office de tous les médecins du monde, c'est nier l'élément de leurs connaissances, c'est demander au manœuvre ce que l'artiste doit seul façonner, c'est vouloir que l'enclume fasse mieux que la lime. Les enfants s'adressent sans cesse aux aiguilles d'une montre qui s'est arrêtée, dans l'espérance que les rouages cassés reprendront leurs mouvements : c'est faire comme eux.

Mais il ne faut pas confondre avec une spécialité médicale les modes spéciaux de traitement, les systèmes et les méthodes thérapeutiques que leurs auteurs cherchent à propager d'une manière plus ou moins exclusive, pour le traitement d'une ou plusieurs maladies. On peut errer de bonne foi sur la valeur des idées systématiques, les appuyer sur la base fragile d'une expérimentation incomplète et insuffisante; mettre à les soutenir un grand entêtement; mais quand on a des intentions honorables, celles de guérir, qu'on s'appuie sur un bon témoignage, celui de sa conscience d'homme de l'art, on peut persévérer, rechercher la publicité, et obtenir avec tout cela l'estime et la sympathie confraternelles.

Ainsi, quelques grands médecins ont invoqués pour les maladies en général, une origine trop exclusive et une médication systématiquement uniforme; l'un d'eux mit à élever sa doctrine, dont plus tard il vit lui-même la chute (c'est de Broussais que je parle), tout ce que la conviction et le génie peuvent donner de force et d'intrédité. Son style était incomparable de précision, de vigueur, de logique, d'âpreté mordante, d'ironie habile et d'éclat saisissant. Loin de spécialiser dans ses études et ses moyens thérapeutiques, il étendit les uns et les autres à toute l'encyclopédie des sciences et au traitement de toutes les maladies. Il appliqua et fit refluer ses idées dans la philosophie et la métaphysique, par son traité de l'irritation et de la folie, car il fut également supérieur dans ce domaine élevé des connaissances humaines.

Plusieurs médecins trouvent une clientèle médicale dans ces nombreux individus qui, n'étant pas entourés d'une famille protectrice et cherchant des soins multipliés, se rendent dans les maisons de santé (je désigne celles qui ne reçoivent que des malades). Ces maisons sont souvent tenues par les médecins eux-mêmes, qui y donnent leurs services médicaux et y joignent ainsi un art à une industrie, une spéculation à une mission. J'ai toujours pensé que c'était au détriment de la dignité de l'art, et qu'un médecin ne devait pas courir les chances d'un négoce, risquer les éventualités d'un commerce, et mettre sur une même ligne, au compte d'un client, le logement, la nourriture, le médicament et le conseil de la science.

Il est vrai que certaines maladies, comme l'aliénation mentale, ne sont bien soignées que dans une retraite appropriée et sous une surveillance spéciale. Ceux de nos confrères qui se dévouent au traitement de ces affections, ont besoin de ce moyen d'isolement qu'offre une maison de santé pour arriver aux heureux résultats, maintenant plus communs, qu'ils ont obtenus ; aussi n'est-ce pas contre cette honorable spécialité que j'ai la moindre objection à formuler. Je comprends son mérite et sa grande utilité.

D'autres confrères ont pour éléments de clientèle ces associations plus ou moins nombreuses d'individus appartenant à plusieurs classes différentes, des fabriques, des pensionnats, des communautés religieuses, etc. Dans ces circonstances, le médecin peut avantageusement offrir ses services, car il surveille chaque jour la santé collective d'un établissement ou d'une réunion d'individus confiés à ses soins, il en devient le chef responsable, car il assiste à toutes les modifications qui influencent l'état physique dont il doit chercher sans cesse l'amélioration.

Enfin, il est bon nombre de médecins qui, déjà bien acclientés dans les familles, ajoutent à cette position le bénéfice d'un emploi médical. Les postes qui leur sont accordés sont peu lucratifs, mais assez nombreux. Je vous étonnerais si je vous disais qu'à Paris près de trois cents médecins occupent des grades rétribués, soit dans l'enseignement de la faculté, dans les prisons, aux préfectures et aux mairies. Peut-être, ajoutez-vous maintenant, que vous les entendez trop souvent se plaindre, mais ne fermez pas l'oreille aux objections qu'ils font arriver au public, car c'est un fait malheureux et certain; en médecine comme dans toutes les carrières libérales ou autres, l'encombrement est extrême, et comme nous ne voulons pas que l'arène remplie des douleurs s'élargisse pour ceux qui l'exploitent, beaucoup de médecins sont et seront longtemps sans clientèle et sans position, ou bien, puisse leur nombre diminuer! c'est la grâce que leur souhaite!

Agréez, &c...

QUELQUES NOTIONS

SUR

L'ANATOMIE ET LA PHYSIOLOGIE.

4me LETTRE.

Quelques notions sur l'Anatomie et la Physiologie.

SOMMAIRE.

Pour apprécier, en général, les différents systèmes sur lesquels repose l'art de guérir, il est indispensable de connaître l'homme physique ; — d'ailleurs, cette étude fournit un enseignement d'hygiène et des notions sur les sciences naturelles. — Le squelette se résume en une pièce principale. — Analogie des membres inférieurs et supérieurs. — L'enveloppe de l'homme sert à composer son organisation intime. — Système musculaire analogue aux leviers en mécanique. — Les sens et leur organisation physique. — Le premier est la vue. — Instrument de physique. — Valeur des dispositions organiques. — De l'ouïe et de la surdi-mutilé. — Influence de la musique. — Des odeurs et des saveurs. — Du tact et du toucher. — Sensibilité générale et supériorité philosophique des données fournies par les sens relativement les uns aux autres.

QUATRIÈME LETTRE.

—

QUELQUES NOTIONS SUR L'ANATOMIE ET LA PHYSIOLOGIE.

Puisque vous lisez ces lettres dans l'ordre où je vous les présente, il est temps que je vous entretienne, dans celle-ci, des détails de l'organisation physique de l'homme ; c'est-à-dire de la science proprement appelée *anthropologie*, par laquelle on parvient à le connaître. — C'est une suite à ce qui précède, et c'est aussi le début de ce qui suivra. Je vous ai parlé de l'artiste dévoué à sa profession, maintenant vous pouvez entendre les principes sur lesquels repose son art.

Si vous êtes poussé par la curiosité à vouloir apprécier par vous-même, certaines doctrines thérapeutiques appliquées à l'homme malade, ou bien les principales influences qui agissent, dans la nature, sur sa santé ; il faut, avant cela, arrêter votre attention sur la structure normale des organes, et les fonctions qu'ils exécutent.— Vous aurez, ensuite, à vous rendre compte des règles à observer dans la vie ordinaire, pour la conservation de cette intégrité organique ; c'est l'hygiène qui indique ces moyens préservateurs des maladies. Alors, vous pourrez distinguer plus aisément, parmi les différents procédés, qu'on vante, et qu'on propose plus ou moins rationnellement pour les traiter, ceux que la prudence, l'observation et l'expérience, permettent, particulièrement, d'adopter et ceux au contraire, qu'il faut repousser.

Le corps humain est l'ensemble des organes fonctionnant dans le but d'entretenir la vie ; nombreux et très différents les uns des autres, parce qu'ils servent à des usages très variés, les appareils organiques sont groupés et protégés dans leur structure, de manière à former un tout, dont les dispositions tant internes qu'extérieures, font notre admiration et nous fournissent toutes les idées d'harmonie, de force et de beauté que nous pouvons concevoir. Une enveloppe commune, un squelette central, des membranes particulières, forment l'ensemble de ces moyens de protection qui nous permet d'agir et assure la durée de l'existence.

L'arbre ou la charpente osseuse qui se développe autour des organes intérieurs, constitue des points d'appui, des leviers, et aide à former des cavités. — La pièce principale de ce système et en quelque sorte son unité, son type, est la vertèbre. C'est un os creusé dans son centre, présentant, en avant, une partie épaisse et résistante et autour de l'anneau qu'il forme dans le reste de son étendue, des tubercules ou tubérosités appelées apophyses, qui ont des facettes propres à s'articuler avec les vertèbres voisines, ou des points rugueux destinés aux attaches de certains muscles.

Une succession de ces vertèbres dont les trous et les moyens d'emboîtement réciproques, se correspondent exactement, forme ce qu'on nomme la colonne vertébrale ou l'épine dorsale, creusé d'un canal pour la moëlle épinière et les nerfs.

Elle se termine, en haut, par le crâne, dont la formation en pièces réunies, paraît résulter d'une modification de vertèbres épanouies; et en bas, par les hanches ou ailes du bassin destinées à former une cavité importante pour les organes du bas-ventre, et développées, peut-être, par le même mode original de l'élément vertébral.

Les vertèbres sont au nombre de vingt-quatre, sept pour le col, douze pour la poitrine, cinq pour les lombes, improprement appelés les reins. Leurs tubercules apoplysaires donnent attache dans la région du dos, à droite et à gauche, à des prolongements transversaux parallèles les uns aux autres et qu'on nomme les côtes, dont la réunion se fait en avant à une plaque osseuse dite sternum.

Il résulte de cette disposition une cage ou cavité thoracique, dont le treillage osseux est partout doublé de muscles et de membranes protectrices des poumons et du cœur.

Aux deux extrémités supérieures de la poitrine, par le moyen des omoplates ou épaules, se fixent les bras, avant-bras et mains, de même qu'aux extrémités inférieures du tronc, par les os du bassin appelés iliaques, sont attachés les cuisses, jambes et pieds.

Les divisions de ces membres pectoraux et abdominaux, c'est-à-dire supérieurs et inférieurs, présentent des rapports de nombre et de conformité structurale qui autorisent leur rapprochement et leur comparaison; la cuisse et le bras se composent d'un seul os, d'un côté le fémur, de l'autre l'humérus. Ne vous offensez pas de toutes ces expressions et désignations techniques, que vous rencontrerez désormais; l'inhabitude, les fait trouver d'abord barbares et cacophoniques, mais elles ont le grand avantage de fixer mieux dans le souvenir les notions qu'on cherche à y faire entrer. D'ailleurs, si l'on fait souvent du néologisme un inutile emploi, il n'en n'est pas moins vrai qu'il constate dans les sciences des acquisitions nouvelles, dont la langue ne saurait rendre compte, si elle ne s'enrichissait pas à [son tour, comme l'intelligence, à laquelle elle prête un moyen de manifestation.

L'humérus et le fémur s'emboîtant chacun par une tête dans les cavités qu'ils rencontrent, le premier sur l'os scapulaire ou de l'épaule, le second sur l'os iliaque ou de la hanche, donnent attache, sur les surfaces ou les angles de leur longueur en forme de prisme triangulaire, à plusieurs muscles ou organes du mouvement.

Ces muscles, je vous dirai une fois pour toutes, qu'ils sont composés de fibres charnues contractiles sous l'influence de la volonté et dont le nombre est infini. Un muscle se distingue en trois parties, une centrale, épaisse, renflée, rouge, fibrillaire, et deux extrêmités qui sont tendineuses, aplaties, nacrées et douces au toucher. Elles sont humectées d'une sérosité onctueuse contre les frottements trop rudes dans les gaines dont elles s'entourent pour leur passage, près des extrémités osseuses, auxquelles elles se fixent. Les os étant unis par des ligaments fibreux très résistants, servent de leviers à ces muscles. Pendant que les uns s'attachent comme à un point fixe, à un os supérieur, ils envoient sur un autre voisin, leur seconde extrémité, et à l'aide de la partie centrale contractile, cet os voisin est rapproché. C'est ainsi qu'avec le fémur ou l'humérus on agit sur la jambe ou sur l'avant-bras, de même qu'avec ces dernières parties on agit sur le pied ou la main. Pour compléter l'analogie des membres supérieurs et inférieurs, j'ajouterai que l'avant-bras s'articule comme la jambe par des surfaces identiquement disposées, l'un avec l'humérus, l'autre avec le fémur ; enfin, le mode articulaire qui réunit d'un côté les deux os de la jambe avec plusieurs petits os du pied, et de l'autre les deux os de l'avant-bras avec ceux du poignet, doit être rangé dans la même classe d'union, par la science anatomique des articulations.

L'os du genou, qu'on nomme rotule, a pour correspondant analogique l'os saillant du coude appelé olécrane, les extrémités articulaires vulgairement dites chevilles des pieds et qui ne sont que des saillies du tibia et du péroné, ont leur pendant symétrique dans celles du cubitut et du radius qui sont très visibles au poignet chez les personnes maigres.

Au moins, me direz-vous, vous n'allez pas rapprocher le pied et la main, aussi éloignés de forme que de destination ; c'est vrai, et la différence la plus apparente dans la physiologie de l'un et de l'autre (puisque vous en avez assez entendu en fait d'anatomie des membres), c'est que pour l'organe du tact et de la préhension, le pouce est opposable aux autres doigts, ce qui n'a pas lieu pour le pied dont le pouce n'a pas cette mobilité spéciale.

Peut-être pensez-vous, du reste, qu'il y a excès à vouloir ainsi rapprocher systématiquement, des dispositions dont l'analogie n'est possible qu'après les efforts d'une laborieuse synthèse, et qui ne semble pas très utile pour l'édification de la science, telle est, pourtant, la tendance de l'esprit humain dans toutes ses recherches, l'unité ; l'unité de forme, celle de principe, l'éternelle gravitation des êtres naturels vers un type qui les enchaîne tous.

Sur l'ensemble de ce squelette est appliqué le système musculaire qui combine tous les différents mouvements qu'on observe. La mécanique et les théories de la dynamique ne font que reproduire dans leurs lois, ce qui est en image pour elles, dans l'admirable jeu des forces de ce système.

On distingue plusieurs sortes de mouvements ; ceux de flexion et d'extension sont les principaux dans l'économie animale ; les autres, moins généralisés, consistent dans l'action d'éloigner ou de rapprocher les membres de la ligne médiane du corps, ou d'exécuter une sorte de rotation autour d'un point fixe et central ; on les distingue sous les diverses qualifications d'adduction, d'abduction et enfin de circumduction.

Je vous parle d'une ligne médiane, et sans deux mots d'explication vous resteriez sans doute embarrassé pour savoir ce qu'elle signifie ; mais si vous songez à cette disposition symétrique de droite et de gauche, vous concevrez par la pensée, une ligne moyenne ou médiane de chaque côté de laquelle on trouve un arrangement exact de parties semblablement disposées, et vous comprendrez plus loin ce qu'il y a d'important et de curieux dans cet équilibre et cette identité de situation qui n'existent que pour une partie de l'organisme.

Je vous ai montré jusqu'ici un squelette entouré de ses muscles ou chairs ; mais pour compléter le corps humain, il faut y ajouter l'énumération d'autres systèmes d'organes et le considérer muni des appareils de digestion de la circulation et de l'innervation qui domine les deux premiers par son influence.

Une enveloppe générale, un peu mobile, se prêtant à accompagner les muscles dans leur action, les recouvre sur toute la surface du corps ; c'est l'organe du tact et de la sensibilité de l'économie, c'est la peau. Elle se compose d'un tissu principal ou réseau de fibres cellulaires à mailles intriquées très intimement qui se laissent traverser par des vaisseaux, des nerfs et de globules graisseux ; ce tissu se nomme le derme et il est percé de petits trous ou pores qui sont l'aboutissant des canaux excréteurs et exhalant de la sueur ou de la perspiration des fluides qui s'échappent incessamment en vapeur dans le milieu où nous vivons ; au-dessous de la membrane dermique est une couche muqueuse, peu résistante, et diversement colorée, selon les individus, par des vaisseaux très fins, apportant la matière colorante et la laissant s'étaler. — Au-dessus est l'épiderme, tissu écailleux insensible, qui s'effeuille et se durcit à l'air, et se reproduit sans interruption par une sécrétion continue à la surface du corps.

Il est destiné à amoindrir l'effet des températures extrêmes, à protéger la sensibilité du derme, à le préserver des atteintes des corps vulnérants et de l'air même qui en serait un pour lui ; il reçoit pour ces divers usages un enduit sébacé, huileux qui assouplit la peau dans son ensemble.

De petits poils le traversent, qui naissent dans le derme par le moyen d'un bulbe existant dans son épaisseur, leur abondance est variable selon l'âge, le siége organique et les sexes, mais leur présence est si constante qu'on a pu en faire un caractère naturel s'appliquant à toute une classe d'êtres, ainsi distinguée dans l'histoire des animaux et, placée par ce signe dans les cadres qu'on leur a préparés. Vous voyez, en somme, que nous n'avons pas, comme cela se dit dans le monde, six ou sept peaux, mais une seule décomposée en plusieurs éléments.

Les grandes ouvertures dont la peau paraît traversée, ne sont pas même une solution de continuité de son tissu ni en réalité des trous dont elle serait percée ; c'est elle qui effectivement, se replie et se retourne comme un doigt de gant pour aller former, avec certaines modifications, le tube intestinal, dont l'ouverture supérieure accuse sur les lèvres, l'insensible dégradation dans la composition : c'est elle encore qui se prolongeant en cul de sac dans diverses cavités de la figure, se dispose spécialement selon les diverses attributions des sens, pour constituer les appareils sensoriaux de l'ouïe, de l'odorat et de la vue. J'entends bien que vous vous récriez sur cette manie de simplifier la science au point d'en faire disparaître toutes les inégalités qui différencient entre eux les objets d'étude, et vous n'admettez pas qu'on puisse, sous prétexte de sacrifier à l'unité philosophique, réunir dans une même origine anatomique tant d'organes d'apparence aussi différente; cependant la dissection, les lois étudiées de l'analogie, et enfin l'observation permettent ces déductions, que vous repoussez, on retrouve les éléments de la peau dans la disposition organique de chaque sens, elle prête son concours à la formation de chacun d'eux; c'est la nature elle-même qui a voulu, avec les mêmes matériaux, produire la variété des fonctions.

Quoiqu'il en soit de cette analogie, ou de cette simplification qui fait que la peau à l'extérieur forme les organes des sens, et à l'intérieur les organes digestifs et circulatoires, l'étude de ces derniers est, dans ses détails, trop longue et difficile pour trouver ici sa place.

Je me contenterai de rappeler les conditions de l'exercice des sens, cette étude donnant lieu à un plus grand intérêt pour vous sous le double point de vue des précautions hygiéniques qui découlent du sujet, et des observations purement physiques auxquelles elle fournit l'occasion de se livrer.

La vue est la première fonction sensoriale; l'organe qui la représente commande en effet tout d'abord aux objets qui nous entourent, et sur la figure humaine il se distingue au premier plan.

Comme instrument d'optique, c'est une sphère ayant un pouce de diamètre et composée d'humeurs plus ou moins épaisses, transparentes comme de l'eau de roche ou du cristal, et dont les différentes densités sont destinées à concentrer les rayons lumineux émanés des objets.

Une enveloppe première, fibreuse et dure, sert de coque pour loger ces liqueurs et recevoir sur son fond un épanouissement noir du nerf optique, sur lequel se peignent les images des corps.

Ce qu'on nomme la pupille, c'est le trou central d'une

membrane contractile et variablement nuancée qu'on appelle iris, et qui, s'attachant par sa grande circonférence vers le milieu de la sphère oculaire, flotte au milieu des humeurs de l'œil et admet ou éloigne les rayons de lumière selon les besoins de la vision.

Dans le squelette de la face sont les orbites, et les os qui les forment donnent attaches à des tendons musculaires, qui dirigent les yeux dans tous les sens. De leur action inégale et vicieuse dépend le strabisme ou le fait de loucher, longtemps incompris.

Buffon n'en appréciait pas la véritable cause en l'attribuant à la force cérébrale des yeux, et se montrait loin d'en connaître le remède. Si tous les muscles moteurs de l'œil étaient retranchés, celui-ci, immobile et fixe dans une situation horizontale, serait impropre à la vision ou au moins forcerait-il la tête à s'incliner en divers sens, pour que l'œil put s'adapter aux différents objets. Tandis que les yeux paraissent, selon l'expression de Cicéron, des sentinelles placées sur les hauteurs pour tout observer, en s'acquittant de leur consigne.

La physique n'explique pas le mode de sensibilité qui rend la rétine, ou fond de l'œil, exclusivement propre à recevoir les impressions des images, et l'iris apte à se contracter pour mesurer à l'œil la quantité de lumière qu'il doit admettre; enfin, la science ne rend pas compte de cette inconcevable faculté de l'organe oculaire pour voir avec une égale exactitude des objets qui sont à une distance double les uns des autres; cependant, elle explique avec une précision rigoureuse l'analogie théorique qui existe entre l'œil et l'instrument le plus perfectionné de l'optique, et l'identité des lois qui régissent l'un et l'autre dans leur mécanisme.

Les rayons lumineux réfractés par les parties transparentes de l'œil, figurent, dans l'intérieur de l'organe, un cône dont la base appuyée déjà sur celle des rayons extérieurs, répond à la cornée transparente et le sommet à la rétine. L'image des objets résultant des pyramides lumineuses qui en partent, est peinte sur la rétine et selon les lois de la dioptrique, d'une manière renversée ; pourquoi donc les voyons-nous droits ? Pourquoi ce phénomène d'inversion, constaté par Descartes, Buffon, Haller et Lecat, est-il nul et comme non avenu pour le jugement que nous portons de la sensation et pour la perception intellectuelle qui nous en reste, je ne vous en dirai rien, sinon qu'il me semble que les explications physiques et mécaniques s'arrêtent a la fibre cérébrale, qui rapporte à l'esprit, le mystérieux produit de son activité.

La lumière, vous le savez, est facilement décomposable en ses éléments primitifs, quand on fait passer les rayons inégalement réfrangibles qui la composent à travers une lentille telle que le cristallin. Arrivés au-delà, les rayons bleus, rouges, orangés, jaunes, verts, ne peuvent recomposer la lumière blanche, quand elle a ainsi subi une première décomposition. Comment donc l'œil se comporte-t-il, eu égard à ce phénomène appelé aberration de réfrangibilité ? autrement dit, l'œil est-il achromatique ou bien entoure-t-il les objets des couleurs de l'arc-en-ciel ? Newton pensait que nous ne voyons pas les images avec leur coloration réelle ; Euler le réfuta en composant un œil artificiel sur le modèle de l'œil humain, avec lequel il obtint une image exempte de l'aberration de réfrangibilité : donc, ce n'est pas seulement la sensation qui est rectifiée par le jugement ; mais il existe dans le mécanisme de l'organe ce qu'il faut pour corriger cet effet d'optique, et plusieurs physiciens ont pensé que les diverses densités des couches du cristallin suffisaient pour recomposer la lumière en même temps que ses rayons venaient de subir une décomposition.

La vue, disait Buffon, n'est qu'une espèce de toucher que nous exerçons sur les objets, à n'importe quelle distance ils soient placés, pourvu qu'ils puissent envoyer à l'œil une lumière suffisante, ou se peindre sous un angle sensible ; or, l'angle le plus petit sous lequel les meilleurs yeux puissent apercevoir un objet, donne pour la plus grande distance, celle qui correspond à 3,426 fois le diamètre de cet objet : ainsi à cette distance exprimée en pieds, on cesse de voir un objet haut et large d'un pied, à moins qu'il ne soit très éclairé ; alors, le même objet que pendant le jour nous voyions à la distance de 3,426 pieds, pourrait être distingué à un éloignement cent fois plus grand, s'il était éclairé la nuit autant qu'il l'était dans le jour, de même que nous apercevons la lumière d'une chandelle à deux lieues pendant la nuit, tandis qu'à midi nous ne la voyons qu'à 200 toises.

Ce n'est donc pas tant le défaut de lumière ou la petitesse de l'angle sous lequel se peint un objet qui nous empêche de le voir lorsqu'il est éloigné, mais plutôt la dispersion des rayons lumineux renvoyés par les objets intermédiaires, au détriment d'un autre objet situé au loin. Placé dans l'obscurité ou usant d'un long tube noirci qui accapare les rayons qu'un foyer lumineux adresse à l'œil, on peut voir, comme par une lunette sans verre pendant le jour, des objets invisibles sans ce moyen. Les anciens n'ignoraient pas cette ressource, et Aristote indique qu'en se plaçant au fond d'un puits, on voit en plein midi, les étoiles du firmament.

L'organe de la vue se compose encore de parties qui protègent le globe oculaire, le soustraient momentané-ment à l'influence de la lumière, ou servent à le maintenir dans des conditions physiologiques propres à assurer ses fonctions. Ces parties sont les sourcils, les paupières, les cils, et l'appareil lacrymal. Disposés en arcades le long du bord supérieur et saillant de l'orbite, les sourcils sont formés de poils soyeux et doux, légèrement inclinés vers le côté externe où ils s'effilent. Ils sont susceptibles de se rapprocher et de se redresser par l'action des muscles sous-cutanés. Leur usage est d'absorber les rayons lumi-neux trop vifs qui, dans leur direction oblique ou per-perpendiculaire, blesseraient la rétine, comme cela arrive quand les rayons du soleil couchant ont une inclinaison horizontale pour nos yeux. Ils remplissent d'autant mieux leur destination, qu'ils sont plus noirs et plus fournis ; aussi les peuples du Midi qui les ont tels, ont encore l'habitude de les noircir pour augmenter leurs qualités. Les sourcils ajoutent à l'expression de la physionomie, leurs mouvements concourent à rendre les sentiments et les passions qui animent les traits du visage. Il est rare de rencontrer des figures assez impassibles ou dénuées de signification, pour dissimuler les mouvements de l'âme qui s'agite derrière elle, ou manquer des signes par lesquels cette âme indique sa présence.

Les paupières sont des voiles tendus au-devant de l'œil pour le couvrir et le laisser alternativement à découvert; leur organisation réalise ce double avantage d'une résistance qui les maintient tendus, et d'une mobilité qui correspond à leurs mouvements si répétés. La peau délicate qui les forme s'unit à un muscle dit orbiculaire, dont les fibres concentriques passent d'une paupière sur l'autre ; aussi, quand il se contracte, les deux voiles palpébraux se rapprochent et le cartilage placé sur leur bord libre détermine une occlusion complétée par l'intrication des cils qui les surmonte. Le mouvement qui rapproche les paupières quand une atteinte menace le globe oculaire est si brusque, si instinctif, qu'il ressemble à une convulsion de cette partie ; c'est qu'en effet, rien n'égale la sensibilité de l'organe de la vision et la privation des paupières qui était un supplice en usage à Carthage au temps des guerres puniques, déterminait promptement la mort.

Sous la paupière supérieure, entre la voûte orbitaire et le globe de l'œil, vers le côté externe, se trouve une glande de la grosseur d'une aveline qui sécrète les larmes ; cinq ou six portuis capillaires versent incessamment au bord de cette paupière et sur la conjonctive son produit salé et amer qui, après avoir baigné la surface oculaire, se rend à un confluent placé dans l'angle interne de l'œil, et de là par un conduit visible à cette place, dans l'intérieur de la narine qui lui correspond. Les émotions morales surexcitent cette sécrétion, vous le savez, mais elle est cependant incessante dans l'état physiologique, et destinée à lubréfier la transparente glace que traverse la lumière pour pénétrer jusqu'au cerveau.

Malgré de si nombreuses protections, l'organe de la vue est exposé à un grand nombre de maladies, et tout admirable que soit son mécanisme comme instrument d'optique, il est encore parfois au-dessous de ses fonctions. L'amaurose ou paralysie de la rétine, la cataracte ou opacité du cristallin, l'opthalmie ou inflammation des membranes externes de l'œil, sont les maladies de l'organe, la myopie et la presbytie sont les défauts de l'instrument. — Les lumières trop vives et les couleurs trop éclatantes fatiguent la vue, la riche couleur rouge l'excite surtout particulièrement, le spectacle persistant des neiges produit souvent la cécité, et l'opposition des tons et des nuances lui donne des impressions pénibles. Les caractères noirs d'imprimerie sur un papier très blanc et très pur, peuvent fatiguer les gens studieux ; mais ils sont, moins que d'autres lecteurs, exposés à ce danger, car ce n'est pas pour les livres de science qu'on déploie le luxe typographique, où l'éclat des oppositions entre le blanc et le noir va jusqu'à faire souffrir les yeux.

L'air, selon qu'il est par excès chaud ou froid, sec ou humide, gêne beaucoup la vue. Si par l'état fortement hygrométrique de l'atmosphère, l'évaporation des larmes qui a lieu en certaine quantité à la surface des yeux, ne peut plus se faire, il en résulte pour eux une sensation de cuisson et de picotement due à la persistance du fluide lacrymal, et à son accumulation ; dans ces cas aussi, les cavités nasales sont impreignées de mucosités plus abondantes.

Chez quelques personnes délicates ou convalescentes, la vue est facilement troublée par les émotions nerveuses et les pertes sanguines. Les ouvriers mineurs et les personnes longtemps privées du bienfait de la lumière solaire, deviennent souvent aveugles, en passant trop brusquement de l'obscurité à la clarté.

Certains médicaments comme le jusquiame, la belladonne, le seigle ergoté, ont une action énergique sur les organes de la vision et sur les fonctions de ce sens, dont ils déterminent quelquefois les hallucinations les plus bizarres, et les modifications sensoriales les plus imprévues.

La myopie est l'état des personnes qui ne voient que confusément les objets placés à une certaine distance et seulement avec exactitude ceux qui sont très rapprochés, cela vient, chez elles, de ce que la cornée transparente est trop saillante ou trop sphérique, de ce que les humeurs de l'œil sont trop denses ou trop abondantes ; alors les rayons qui les traversent sont si fortement réfractés, qu'ils se réunissent au foyer en avant de la rétine qui n'en a qu'une confuse image, à moins qu'ils ne soient très peu réfractés par suite du voisinage de l'objet qui les émet. On diminue cette imperfection de la vue en usant de verres divergents, c'est-à-dire concaves, et en procédant graduellement à leur emploi. L'expérience démontre qu'il est bon de commencer par ceux qui indiquent 217 centimètres de foyer, et d'augmenter, s'il est nécessaire, de 27 en 27 millimètres. La presbytie est l'état opposé des personnes qui ne voient distinctement que les objets éloignés et assez mal les objets placés à la distance de la vue

5

normale. C'est dans l'âge du déclin de la vie qu'on l'observe. La diminution de la force réfringente des humeurs de l'œil, celle de la sensibilité rétinienne, l'opacité commençante du cristallin, sont les causes auxquelles il se rattache.

On peut avoir, d'un côté, un œil presbyte, et de l'autre, un œil myope ; mais la myopie diminue avec le progrès de l'âge, tandis qu'une disposition inverse des yeux datant de bonne heure, ne ferait que s'aggraver avec le temps. Le professeur Rostan a rapporté l'histoire d'un homme de 90 ans, qui retrouva tout à coup, durant une convalescence, la vue ordinaire, et put quitter les lunettes dont il se servait depuis 50 ans.

Telles sont les généralités que je crois devoir vous présenter sur le plus important des organes sensoriaux, celui dont Buffon disait qu'il appartient plus à l'âme qu'aucun autre, qu'il participe à tous ses mouvements dont il exprime les plus doux comme les plus tumultueux, les plus violents comme les plus délicats.

On s'est demandé souvent si le sens de la vue était plus ou moins précieux que l'ouïe ; il est difficile de répondre en physiologie philosophique à une semblable question. Cependant, prenant en preuve la tristesse des sourds opposée à la gaîté des aveugles, la bienveillance de ceux-ci, comparée à la brusque rudesse des autres, on a conclu que les sourds étaient plus malheureux et plus à plaindre de leur infirmité que les aveugles ; mais on néglige, dans ce jugement, de placer les uns et les autres dans des conditions identiques d'observation. Il est certain que l'aveugle, dans une conversation, peut y mêler ses souvenirs et ses impressions, et que dans une réunion plus ou moins nombreuse, le sourd est isolé ; un aveugle de naissance étend plus ses acquisitions intellectnelles et morales qu'un sourd de naissance , qui se trouve privé, par son état, du don de la parole , moyen si large et si puissant de communications sociales. Malgré tout cela, je ne vous laisserai pas le temps de vous décider en théorie , et je suis sûr que vous perdriez de préférence deux fois l'ouïe pour conserver la vue.

Toutefois, l'ouïe est le sens particulier de l'intelligence, et, comme je vous le disais, celui qui tient sous sa dépendance nos relations avec nos semblables , c'est , selon l'idée de Platon, le second sens de l'âme ; ses fonctions attestent assez son importance. Il reçoit la parole et il la donne, puisque celui-là est muet qui ne l'entendit jamais. Si l'on jugeait de son prix par la protection que lui donne la nature, ou le mettrait en première ligne, car c'est dans la partie la plus résistante du crâne humain, dans l'épaisseur de l'os temporal , appelée à cet endroit le rocher, qu'il est logé et qu'il communique avec la masse du cerveau.

Il faut avouer, cependant , qu'entre la disposition mécanique de l'organe et le rôle fonctionnel qu'il doit remplir , on cherche en vain cette relation qui fait prévoir dans l'instrument son usage, et dans les moyens un effet. L'analyse anatomique du sens doit porter profondément, et au delà des apparences externes, pour l'intelligence de ses fonctions.

L'appareil de l'audition est organisé pour sentir les oscillations vibratoires des corps, et apprécier en eux les

diverses qualités qui y sont déterminées par ces vibrations. Le sens de l'ouïe a de commun avec celui de la
vue, de nous donner le sentiment de l'éloignement des
corps, surtout si les sens voisins aident à ce résultat en
complétant ou rectifiant les notions qu'il apporte.

Le son est l'agent d'excitation de l'ouïe, comme la
lumière est celui de la vue : mais, qu'est le son ?
comment se produit-il ? Il n'existe pas essentiellement et
par lui-même comme la lumière, et ne paraît être que la
conséquence des vibrations ondulatoires de l'air agité
par les mouvements d'un corps. Tout corps en mouvement dans l'air peut produire du son, et le frémissement
intérieur des molécules d'une substance sonore, se fait
sentir quelquefois à la main qui s'applique sur elle.

On appelle rayons sonores, car il y a assimilation entre
les lois qui régissent l'optique et celles qui s'appliquent à
l'acoustique, les séries de molécules aériennes le long desquelles la vibration du corps qui émet un son, par suite
de la percussion, se transmet jusqu'à l'oreille.

La force du son dépend entièrement de l'étendue des
vibrations qu'éprouvent les molécules d'un corps sonore.
Les tons aigus ou graves viennent du plus ou moins grand
nombre de vibrations dans un temps donné. Moins un
corps sonore présente de diamètre et d'étendue, plus les
vibrations y sont nombreuses. Deux cordes d'un instrument musical également longues, également grosses et
tendues avec la même force, donnent un son appelé d'u-
nisson. Une de ces cordes étant diminuée de moitié, pendant que les autres conditions restent les mêmes, éprou-
vera une série double de vibrations et rendra un son plus

aigu d'une octave. Le musicien Rameau croyait pouvoir ainsi distinguer le son et le bruit. « Toute cause, disait-il, qui produit sur mon oreille une impression unique et simple, me fait entendre du bruit, toute cause qui produit sur mon oreille une impression composée de plusieurs autres, me fait entendre du son. » Et cette impression composée, l'illustre musicien la faisait dépendre de trois sons, distincts seulement pour un petit nombre de personnes, l'avouait-il, lui-même, et c'est ce qui ruine sa théorie, mais consistant pour la note *ut* par exemple, dans le son même de la note appelé fondamentale, et dans deux autres sons très aigus, dont l'un est la douzième et l'autre la dix-septième au-dessus du son fondamental, c'est-à-dire, l'octave de sa quinte et la double octave de sa tierce majeure. Il avait admis ce principe d'une solution expérimentale impossible, parce qu'il pouvait en déduire, à priori, le système de la musique, la formation de l'échelle diatonique, les règles des modes majeur et mineur. C'était le besoin de sa cause.

Quoiqu'il en soit, la sensation de plaisir que produit l'harmonie musicale, semble appartenir à tous les êtres doués du sens de l'ouïe. L'impression de la musique est si relevée, si puissante, si délicieuse, que dans l'antiquité la source en semblait divine. Aristote et les péripatéticiens, les philosophes de la Grèce et ceux de l'Egypte, liaient la science de la grammaire à celle de la musique. Pythagore, dans sa doctrine des nombres, considérait l'âme comme composé d'harmonie, et pensait pouvoir rétablir par le rythme harmonieux, la disposition anomale des facultés de cette âme. Les observations de

Hérophyle sur l'état du pouls, se rattachent aux divers modes musicaux; les variations de la musique correspondent, en effet, dans nos organes aux plus différentes émotions. Timothée, jouant sur le mode phrygien, provoquait la fureur d'Alexandre, et la calmait en passant au mode lydien. J.-Jacques rappelle, qu'Erric, roi de Danemark, tuait ses domestiques sous l'influence de certains airs de musique, et il aurait au moins couru la moitié du danger, ajoutait très franchement le philosophe, si ses gens eussent éprouvé les mêmes effets que leur maître. Le médecin Bayle rapporte qu'un de ses clients, en écoutant le son du haut-bois, ne pouvait retenir ses urines. Le professeur Haller cite une femme, musicienne très distinguée, qui n'exécutait jamais devant ses élèves, un morceau de piano avec accompagnement de harpe, sans être prise d'hémorrhagie menstruelle, en dehors de l'époque de ses règles.

Une civilisation avancée, des mœurs amollies, le raffinement des jouissances et les progrès de l'industrie, augmentent les effets de la musique sur l'économie animale, mais on retrouve jusque chez les peuples primitifs et dans les espèces animales plus ou moins développées d'intelligence, l'influence émouvante de l'harmonie.

Le voyageur Péron rapporte que les habitants de la terre de Diemen en Australie, lorsqu'on chanta devant eux en chœur, l'hymne de la Marseillaise, d'une inspiration si grandiose et si magnifique, furent d'abord troublés et excités au point de quitter un repas qu'ils prenaient, pour se livrer incontinent aux plus rapides mouvements, pousser des cris extraordinaires, se frotter la tête avec les mains, se frapper la poitrine, manifester, en un mot, la plus grande exaltation.

Un concert fut donné le 10 prairial an VI, sous la direction des professeurs du Jardin des Plantes, aux éléphants de la ménagerie Hanz et Parkie, alors fort jeunes et n'ayant pas atteint, chacun, dans leur sexe différent, le complément de leur puberté. Parmi les airs qui les agitèrent le plus, on remarqua ceux en ton mineur comme l'air de la romance en *si* mineur de l'Iphygénie de Gluck, « ô ma tendre musette, » et d'autres en *ut* mineur, etc. Ces airs provoquèrent d'abord chez la jeune Parkie des signes d'attendrissement érotique qui ne furent pas compris par son indifférent compagnon. Ce dernier monta lentement au niveau de l'exaltation de sa compagne, et l'ardeur amoureuse des deux animaux n'eut aucune coïncidence de temps et de durée, ne reconnaissant pas non plus l'influence des mêmes causes dans son développement.— Tout le monde a observé que les animaux dressés à la marche et à la course, comme les chevaux, les ânes, les mulets, les chameaux, supportent mieux les longueurs de la fatigue, quand le son cadencé des instruments, règle et soutient leurs pas. Il y a certaines chansons rustiques, dit le naturaliste de Mont-Bart, qui conviennent aux bœufs, parce qu'elles renferment ordinairement les noms des deux ou quatre bœufs composant l'attelage, et que ceux-ci reconnaissent successivement leur nom qui reparaît dans la chanson.

On prétend que les marsouins, les phoques et les dauphins approchent des vaisseaux lorsqu'on y fait, par un temps calme, une musique retentissante. M. de Chateaubriand assure, dans son voyage au Haut-Canada, avoir vu un serpent à sonnettes furieux, qui avait pénétré jusque dans son campement, se calmer au son d'une flûte et quitter les lieux en suivant, hors de la tente, l'heureux et intrépide musicien qui enchantait ses oreilles.

Le père Labas, dans son voyage à la Martinique, raconte que les nègres prennent de gros lézards en sifflant près d'eux et en leur prenant le col dirigé alors vers la voix qui les séduit, à l'aide d'un nœud coulant fixé au bout d'une perche : il est très remarquable qu'on fait revenir à la ruche déserte les essaims d'abeilles fugitives en frappant sur un chaudron.

Le son se propage avec beaucoup moins de vitesse que la lumière. On entend le bruit d'un canon après qu'un temps aisément appréciable s'est écoulé depuis que l'œil a vu la défragation de la poudre. Le son est répercuté comme la lumière, lorsque les rayons de l'un comme ceux de l'autre rencontrent un obstacle sous un angle égal à à celui de leur incidence. On désigne sous le nom d'écho que la mythologie faisait avec bonheur, fille du ciel et de la terre, ces bruits sonores entendus en répétition d'un son primitif. Dans certains édifices publics, dans des anfractuosités caverneuses, au sein des montagnes et des vallées, on en rencontre beaucoup. Il y en a de célèbres par les traditions poétiques que l'imagination populaire y a rattachées : lorsque vous avez remonté le Rhin de Bâle à Cologne, vous avez pu entendre celui de Lorley, situé entre Coblentz et Mayence, entre les rives rocheuses du vieux fleuve. Une gracieuse légende explique pourquoi il répète jusqu'à vingt fois le mot ou le son qui lui est confié.

La disposition de l'anatomie de l'oreille, examinée dans toute l'échelle animale, est portée à un haut degré de perfection. Très simple chez les animaux inférieurs, l'organe de l'ouïe, chez l'homme se compose de trois parties distinctes : l'une placée à l'extérieur, rassemble les rayons sonores, c'est le pavillon de l'oreille, sorte de cornet coustique dont la forme varie selon les espèces animales qui le possèdent. On attribue aux courbures qu'il présente, l'avantage d'offrir toujours une portion de sa surface perpendiculaire à la direction des vibrations de l'air, pour recueillir ainsi tous les ébranlements ; l'autre appelé oreille moyenne par l'esprit de classification qui fait distinguer une oreille externe que nous venons de voir, et une oreille interne que nous examinerons. Cette seconde partie de l'appareil auditif se compose d'une cavité ou caisse du tympan, recouverte sur la limite du conduit qui termine la première oreille et celle que nous étudions, d'une membrane plus ou moins tendue, au côté interne de laquelle s'attache, par l'un deux, une chaîne de petits osselets qui traversent la caisse. Ces osselets, mûs par des petits muscles, transmettent les ondes sonores renforcées elles-mêmes par l'air remplissant la caisse du tympan jusqu'à la troisième partie de l'oreille, c'est-à-dire l'oreille interne : dans la caisse du tympan aboutit le canal d'Eustache, c'est-à-dire un conduit qui donne passage à l'air venant par la bouche jusque dans cette partie de l'organe auditif. Son orifice est caché derrière les piliers du voile du palais, en avant des amygdales. Aussi, lorsqu'une inflammation congestionne la membrane muqueuse, lorsqu'il y a angine ou rhume, et que ce conduit est oblitéré ou rétréci, ce côté malade rend la dureté de l'ouïe plus ou moins persistante; c'est un fait vulgairement apprécié.

Autour de la caisse du tympan, et creusés dans la portion la plus dure des os du crâne, sont les canaux circulaires, le labyrinthe et le limaçon, formant à eux tous, l'oreille interne ou troisième partie de l'appareil auditif. Des filaments nerveux venant du cerveau, traversent ces canaux, où ils sont étendus à la manière des cordes de clavier, sur les divisions du labyrinthe. Les impressions sonores sont successivement portées par la chaîne des osselets, dans la cavité du tympan, et dans les canaux circulaires. Telle est la disposition la plus générale de l'appareil de l'ouïe, dont les fonctions sont si admirables, que leur défaut entraîne les plus grandes privations dans nos rapports sociaux.

La surdité complète ou incomplète, de l'une ou de l'autre oreille, ne donne pas l'impossibilité de juger la valeur harmonique des sons, et ne produit pas ce qu'on nomme en musique, une oreille fausse, pas plus que l'inégalité dans la force des yeux, ne produit d'irrégularité dans la vision. Beaucoup de gens entendent de très loin et très distinctement des bruits, et ne peuvent convenablement reproduire des sons; d'autres, et Bethoween est un illustre exemple, peuvent, malgré l'affaiblissement du sens de l'audition, conserver le sentiment du rythme, de la mesure, et même de l'harmonie.

Vous savez que la surdité de naissance, coïncidant ou non, avec une imparfaite organisation cérébrale, détermine la mutité. Les cas simples de surdi-mutité dans lesquels il est rare que l'audition soit alors entièrement nulle, ont exercé la philanthropique sagacité des hommes qui se sont successivement dévoués à secourir les malheureux sourds-muets. Il existe dans la science quelques faits de guérison spontanée ou artificielle de surdi-mutité de naissance. A part le trait antique qui attribue au fils de Crésus le recouvrement instantané de la parole et de l'ouïe, je puis vous signaler l'observation suivante, insérée dans les mémoires de l'Académie des sciences pour l'année 1703 : « Un jeune homme, âgé de vingt-quatre ans, fils d'un artisan de Chartres et sourd-muet de naissance, commença tout à coup à parler, au grand étonnement de toute la ville; on sut de lui que trois ou quatre mois auparavant, il avait entendu le son des cloches, et avait été extrêmement surpris de cette sensation nouvelle et inconnue; ensuite il lui était sorti une espèce d'eau par l'oreille gauche, après quoi il avait entendu parfaitement des deux oreilles. Il fut ces trois ou quatre mois à écouter sans rien dire, s'accoutumant à répéter tout bas les paroles qu'il entendait, et s'affermissant dans la prononciation et dans les idées attachées aux mots. Enfin, il se crut en état de rompre le silence, et il déclara qu'il parlait, quoique ce ne fut encore qu'imparfaitement. »

M. Itard, célèbre médecin des sourds-muets, auquel le ministre de l'intérieur, en juin 1800, confia avec succès l'éducation du jeune Victor, dit le Sauvage de l'Aveyron, a rapporté plusieurs cas de traitement fort satisfaisant de surdi-mutité. Les moyens thérapeutiques furent dirigés, dans ces circonstances, vers l'oreille. Il est certain, en effet, que la paralysie de la langue ne donne jamais lieu à un mutisme complet ; l'articulation des sons est alors défectueuse , mais il en est quelques-uns qu'on entend distinctement. De même pour la paralysie des muscles du larynx , elle ne prive jamais complètement de la parole, la rendant seulement faible et dépourvue de ton.

C'est en Espagne et vers le milieu du seizième siècle, en 1560, qu'un bénédictin nommé Pierre Ponce, s'essaya le premier dans l'éducation toute physiologique des sourds-muets, et y obtient des succès qui émerveillèrent ses contemporains. Un juif portugais, J. Pereyra, en 1749, avait recueilli les traditions de ce prédécesseur, et présenta devant une commission académique, dont Buffon fit partie, un jeune homme de 19 ans, nommé d'Azy d'Etavigny, sourd et muet de naissance, auquel il avait déjà appris, en 10 mois, à prononcer 1,500 mots. Au bout de deux ans d'enseignement, cet élève répondait aux questions soit écrites, soit parlées qui lui furent faites à l'Académie, en prononçant lentement, mais surtout avec une voix rude, sans douceur ou intonation, ce qui était la conséquence de l'absence d'imitation de la voix humaine ; la commission disait : « nous jugeons que l'art » d'apprendre à lire et à parler aux sourds-muets, tel » que M. Pereyra le pratique, est extrêmement ingénieux, » que son usage intéresse beaucoup le bien public, et » qu'on ne saurait trop engager l'auteur à le cultiver et » à le perfectionner.» L'abbé de l'Épée et son digne successeur, l'abbé Sicard, furent des maîtres heureux dans l'édude des moyens propres à tirer de leur néant, les malheureux auxquels leurs religieux sentiments les attachèrent, mais je crois que le principe plus physiologique sur lequel reposait la méthode oubliée longtemps et maintenant mieux appréciée du portugais Pereyra, est plus fécond que les autres. Ce principe consiste dans cette donnée métaphysique qui fait entrer par la porte des sens toutes les acquisitions de l'intelligence. Or, chacun des sens pouvant, comme l'avait indiqué Buffon, être assimilé à une sorte de toucher plus ou moins modifié, l'auteur faisait apprécier par les yeux, par les mains, le nombre des vibrations de la parole, les inflexions des lèvres, les mouvements et les gestes du discours. Une telle doctrine est appelée aux plus beaux résultats et sans prescrire la reconnaissance due aux efforts qu'elle doit remplacer, on doit lui donner un rang nouveau dans la science, et restituer à son auteur la part d'intérêt sympathique et d'admiration dont l'Académie des sciences commença à lui donner des prémices.

J'ai encore, avant de terminer cette lettre, à vous parler de trois sens : l'odorat, le goût et le toucher. Les deux premiers sont réunis par leur organisation anatomique aussi bien que par la connexité des fonctions qu'ils exécutent. Les émanations odorantes et sapides des corps, forment l'élément sur lequel ils s'exercent ; ce sont des molécules matérielles d'une ténuité extrême, puisque certains corps qui les donnent ne diminuent pas sensiblement de leur poids, après avoir dégagé, durant plusieurs années, des molécules odorantes. Portées par les vents, ou s'étendant dans l'air, on les perçoit à des distances énormes. Le romarin des côtes d'Espagne embaume l'atmosphère de la mer à 40 lieues de distance.

Pline dit que le champ de Pharsale attira les vautours de 174 lieues. Linnée divisait les odeurs en plusieurs classes, mais dont la dénomination était assez arbitraire ; ainsi, les impressions variables que fournissent les odeurs, n'étaient pas exactement appréciées quand il rapprochait, dans la même classe (des odeurs fétides), la valériane et l'asafetida, appelée en Orient, le parfum divin, et en France, *stercus diaboli*.

Le nez, composé des deux cavités nasales, augmentées en capacité par les sinus du front, des mâchoires et de divers os du crâne, est l'organe de l'olfaction ; une membrane épaisse et humide qui le tapisse, arrête les particules odorantes des corps ; des nerfs spéciaux en font juger les qualités. Le véritable siége de l'odorat est la partie supérieure des fosses nasales que le nez recouvre en forme de chapiteau, comme pour faciliter l'ascension des émanations odorantes ; l'inspiration est indispensable pour que l'olfaction s'accomplisse. Des chiens qui répugnaient à manger de la viande putréfiée, l'avalèrent, lorsqu'on leur ouvrit la trachée, et que l'air de la respiration cessa de passer par les narines. Cependant Dupuytren prétend avoir injecté dans les veines de plusieurs animaux des liquides sapides, comme le lait et le bouillon, et avoir déterminé chez eux la sensation du goût et de l'odorat, ce qu'ils exprimaient en cherchant autour d'eux la substance injectée, et en faisant des mouvements de déglutition.

On s'est souvent étonné que les animaux ruminants, dont le sens olfactif ne paraît pas fort développé, choisissent dans les herbes des campagnes, au milieu de plusieurs végétaux vénéneux, celles-là qui les nourrissent sans danger. C'est que chez eux, la réunion des nerfs, de l'odorat et du goût, forme un organe spécial que des anatomistes allemands ont reconnu comme présidant à ce discernement.

On appelle le sens de l'odorat, celui de l'imagination ; il est vrai que la perception des odeurs a une influence marquée sur le système nerveux et sur le cerveau, mais c'est parce que les impressions qui sont propres à ces sens, ne peuvent avoir lieu sans que d'autres impressions ne s'y mêlent.

Les odeurs provoquent un cortége simultané de sensations agréables, de souvenirs aimables, d'idées sensuelles, d'images grâcieuses. On use des parfums en raison des mœurs raffinées ou lascives de la société de son temps ; certaines émanations végétales sont très pernicieuses ; on dit celles du mancelinier mortelles, on sait que le musc provoque des hémorrhagies nasales ou utérines, que l'ellebore ou la coloquinte purgent par leur seule odeur.

Les saveurs sont nombreuses, variées et plus réfractaires encore à une classification, elles dépendent de la composition chimique et moléculaire des corps ; la saveur d'un fruit change, en effet, avec sa mâturité : un corps n'offre de parties sapides, qu'autant que la salive peut les dissoudre ; le sens du goût est si voisin du toucher, qu'il en remplit directement et en partage certaines fonctions, comme celle de juger de la fraîcheur, de la chaleur, de la consistance des corps qui lui sont soumis. La langue, organe spéciale du goût, est molle, flexible, garnie de houppes nerveuses, de glandes mucipares, de papilles érectiles qui la disposent parfaitement à l'usage double d'apprécier les saveurs en touchant les substances. Le goût est variable, selon les sexes, les âges, le climat, la constitution, la santé, les habitudes. Vous pourrez remarquer, que loin de s'affaiblir chez les vieillards, il s'y perfectionne, comme si la nature offrait une remise et un excitant à la paresseuse lenteur des fonctions digestives de cette époque de la vie.

Le toucher est le résumé, comme le type des sens. Toutes les parties de l'enveloppe cutanée, sont propres à nous donner connaissance des qualités tangibles des corps, mais la main est l'organe et l'instrument le plus perfectionné du sens du toucher. Galien, Buffon et d'autrès savants naturalistes, n'hésitent pas à la considérer comme l'appareil essentiellement distinctif de l'humaine supériorité; le toucher peut à lui seul rectifier les autres sens, et notre esprit serait sans lui, rempli d'erreurs. C'est une exagération de dire avec Buffon, que la finesse du toucher établit chez les hommes les nuances de leur intelligence, mais il est curieux d'observer que dans l'échelle animale, les êtres les plus voisins de nous, ne doivent leur place qu'à la possession de leurs mains, tels sont les singes qui ne font, à coup sûr, des choses si semblables aux actions mécaniques de l'homme, que parce qu'ils ont des mains avec lesquelles ils obtiennent, en partie, les mêmes notions que nous.

Agréez, &c...

———

DE L'HOMŒOPATHIE.

5me LETTRE.

De l'Homœopathie.

SOMMAIRE.

Introduction rapide de l'homœopathie, dans la pratique médicale, avant son examen dans les écoles. — Les médecins de cette doctrine allemande l'ont imposée aux gens du monde comme article de foi, remplaçant le dogme de l'antique médecine méconnue. — Ils l'ont fait par spéculation sur l'ignorance du vulgaire. — Cause de leur mystérieuse excentricité. — Ils ne font pas, souvent, autrement que les médecins de la tradition reçue. — Ils admettent une force vitale que le médicament homœopathique remet en équilibre. — Ce médicament est spécial à chaque état morbide. — Il agirait d'autant plus radicalement, qu'il est plus divisé. — Incroyable dilution ayant le n° 30. — Triple séparation de nos maladies eu égard à trois causes. — Nécessaire disposition du corps et de l'esprit pour être influencé par la médication homœopathique.

CINQUIÈME LETTRE.

—

Depuis quelque temps, l'art de guérir éprouvait de graves perturbations, lorsque, profitant du désordre, s'introduisit dans son domaine la doctrine dite homœopathique. Son originalité fut si marquée, dès le début, que le schisme s'ébruita tout à coup dans la science, et qu'il alla, franchissant les écoles, chercher dans le public un appui et des prosélytes.

En effet, vous avez pu remarquer avec quelle insistance on voulut initier les gens du monde aux merveilles de cette innovation thérapeutique. On exposa moins le sujet qu'on ne le prêcha, et on ne chercha pas tant à convaincre qu'à persuader ; aussi il arrive, à propos de l'homœopathie, une chose assez bizarre pour être déjà signalée ; on se dit généralement entre médecins ou malades : « Croyez-vous à l'homœopathie, » comme si l'ensemble mystérieux, dont paraît se composer la doctrine, admettait plus de foi que de raisonnement, comme si les cures dont elle se vante venaient moins de son arsenal que du hasard si souvent invoqué en médecine, et qu'il n'y eut enfin que des miracles à admettre au lieu de résultats à constater.

Je tiens à vous exposer seulement les principes de cette nouvelle méthode du traitement de nos malades, m'abstenant dans ma critique de leur opposer ceux qui règnent dans la pratique ordinaire ; ce sera faire valoir suffisamment les procédés qu'elle n'emploie pas, que d'insister sur la négation de ceux qu'elle emploie. Si je ne suis pas toujours très explicite, et si vous refusez de temps en temps de me comprendre, prenez-vous-en au sujet que je traite ; cette disposition de votre part me fera grand plaisir, par cette double raison qu'en évitant d'abord vos reproches, je laisserai tomber tout votre mécontentement sur cette excentrique utopie, qui me déplaît par son obscurité, par son audace à promettre, et son outrecuidance à combattre tous les dogmes adoptés dans la science.

Quant aux ministres de cette doctrine si neuve et si négative, je ne ferai à leur occasion qu'une seule remarque, mais assez grave ; la voici : L'homœopathie n'a pas de professeurs dans les écoles ; l'enseignement libre, qui pouvait s'en emparer pour la répandre parmi de vrais disciples, n'a pas eu, à ma connaissance, depuis près de quinze ans, plus de deux ou trois sérieux représentants, qui ont cédé devant l'indifférence, le doute ou le sarcasme des auditoirs ; aussi, n'est-ce pas sous la garantie des moyens de la publicité véritablement scientifique que se produit l'homœopathie. La doctrine d'Hahnemann n'est donc connue et servie que par des médecins transfuges des écoles, où ils n'ont appris que des préceptes opposés à ceux qu'ils embrassent, où on leur a dit que l'art est long, l'expérience trompeuse, le jugement difficile : et cependant, ils n'hésitent pas ; ils rompent le lendemain la tradition de la veille, ils sont encore écoliers que déjà on les voit convertis au culte des infinitésimaux, sans qu'on ait pu savoir qui leur a donné le baptême de la foi nouvelle; il en est d'autres au contraire, qui déjà avancés dans la pratique pour laquelle ils ont sacrifié bien des années, se disent tout à coup, sceptiques et opposés aux vieilles méthodes allopathiques, ils affichent très haut leur nouvelle croyance, on ne sait pourquoi ; ou plutôt, vous le devinez, c'est là ce grave soupçon que je voulais exprimer, quoiqu'il m'en coûte, contre le plus grand nombre (si grand nombre il y avait des nouveaux praticiens Hahnemanniens) ; ce n'est pas un pur intérêt scientifique, ce n'est pas la clarté du dogme, ni sa simplicité, ce n'est pas l'insuffisance actuelle des épreuves de notre thérapeutique physiologique, ce n'est pas tout cela qui réunit sous la même bannière ces adeptes enthousiastes par ostentation, c'est moins que cela, c'est l'espoir qu'ils vivront mieux de l'autel qu'ils viennent de dresser, c'est trop d'intérêt matériel mêlé à la dignité de l'art, c'est la pensée de séduire par de nouveaux essais.

Si d'abord, ils avaient une opinion sincère et réellement scientifique sur la valeur des procédés homœopathiques, ce n'est pas tant au public qu'aux médecins qu'ils s'adressaient pour en faire connaître et comprendre les avantages ; ensuite, pour procurer à leurs malades les effets surprenants, des doses infinitésimales, ils pourraient bien ne pas étaler sous leurs yeux, en magiciens, l'apparente simplicité d'une thérapeutique, dont le mode d'action est si compliqué, si abstrait et si intime, en le tenant pour vrai ! mais les homœopathes savent bien qu'il faut ainsi médicamenter avec une figure sérieuse et une eau très limpide, pour provoquer la confiance et faire innocenter au moins cette modeste pratique.

Dans toute méthode de traitement nouveau, il y a deux points à considérer : d'un côté, on s'abstient d'employer des moyens connus dans le système qu'il s'agit de remplacer; de l'autre, on se hâte d'employer exclusivement des remèdes jusqu'alors inusités. L'homœopathie proscrit de sa pratique beaucoup de nos procédés, mais elle nous en emprunte plusieurs, sans le dire, et en changeant seulement le nom sous lequel ils vivaient.

La principale ressource de la théorie et de la pratique Hahnemanniennes, c'est, vous le savez, celle des doses infinitésimales, si bien qu'on boit par elles un liquide incolore, insipide, inodore, et qui, vierge ou pénétré de la substance médicamenteuse qu'il doit porter, ne présente pas de changement physique appréciable, dans l'un ou l'autre de ces cas; je ne dis pas qu'il soit sans action; mais nous avons des remèdes si actifs et si divisibles que sous la présentation allopathique (la nôtre), ils ressemblent très bien, quand nous le voulons, à la forme homœopathique; toutefois, c'est sous cette dernière apparence qu'ils séduisent et sont acceptés par les patients soumis à l'homœopathomanie : mais un médicament même Hahnemannien se compose d'une partie active et de son véhicule, autrement dit, de la poudre spécifique et de la partie inerte qui le transmet, du sucre de lait par exemple, et de la dix millième partie d'un centigramme d'arnica ; or, puisque cette division seule est efficace, et que l'addition d'un véhicule liquide si limpide ne doit rien changer, ce semble, aux conditions de la thérapeutique en question. Je me demande si le médecin homœopathe ne pourrait pas augmenter, colorer, matérialiser un peu son véhicule thérapeutique, afin de se rapprocher de notre manière de faire, pour les apparences seules, tout en conservant son réel moyen d'action dans le spécifique infinitésimal : perdrait-il ainsi des chances de succès ?

Ce bourgeois gentilhomme était parfaitement content de faire de la prose sans le savoir, le malade homœopathisé serait très satisfait d'être guéri même sans se douter par quoi. Cabanis, soignant Mirabeau, raconte dans le journal de la maladie et de la mort de ce grand homme, qu'il recevait à chaque instant des propositions, des conseils et des reproches sur sa manière de faire dans la circonstance où il se trouvait ; mais il ajoutait, en dédaignant les uns et les autres, qu'il considérait, que les gens du monde étaient incapables de discerner les convenances du traitement du plus simple, et qu'il fallait savoir se passer de leur jugement.

L'observation que je fais n'est pas frivole, le nom fait beaucoup aux choses : si l'homœopathie doit guérir par les infinitésimaux, elle guérira, non pas seulement comme cela a lieu pour beaucoup de gens qui la vantent, par son nom, mais malgré ce nom ; et l'on pourra croire à la doctrine, non plus comme disait J.-Jacques dans la profession de foi du vicaire savoyard, à cause de ses miracles, mais malgré eux.

Le médecin Tronchin donnait aux femmes vaporeuses de son temps, des boulettes de mie de pain, qui remplacèrent assez bien les pilules antispasmodiques ; Corvisart fit de même pour l'impératrice Joséphine, qui encourageait par sa faiblesse, les Pythonisses et sibylles du siècle païen de Napoléon. Je n'en demande pas tant aux homœopathes, et ce n'est pas un mauvais sentiment dans le devoir de la confraternité, que de les inviter à agir extérieurement comme leur confrère, à ne pas s'appeler d'un autre nom qu'eux et à ne pas confier au caprice de la mode, au besoin du merveilleux , à l'amour du nouveau, le sort d'une doctrine qui contient peut-être quelques semences de la vérité.

Qui sait, pourtant, si l'homœopathie ne doit pas trop de succès au prestige de son petit appareil portatif et extra-légal, de tubes et globules microscopiques et infinitésimaux ? elle pourrait d'autant mieux céder sur ce point de pratique si la théorie ne s'en alarme pas, qu'il lui arrive souvent de présenter sous forme Hahnemannienne des doses tout à fait allopathiques , et quelquefois des mesures de posologie qui n'appartiennent à aucune doctrine, puisqu'elles sont tout simplement toxiques.—Ainsi, il apparaît dans le cas suivant qui accuse une conduite un peu hardie. On lit dans l'*Union médicale*, 10 septembre : « Une dame de Londres alla consulter récemment un médecin homœopathe qui lui remit quatre paquets de poudre numérotés, avec prescription spéciale de mettre tous les soirs un de ces paquets sur sa langue ; cette dame ayant pris le n° 1, ne tarda pas à tomber dans un assoupissement profond et dans la stupeur : bref, elle présenta tous les signes d'un empoisonnement par les narcotiques. Effrayée de ce qui se passait et peu contente des bienfaits de l'homœopathie, bien qu'elle eut vu un de ses ministres les plus en renom, en ce moment, elle adressa à son médecin d'ancienne date les paquets restants. L'analyse prouva qu'ils contenaient des doses et des substances différentes, de morphine, de calomel et de sucre de lait. Dans le paquet n° 2, la morphine était à la dose d'un grain ; dans le paquet n° 4, il y en avait un demi-grain ; dans le n° 3, il n'y avait que du sucre. »

Mais il est temps de vous exposer les principes qui dirigent les homœopathes, en commençant par ceux qui dominent, par leur généralité, l'ensemble de la doctrine. — La vie, disent-ils, n'est pas le résultat du jeu des organes, car leurs fonctions ne s'établissent que sous l'influence d'une force vitale ; et cette force, résidant dans l'organisme, est en action, soit dans l'état sain, soit dans la maladie, et présente plus ou moins d'énergie, de résistance et d'activité, selon les circonstances. C'est cette force qui s'ajoute nécessairement au jeu des appareils, pour concourir avec eux aux phénomèmes de la vie ; mais souvent aveugle et impuissante dans l'état morbide, elle se combine sans convenance avec les divers modificateurs de la santé.

Ce premier point dogmatique n'est pas neuf dans la médecine, il a toujours existé sous le nom d'animisme, de vitalisme, dans nos diverses doctrines. C'était, jusqu'au siècle de Bacon et de Descartes, la tendance assez exclusive des études médicales, tant on était contenu dans un esprit d'idéalisme et d'abstraction par les idées d'orthodoxie religieuse et par la philosophie qui régnait souverainement ; mais quand, sous l'influence des systèmes d'analyse et de libre examen nouvellement proclamés, les sciences prirent une tournure d'observation rigoureuse, et se réduisirent en déductions positives, ces doctrines changèrent et ne reparurent plus que d'une manière isolée ; alors, on attacha une grande importance à la science anatomique. — Les traces que les maladies laissent par leur passage, sur l'organisme, furent l'objet d'un examen sérieux et d'une description régulière. En France, vers le commencement de ce siècle, deux illustres médecins tirèrent de cette source d'observation récente un parti imprévu et fécond. Bichat, divisant le corps en membranes et en tissus, leur attribuant des propriétés et des fonctions variées, définissait la vie, l'ensemble des causes qui résistent à la mort ; il se demandait ce qu'était l'art de guérir quand on ignorait le lieu précis où siége le mal, et alors il commença le vaste tableau des lésions matérielles qui résultent des maladies. Broussais, voyant cette création qu'on appelle l'anatomie pathologique, ajouta qu'en profitant des indications qu'elle fournit sur le siége morbide par les symptômes qui y correspondent, il n'y avait plus à hésiter sur les moyens de traitement, parce qu'une cause unique ou à peu près constante de nos maladies, c'était l'irritation inflammatoire dont le principe même présidait aux phénomènes de la vie.

Cette doctrine si simple, mais si absolue, n'a pas résisté à l'épreuve de l'expérience ; ces idées exclusives ont été entamées par des nouvelles recherches, que les méthodes d'observation physique et chimique, appliquées aux sciences naturelles, donnèrent lieu de répéter. En Allemagne, surtout, on devait réagir contre le système organicien de notre école, et ses médecins, si aisément portés aux abstractions métaphysiques, dans lesquelles ils poussent les sciences physiques elles-mêmes, laissèrent se développer chez eux l'excentrique homœopathie.

Mme de Staël trouve que les Allemands ont eu raison de combattre les excès de la méthode expérimentale résultant de la philosophie de Bacon. « Elle tend, cette philosophie, dit-elle, à travestir tout en valeur matérielle, la pensée en sensation, la morale en intérêt personnel, la nature en mécanisme. Elle rabaisse tous les phénomènes; elle empêche qu'on ne les considère d'une manière vaste et animée. »

« Une doctrine médicale est analysée plus profondé-
» ment en Allemagne qu'ailleurs, ajoute Mme de Staël;
» c'est celle de l'Écossais Brown, fondée sur un système
» d'action et d'unité contrales. Brown a cru que l'état de
» souffrance ou l'état de santé ne tenaient pas à des
» maux partiels, mais à l'intensité du principe vital qui
» s'affaiblissait ou s'exaltait, selon les diverses vicissitudes
» de l'existence. »

Voilà ce qu'écrivait cet auteur célèbre dans le pays et dans le temps où Samuel Hahnemann, fondateur de l'homœopathie, commençait à répandre sa doctrine, dont les principes sont protégés par l'exposé que je viens de rappeler, puis qu'ils se rangent sous la protection du vitalisme, si bien défendu en Allemagne.

L'homœopathie ne reconnaît pas de maladies locales; c'est une conséquence de l'admission du principe d'une force vitale présidant à tout acte fonctionnel. Chaque état morbide est, alors, une altération, un désaccord de celle-ci aux prises avec une cause morbifique, et les lésions organiques, comme les dérangements de fonctions, sont le résultat de sa lutte avec l'influence désorganisante du mal. Tel est le deuxième article de foi du *credo* homœopathique, et vous allez voir jusqu'où il va vous entraîner avec cette apparente simplification de ce qui est.

Après cette loi générale posée ou supposée, invoquons un instant les causes finales ; c'est la nouvelle doctrine qui nous y invite, car elle les distingue et les utilise. Il existe entre le monde et l'homme, disent ses adeptes, un lien d'harmonie et d'appropriation, et il suit comme conséquence nécessaire que, dans sa prévoyance, l'auteur de toutes choses avait dû placer, sous la main de l'homme, les agents thérapeutiques propres à faire cesser ses infirmités. Le globe, les végétaux, les animaux sont destinés à notre félicité ; l'homme en progrès assouplit à ses jouissances l'univers matériel qui l'environne. Est-il donc téméraire d'avancer que chaque maladie a, dans l'ordre naturel, son moyen thérapeutique correspondant.

Cette idée se trouve développée avec plus de grâce et d'éloquence que par les homœopathes, dans les livres de l'auteur des *Harmonies de la Nature*. Bernardin de Saint-Pierre étendit d'une manière charmante et poétique, à la nature physique comme à la nature morale, la pensée d'un ordre symétrique résultant des contrastes non moins que des analogies.

Chaque remède, disait-il, se modifie dans chaque localité comme le mal auquel il est destiné. L'écorce du manglier d'eau douce, appelée quinquina, guérit surtout en Amérique certaines affections contre laquelle il est ici impuissant.— Le caractère principal des plantes, ajoute-t-il, est écrit dans leurs fruits et leurs vertus médicatrices, s'adaptent, précisément, aux maladies nées dans le même pays qui leur donne le jour. Les antiscorbutiques naissent dans les terrains humides ombragés et sans air, là où l'homme affecté par ces influences climatériques peut trouver le remède aux maux qu'il doit craindre ; le même auteur fait observer que certaines substances alliacées, qu'on reconnaît comme antiputrides, croissent en abondance dans les lieux marécageux comme un remède présenté par la nature contre les émanations fébrifères qui s'en exhalent. La substance farineuse fait la base de la nourriture humaine, et la nature a fait entrer cette substance dans la nombreuse famille des graminées, qui occupent tous les sites de la terre ; si la fécule des légumineuses présente quelques modifications d'espèce et de variété, n'est-ce pas pour servir à plusieurs différences relatives au tempérament, aux humeurs, et au genre de vie des hommes qui en usent. Une secte médicale très ancienne cultivait ces données, sous le nom de la doctrine des signatures. Mais, dans ce qui précède, la vérité côtoie l'erreur, et le paradoxe séduit, plus que la science n'éclaire. Sans doute, il y a une sage et providentielle disposition des choses naturelles pour assurer l'existence des êtres ; et l'homme doué de liberté est appelé par ses choix à garantir sa santé jusqu'à certaines limites ; mais il lui manque d'apprécier suffisamment les lois protectrices de la nature ou de les connaître assez pour éviter les souffrances et les maladies qui semblent, au contraire, par leur constante présence, témoigner de sa faiblesse et de son assujétissement.

Ensuite, pourquoi supposer à la fois, que la toute-puissance ait fourni dans le même endroit le mal et son remède , quand elle pouvait supprimer l'un et l'autre, ou même quand l'homme ainsi exposé, pouvait échapper, et se soustraire au mal ou au remède, par la même détermination ? La nature, dit J.-Jacques, dispute-t-elle contre son maître ; faut-il supposer deux forces antagonistes qui tourmentent et guérissent tour à tour ; tout cela est obscur et inconnu.

Mais les homœopathes disent que pour découvrir les moyens curatifs de nos maladifs, il faut, non pas comme on l'a fait jusqu'ici, réserver l'application des remèdes aux malades, mais en expérimenter l'action sur le corps en santé ; alors on trouve avec Hahnemann , disent-ils , que certains médicaments produisent sur l'homme sain des symptômes semblables à ceux qu'ils font disparaître chez l'homme malade ; qu'ainsi, tous les états morbides ont ou peuvent avoir leur moyen spécifique ou d'appropriation, par lequel la force vitale désaccordée se remet en équilibre avec les fonctions qu'elle dirige. C'est , affirme-t-on , un fait d'expérience acquis aux homœopathes, par les essais qu'ils ont tentés ; chaque substance médicamenteuse produit sur l'état sain un ensemble de symptômes appelés médicamenteux, qui, rapprochés de ceux que cause chaque état morbide très variable qu'on connaît, prouve à l'observateur l'identité qu'ils ont dans les deux cas.

Le chef de la doctrine , avec une rare et minutieuse patience, a poursuivi pendant plus de quarante ans, cette expérimentation physiologique tendant à confirmer les données qui précèdent, et il a fourni une grande probabilité à ses assertions, relativement à plusieurs médicaments, comme le mercure, le quinquina, le soufre, la

belladonne ; pour ces substances , il a démontré l'analogie qui existe entre ce qu'il appelle le dynanisme du
médicament et celui de la force vitale , c'est-à-dire la
production , par un moyen spécifique , de symptômes
semblables à ceux produits par la puissance maladive.

Cependant, les résultats de ces expériences ne sont
pas assez positifs pour qu'on puisse aisément varier la
manière de les produire, et les certifier avec sécurité ; les
homœopathes avouent que parmi les nombreux symptômes d'un médicament il y en a de généraux, de secondaires , de fondamentaux , et qu'il est peu facile de discerner ce qui appartient en propre à chacun deux , dans
l'état physiologique ; aussi, n'osent-ils accepter l'épreuve
de reconnaître à ses symptômes, le nom caché à l'avance,
du médicament expérimenté à l'état sain : et le principal
motif de ce refus, se trouve dans la difficulté de rencontrer
des conditions convenables d'expérience.

C'est en vertu de la réaction vitale du sujet, que se
produit l'effet d'un médicament quelconque , il y a, là,
deux puissances qui tendent à s'annihiler ; or, il est des
circonstances hygiéniques et physiologiques qui favorisent,
contrarient ou annulent l'action d'un médicament sur
l'homme malade ou sain. Pour réussir, dit Hahnemann,
à l'épreuve d'un médicament, il faut être libre de soucis,
assez intelligent pour s'observer et se sentir, faire un
régime austère, éviter les épices , les légumes verts , la
soupe aux herbages, les salades et racines, etc., si bien
que, s'il faut, pour reconnaître un médicament, en état de
santé, s'entourer de ce luxe de précautions, comment réus-
sirait-on à bien approprier le spécifique applicable à l'organisme souffrant qui n'est pas préparé ?

Un troisième point, et ce n'est pas le moins important de la doctrine, consiste dans le mode d'action des doses médicamenteuses et dans leur activité infinitésimale. Vous n'ignorez pas comment procède, au lit du malade, le médecin homœopathe appelé à le guérir, mais vous ne savez pas que c'est à l'occasion de ces doses qu'on voit dans toute leur exagération, la foi du prosélyte, et l'étrangeté du théoricien. Les détails qui suivent, font rêver d'étonnement, quand on cherche à se pénétrer de leur signification ; ils montrent le cas qu'il convient de faire d'une doctrine contenant ainsi dans ses conséquences possibles, et dans ses principes d'application, des énormités aussi insurmontables pour l'intelligence humaine.

Je les emprunte à un auteur allemand (vous voyez qu'ils ne sont pas tous, en Allemagne, de la même communion fanatique), qui a eu la patience de rechercher la représentation mathématbique de certaines doses Hahnemanniennes, dont la puissance est en raison de leur division.

Le médecin homœopathe distribue ses médicaments en trente nuances ou dilutions : ayant, par exemple, une rangée de trente flacons, il introduit dans chacun d'eux, cent gouttes d'eau distillée ou d'esprit-de-vin, destinées à dissoudre et à diviser la substance médicamenteuse qu'il emploie, selon les proportions thérapeutiques qu'expriment les chiffres suivants.

Une goutte médicinale tombant dans le premier flacon forme la première dilution. Bien qu'une goutte de ce mélange ne contienne que la centième partie d'une goutte médicamenteuse, elle est ordinairement trop chargée pour la thérapeutique d'Hahnemann, car celui-ci se hâte d'emprunter une seule goutte de cette première dilution, la mêle à cent gouttes d'un second flacon qui ne contient plus que la dix millième partie de la seule goutte active, employée au début, et cela forme la seconde dilution.

Cette série divisionnaire se continue ainsi jusqu'à un trentième flacon, dont chaque goutte du véhicule dissolvant, ne contient qu'un décillionième du médicament; si ce mot est facile à lire ou à prononcer, il n'est pas aisé, vous allez le voir, de se faire une idée de ce qu'il peut représenter en infiniment petit. Si vous vouliez, en effet, opérer trente divisions semblables, mais de manière que chaque dilution contînt une goutte entière de médicament, au lieu de la dix millième partie de cette mesure (comme dans la seconde dilution), il faudrait employer en masses délayantes les quantités d'eau suivantes : pour la division correspondant au troisième flacon, 65 livres de liquide ; pour le quatrième, 65 quintaux. Pour le neuvième, un lac de 16 milles carrés et de 20 toises de profondeur. Pour un des suivants, les eaux de la mer Noire ; pour le trentième, enfin, c'est-à-dire lorsque le médicament n'est plus donné qu'à sa décillionième partie, celle dont je voulais vous parler, il faudrait une masse de liquide occupant le même espace que 24 quadrillons de soleils, ou 33 quintillions de globes terrestres.

Les calculs du docteur Schimko, rapportés dans la traduction de son ouvrage que j'ai sous les yeux, ont été, sur la demande d'un confrère, vérifiés au bureau des longitudes de Paris; suivez-moi donc encore avec confiance quelques instants dans ces considérations numériques.

6.

En mélant à cette masse de liquide de 33 quintillions de globes terrestres, la seule goutte médicamenteuse en disponibilité pour la dernière dilution unitaire que nous constituons, on devrait, selon la théorie, guérir pendant des milliards d'années, des milliards d'êtres humains à venir : cela est trop simple, et il vous manque de savoir, qu'en supposant aux molécules atomiques de cette goutte médicamenteuse, la vitesse d'un boulet de canon, pour traverser et pénétrer également le liquide dont nous parlons, il faudrait attendre 45 millions d'années pour que le mélange fut uniforme.

Mais la doctrine des doses infinitésimales ne pêche pas seulement par ces excentricités mathématiques, il convient d'ajouter qu'il est impossible de trouver un délayant si neutre par lui-même, qu'il ne modifie en rien les vertus d'un médicament délayé dans son liquide ; cette condition remplie en idée, il faudrait que l'air respiré, les vapeurs de la terre, les aliments, les boissons, les corps qui nous approchent, ne donnassent pas émanation à des doses médicamenteuses contraires entre elles ou exagérées de puissance ; mais alors, que de mauvais traitements nous avons à nous reprocher, nous qui ne procédons point par quintillionième, et qui mêlons ensemble aux remèdes et aux régimes tant de contraires et de semblables que nous méconnaissons. Mais ne pouvons-nous nous consoler par la pensée que les animaux ne s'avisent pas des doses infinitisémales, quand ils se traitent avec les herbes de nos jardins ou le salpêtre de nos vieux murs ?

Ces modestes homœopathes, nous accusent de faste et de prodigalité, parce que nous ne croyons pas qu'une goutte de teinture suffise à un malade, ni qu'on puisse fertiliser un arpent de terre avec un grain de chaux, étancher sa soif avec une goutte d'eau, réchauffer son cœur avec une goutte de vin, saler tout un dîner avec un grain de sel, éclairer tout un monde avec un lampion !

Mais, direz-vous, comment soutiennent-ils théoriquement ou autrement ces bizarres conceptions ? mon dieu ! cela ne les embarrasse pas, ils invoquent moins le raisonnement et l'expérience que les faits, contre nos objections, ennuyeusement modulées, disent-ils, sur tous les tons. Ce que vous ne concevez pas, existe, ajoutent-ils ; pourquoi vous étonnez-vous qu'il y ait dans la nature plus de choses à comprendre que notre esprit n'en peut admettre ; le champ n'est-il pas sans limites ?

Dans les doses infinitésimales, il y a l'action physique et l'action vitale ou dynamique, si vous admettez la première (c'est toujours l'homœopathe qui parle), songez que nous ne soumettons pas la seconde aux mêmes démonstrations, et que cependant, elle se manifeste constamment.

Pour Hahnemann, le médicament agit d'autant plus doucement et plus efficacement qu'il a été plus divisé, et avec d'autant plus de vivacité et d'énergie, que son volume est resté plus complet ; enfin il agit en raison directe de son degré d'appropriation à une maladie donnée. La trituration, le frottement, la désagrégation moléculaire, la secousse, développent la force médicamenteuse d'une substance, comme une électricité qui s'en dégage ; vous accordez bien, dit Hahnemann, une force spéciale à l'aimant, qui enlève plusieurs kilogrammes de fer sans perdre sensiblement de sa puissance en la communiquant, c'est une forcé à peu près semblable que nous soutenons être attachée à chaque médicament, et qui se propage d'un corps à un autre, de la substance médicinale au sucre de lait, de celui-ci à l'alcool, ou à l'eau distillée.

La thérapeutique des homœopathes adopte comme la nôtre, des médicaments tirés des trois règnes, animal, végétal, minéral. Voici comment ils procèdent pour obtenir un médicament métallique : ils frottent sous l'eau contre une pierre à rasoir, un morceau de régule d'or ou d'argent, produisent ainsi une poudre métallique noire à cause de sa division extrême, ils en prennent un grain, qu'on met avec un tiers de grain de sucre de lait bien pulvérisé dans une capsule de porcelaine non vernissée, et ayant agité le tout avec une spatule d'ivoire, on ajoute alors le second tiers de sucre et pendant six minutes on rebroie, et de même pour le troisième tiers, la poudre ainsi obtenue est un médicament à sa centième puissance.

Pour les végétaux on emploie des substances fraîches et récoltées pendant la floraison, on en exprime le suc qu'on mêle à une égale quantité d'alcool, on décante au bout de vingt-quatre heures le liquide clair qui surnage, et c'est dans ce résidu qu'on trouve le suc qui s'atténue selon les additions indiquées.—Afin d'apprécier cette vérité pratique 'de l'appropriation du médicament à une maladie, les disciples d'Hahnemann vous renvoient à l'expérimentation clinique; il est vrai qu'ils ajoutent : « qu'il se passe là des phénomènes si mystérieux, si profonds, si intimes et tellement moléculaires, que l'esprit humain n'y saurait rien voir autre chose que le résultat.

Outre la forme d'administration d'un médicament à

l'état de teinture alcoolique, ou à l'état de globule dissous dans l'eau pure ou écrasé dans du sucre de lait, Hahnemann a découvert, après coup et subsidiairement, un mode d'administrer ses moyens thérapeutiques par olfaction, c'est-à-dire en les respirant. Cela peut paraître prestigieux, ridicule, avoue-t-il, mais cela est. On admet bien sans contestation que les aromates en état d'émanation ou d'expension continuelle dans un appartement modifient puissamment l'organisme, que, certaines professions exposent ceux qui les exercent, à des décompositions dangeureuses, on peut, donc, ne pas s'étonner du procédé. D'ailleurs, lisez l'observation du grand prêtre Samuël Hahnemann (T. 1 de sa matière médicale pure) :

« du broiement continué pendant une heure, d'un grain
» d'or avec cent grains de sucre de lait en poudre, résulte
» une préparation qui a déjà beaucoup de vertu médicale.
» Qu'on en prenne un grain , qu'on le broie encore pen-
» dant une heure avec cent grains de sucre de lait et que
» l'on continue d'agir ainsi, jusqu'à ce que chaque grain
» de la dernière préparation contienne un quadrillionième
» de grain d'or, alors on aura un médicament dans lequel
» la vertu médicinale de l'or sera tellement développée
» qu'il suffira d'en prendre un grain, de le renfermer dans
» un flacon et de le faire respirer pendant quelques ins-
» tants à un mélancolique chez lequel le dégoût de la vie
» est poussé jusqu'au suicide, pour qu'une heure après,
» ce malheureux soit délivré de son mauvais démon et
» retrouve du charme à la vie : » voilà ce qui est écrit, et celui qui l'a écrit n'est pas mort renfermé dans les petites maisons; que pensez-vous de la liberté de la presse en matière scientifique ?

Il me reste à vous parler de la division des maladies au point de vue homœopathique. Hahnemann suppose qu'il est des affections pathologiques absolument indivi-duelles, sans lien entre elles, et sans communauté d'ori-gine, il suppose en outre, qu'il en est d'autres qui re-connaissent une même cause et sont identiques de fond, bien que diverses de forme. Ce même fond commun d'origine c'est un miasme, les premières sont les maladies aigues, les secondes les innombrables maladies chroni ques ; trois causes priment sur leur développement, et y président, c'est d'abord la gale ou psore qu'on retrouve sous divers noms dans l'histoire des livres sacrés, la si-philis qui paraît moins ancienne, et la sycose dont par-lent les Arabes et les Grecs.

On désigne sous ce dernier nom, tantôt des excrois-sances indurées et boursoufflées de certaines parties de la figure, tantôt des ulcères douloureux qui se develop-pent vers les organes couverts de poils ; les médecins modernes en font une dartre ordinaire, le docteur Hah-nemann veut absolument que la sycose, la siphilis et la psore soient la triple genèse des maladies de l'humanité actuelle.

Dans cette proposition que toute maladie chronique est due à la présence d'un des trois miasmes ci-dessus dési-gnés, il y a une réhabilitation de la loi d'hérédité morbide qui, pour ne pas être constestée en beaucoup de points, avait été ramenée à des proportions plus modestes que celles d'autrefois. C'est encore, selon les homœopathes, une justification de cette loi morale de solidarité qui lie tous les membres de la famille humaine, et les rend réciproquement responsables des joies et des douleurs qui nous sont départies.

Si l'on s'efforçait de ramener à une seule unité morbigène, ces trois levains chroniques, les novateurs nieraient que cela fut possible, tout en admettant qu'il y a souvent une complication de deux ou des trois fermens pathogéniques chez le même malade : ce qui ne gêne pas le traitement qu'on fait subir à ce patient, car si ces trois virus ont assez de méchanceté pour tourmenter ensemble le corps qui les loge, ils n'ont pas assez d'esprit pour résister en commun, et ils se laissent déloger isolément les uns après les autres : la sycose, par le thuya occidental, la psore, par le souffre, la syphilis par le mercure.

Les maladies aigues des homœopathes sont divisées : 1° en inflammatoires, ou miasmatiques actives ; 2° psychiques, et 3° traumatiques ; les premières ont pour caractère essentiel une fièvre continue, et pour cause, un refroidissement ; mais si, contre les symptômes de phlétore congestive, produits par cette fièvre, nous employons la déplétion sanguine et les dérivatifs, deux moyens si rationnels que vous-même vous les inventeriez instinctivement, nos homœopathes administrent une dilution d'aconit, car cette substance suffit à calmer l'excitation sanguine, comme la fève de saint Ignace guérit les maladies de la peur, la pulsatille celles du chagrin, le platine celle de la colère ; je parle du vrai métal, et non de la monnaie des charlatans.

Que vous dirai-je de plus, pour vous faire apprécier l'innovation Hahnemannienne, si le fanatisme prouvait la valeur d'une doctrine, je certifierais que par ses adeptes elle ne manque de rien. J'ai entendu un homœopathe s'écrier qu'il croyait à l'homœopathie plus qu'à la révélation de Dieu, et un autre lancer en prophète cet avertissement plein d'avenir : « Souvenez-vous que Dioclétien fit cette épitaphe menteuse : « aux mânes du christianisme proscrit dans l'univers ! » et bien peu de temps après, Constantin le faisait régner sur toute la terre. Je me hâte donc d'en finir, en vous priant de ne point adhérer à cette prétendue médecine, dite des semblables ou homœopathique—elle n'est ni claire, ni complète, ni applicable dans sa rigueur théorique, c'est une déception, une négation, une fausseté.

Quant à nos confrères homœopathes, je persiste à dire qu'ils sont trop tôt convertis, trop vite convaincus, que leur erreur, fut-elle de bonne foi, est funeste à l'humanité, et qu'il y a lieu de se défier de leur délirant enthousiasme ou de leur ignorance aveugle.

L'homœopathie s'est présentée devant les corps savants, sans en recevoir le moindre encouragement; l'Académie de médecine elle-même l'a jugée très sévèrement ; et en 1833, lorsqu'elle fut admise à expérimenter à l'Hôtel-Dieu, dans le service du docteur Bailly, le résultat de son traitement spécifique et infinitésimal sur dix malades qui lui furent confiés, ne fut rien moins que concluant; elle ne fit rien pour l'amélioration des deux catarrhes chroniques, d'une fièvre typhoïde, d'un ovarite avec hydropisies, de deux emphysèmes pulmonaires, etc.; il est vrai que depuis cet échec, elle prend sa revanche auprès des gens du monde qui sont bons juges, bien dignes d'être malades, comme disait Malouin à Marmontel, en voulant le féliciter de son obéissance et de sa soumission.

Agréez, &c...

DE LA PHRÉNOLOGIE.

6me LETTRE.

De la Phrénologie.

SOMMAIRE.

On doit accueillir avec indulgence, tout essai scientifique tendant à pénétrer le mystère de notre organisation morale ou matérielle. —La phrénologie est trop vantée et trop décriée ; c'est le résultat de son importance vis-à-vis des questions qu'elle soulève. — Qui attaquera les conclusions qu'elle renferme si elles sont, réellement, le produit de l'observation directe? — Gall se rattache aux philosophes contemporains par sa doctrine première. — Il n'est pas intentionnellement matérialiste et ne conduit nullement à la négation du libre arbitre. — Comment il est précédé dans la voie phrénologique. — Angle facial de camper. — Système de Lavater.—Gall fait connaître la disposition du cerveau, s'il admet trente ou trente-deux facultés primitives ; l'erreur du nombre n'impliquerait pas l'erreur de la doctrine. — Celle-ci admettant la pluralité des facultés mentales, en rapport avec la pluralité des organes, qui leur servent de point d'appui, se rallie aux doctrines métaphysiques en honneur de nos jours.

SIXIEME LETTRE.

—

DE LA PHRÉNOLOGIE.

Les idées nouvelles dans la science doivent toujours être accueillies avec bienvieillance et encouragement. Lorsque la doctrine qu'on cherche à faire prévaloir s'appuie en principe sur l'observation, lorsqu'elle a pour origine cette noble curiosité qui porte notre esprit à méditer sur sa propre nature, et pour but, le désir d'en élucider le mystère, en faisant servir au bien-être humain ses recherches vers la vérité, alors elle mérite, quelle que soit l'étrangeté des faits qu'elle annonce ou la nouveauté des aperçus qu'elle produit, elle mérite, dis-je, les dispositions indulgentes de la critique. Elle veut être discutée avec la modération que commandent des travaux en particulier, aussi sérieux et difficiles que le sont ceux de la métaphysique et de la physiologie du cerveau, car ce sont ceux qui nous occuperont dans cette lettre.

La phrénologie, ou doctrine des fonctions cérébrales, a excité en Allemagne, où elle est née, et plus tard en France, où elle chercha, comme toutes les découvertes, à se faire consacrer par l'opinion scientifique, un grand intérêt, qui s'est soutenu jusqu'à notre temps. Toutefois, parmi ceux qui se sont émus à son occasion, elle a rencontré des partisans enthousiastes et des détracteurs très hostiles. Sans l'empressement des premiers, on n'aurait pas à regretter l'acharnement des seconds, et nous eussions vu mettre en pratique une réserve de doutes et une prudence d'attaques qui n'ont pas existé. La vérité, dégagée des nuages de la lutte, aurait pu se montrer; mais combien de tentatives scientifiques souffrent ainsi des discordes prématurées qu'elles font naître !

La doctrine du docteur Gall est le fruit d'un examen à la fois philosophique et physiologique de la nature humaine. Il la soutint avec ses recherches et ses observations, sans se préoccuper à l'avance des déductions pratiques qu'elle contenait ou qu'on lui attribuait, et surtout sans vouloir la faire servir, par ses conséquences, à ébranler, en religion, en morale ou en politique, aucun dogme généralement admis et respecté.

Sous ce dernier point de vue, vous verrez l'injustice de certains reproches dirigés contre Gall et ses partisans. Si les résultats de ses études sur le cerveau et ses fonctions, les forcent à conclure contrairement aux idées reçues, si certaines opinions philosophiques en sont dérangées, qu'y faire ? Peut-on s'en prendre à la vérité ? Si au contraire, les phrénologistes sont dans l'erreur, et que l'on pense faire toucher du doigt ses erreurs, il n'est pas nécessaire, d'insinuer, comme on l'a fait, que les travaux de la doctrine sont, dès le principe, ou coupables, ou dangereux, quand ils sont dirigées avec la conscience d'être utiles, et l'espérance d'arriver à la connaissance réelle de notre organisation.

On a accusé la nouvelle doctrine des fonctions cérébrales, de profésser des idées matérialistes, de conduire à la négation du libre arbitre, de supprimer le moi humain ; et par suite, d'admettre la fatalité des actes, d'accepter leur irrésistibilité, plutôt que les déclarer coupables, d'enchaîner enfin la liberté, quand nos philosophes moralistes, s'efforcent de prouver que nous en avons le sentiment le plus clair et le plus positif. Cependant, les adeptes de la phrénologie, s'ils présentent des faits concluants, ne sont pas responsables de leur signification, au point de vue des dogmes antérieurs ; et avant d'accuser leurs tendances, d'être subversives et attentatoires à la dignité de notre nature, il faut leur prouver simplement, non que leur manière de voir est funeste, mais qu'elle est fausse et sans base.

Mais, la phrénologie ne contient pas, selon moi, les dangers qu'on vous dénonce ; un des côtés qu'elle présente, appartient à la métaphysique et se trouve appuyé, sur des travaux antérieurs de diverses écoles philosophiques ; l'autre, étant le résultat des observations que l'on peut vérifier et reprendre, elle fait appel à l'expérience, pour détruire ou consolider les vues et les assertions émises jusqu'ici sans contre-épreuves directement opposées.

Puisque, les novateurs en phrénologie, protestent de la pureté de leurs intentions scientifiques, il convient de les suivre sur le terrain de l'observation où ils vous appellent, et de constater, d'ailleurs, que les conséquences philosophiques de leur doctrine, étant mises en dehors des faits qui viendront l'appuyer ou l'infirmer, son importance n'est alors que celle de tous les systèmes qui se sont succédés, sans danger, dans le pays des rêveurs, et des philosophes, des savants ou des artistes.

L'auteur d'un écrit contre la phrénologie annonce quelque part qu'il a reçu la récompense de son œuvre, quand on a bien voulu qualifier son travail non par l'épithète de bon livre, mais par ce titre de bonne action ; cet auteur a tort de se vanter ainsi, car pour qu'il eut vraiment mérité cette récompense dont il s'honore, il eut fallu qu'intentionnellement les phrénologistes n'eussent pas voulu, de leur côté, faire le bien; or, tout en cherchant à savoir ce qu'il y avait de vrai dans la doctrine de la pluralité des organes cérébraux, les célèbres phrénologistes, Gall, Spurzheim, Broussais, ont cru entrevoir, en même temps les applications les plus utiles, à la morale, à la politique et au bien-être de l'humanité, dans leurs travaux si mal critiqués.

Je vous le répète, dans les recherches auxquelles se sont dévoués, les phrénologistes, il me paraît qu'ils ont eu un but essentiellement honorable, même si on en suppose un autre que celui de la science ; c'est donc une intolérance fâcheuse et une susceptibilité déplacée, que d'attaquer avec rudesse, dans leurs conséquences possibles, les idées qu'ils émettent sous le prétexte qu'elles gênent ou pourraient gêner les traditions les plus répandues sur la responsabilité morale, et détruire la sanction de la justice humaine qui punit et condamne avec l'assentiment de la conscience générale. Oui, la doctrine de Gall place les sentiments et les penchants sous la dépendance de l'organisation, mais en livrant ce principe, Gall savait déjà qu'il était dans l'esprit commun de bien des penseurs, qui l'avaient précédé; et c'est ce qui le fortifie, en le rattachant par la filiation des idées, à la chaîne des métaphysiciens antérieurs ou contemporains. Seulement, ce qui était admis comme principe phisolophique, il l'a transformé en palpable matérialité, et seul il supportera la gloire et le danger d'une telle innovation, mais je ferai mieux de sortir de ces généralités en commençant l'exposé de sa doctrine, au point de vue de l'anatomie et de la physiologie du cerveau.

On a trouvé, depuis des siècles, tracées sur des boîtes craniennes, des cellules correspondantes à certaines facultés cérébrales : Albert Legrand, évêque de Ratisbonne, ce savant bizarre, si populaire et cependant si peu compris, présentait déjà, en 1250, une tête à compartiments pour les propriétés du cerveau; Petrus de Montagua et Jean Huart, en 1610, ont reproduit des figures rappelant cette division craniologiques : voilà pour le côté historique des antécédents de la doctrine. Si, maintenant, vous voulez savoir comment la phrénologie se rattache aux idées phsycologiques, par son opinion sur l'innéité de nos facultés, et la possibilité de les localiser dans le cerveau, je vous rappellerai les noms d'Hutchinson et de Reid, l'écossais, le premier dans un ouvrage sur la nature des passions et du sens moral, en 1728 ; le second, dans un traité sur les facultés intellectuelles et morales, servent de parrains à la doctrine.

Willis, célèbre médecin anglais, qui professait à Oxford, en 1660, et s'était fait connaître, par ses recherches sur le cerveau, plaça le sens commun dans une portion de la substance cérébrale, l'imagination dans une autre et la mémoire, dans la partie la plus superficielle et désignée sous le nom de substance corticale. Descartes, vous le savez, tout en s'opposant à la dispersion des facultés dites primitives, pour conserver au moi humain, cette unité morale que toute son école fît prévaloir, n'en chercha pas moins à placer le siége de l'âme dans un point précis et matériel de la partie inférieure du cerveau, dans la glande pinéale, sorte de réunion de certaines fibres cérébrales. Or, il supposait que l'âme y fixant son séjour, y recevait toutes les oscillations des esprits animaux, qui déterminaient tous ses mouvements.

Mallebranche, lui-même, pense que chaque sensation fait une trace dans un endroit déterminé du cerveau, et que la mémoire est le rappel de cette trace. Or, comme les sensations sont multiples, très différentes les unes des autres et correspondent ainsi à la diversité de nos facultés, c'est comme s'il avait admis un certain nombre d'organes cérébraux, comme autant d'instruments pour les premières.

A. Bonnet, de Genève, ajoute qu'il considère chaque fibre sensible du cerveau, comme un très petit organe qui a ses fonctions propres. Beaucoup d'autres physiologistes, avant Gall, s'ils s'arrêtèrent, prudemment, devant la localisation expresse des facultés plus ou moins nombreuses qui complètent l'organologie cérébrale, furent cependant d'accord pour admettre leur innéité ; ainsi pensèrent Boerrhaave, Wan-Swieten, Morgagni, Sœmmering, Haller, etc. Mais les idéologues modernes, reconnaissent à l'entendement plusieurs facultés primitives, sensiblité, mémoire, jugement, volonté, et c'est, en particulier, le résumé analytique des idées de Destust de Tracy.

Ces idéologues, dis-je, ne sont pas très éloignés de Gall, admettant la pluralité des organes ou facultés cérébrales primitives, et ils autorisent en quelque sorte ses prétentions. « Si donc nous sommes matérialistes, dit-il,
» parce que nous n'admettons pas une faculté unique de
» l'âme, et que nous en reconnaissons plusieurs, nous
» demandons si la division ordinaire que font les méta-
» physiciens des facultés de l'âme en entendement, vo-
» lonté, attention, mémoire, imagination, affections et
» passions, n'exprime qu'une faculté unique. Si l'on dit
» que toutes ces facultés ne sont que des modifications
» d'une seule et même faculté, qui nous empêchera d'a-
» vancer la même chose pour celles que nous admet-
» tons? » Et de fait, Gall, en plusieurs endroits de son ouvrage, dit formellement qu'il ne reconnaît qu'un seul principe qui voit, sent, goûte, pense et veut; mais, pour tout cela, a besoin de plusieurs instruments.

Tout le monde reconnaît, avec l'auteur de la phrénologie, que le cerveau seul sert d'organe aux manifestations de l'intelligence; mais les uns pensent qu'il agit par toute sa masse, pour produire un seul résultat spécial, et lui, Gall, soutient que le cerveau opère, par fraction, pour l'expression des penchants, ou des facultés; dans tous les cas, le principe d'action est le même, à un certain point de vue, celui de la nécessité de la matière cérébrale.

C'est dans l'amplitude du cerveau, dans le développement des parties antérieures du crâne, et les belles proportions de la tête et du front, qu'on a, de tout temps, placé la supériorité de l'intelligence. La statuaire nous a transmis dans la figure du Jupiter des anciens, cette exa-gération des formes de la tête qui fait de lui le type révéré du maître de l'univers. Des appréciations positives sur le volume de la tête des grands hommes de plusieurs nations différentes, nous autorisent à mettre hors de doute l'heureuse influence que le développement du cerveau peut avoir sur la prédominance correspondante des facultés intellectuelles et morales. Baldinger assure que le cerveau de Cromwell pesait 2 kil. 231 gr.— On lit dans le Journal de phrénologie, d'Edimbourg, que celui de lord Byron pesait 2 kil. 238 gr.; celui de Dupuytren égalait seulement 1 kil. 436 gr., et celui de Cuvier était de 1 kil. 829 gr. Or, le poids moyen pris sur vingt-deux cerveaux d'adultes par un habile expérimentateur, a été de 1 kil. 318 gr. J'ai réduit pour les mesures anglaises ci-dessus rapportés, ce qu'il en fallait retrancher, quant à leur différence, avec nos moyens de calculer, et je vous ai présenté leur signification posologique véritable : s'il y a erreur, c'est celle de l'expérience qu'il faut seulement accuser.

La mensuration de la tête est venue à son tour confirmer la valeur des idées que nous examinons. On s'est assuré, que dans un crâne d'adulte, dont la circonférence n'avait pas plus de onze à treize pouces, il n'y avait pas plus que la cervelle d'un imbécile, et que pour un crâne de quatorze à dix-sept pouces, il y avait probabilité d'une intelligence médiocre, tandis que de vingt à vingt-deux pouces de circonférence, le crâne appartenait généralement à un homme supérieur : celui de Napoléon avait vingt-un pouces.

Le rapport du poids du cerveau à celui du corps, examiné dans l'échelle animale, avec l'intention de faire
ressortir l'importance du premier, ne peut donner que des
inductions comparatives fort peu explicites. Cependant, ce
poids étant chez l'homme :: 1 : 30 ou 35, et chez un petit
oiseau :: 1 : 14, et encore, d'une manière plus générale,
ce poids étant dans la classe des mammifères comme 1
est à 186 et dans celle des poissons comme 1 est à 5668,
il est permis de dire que la masse cérébrale devient de
plus en plus considérable, même relativement, à mesure
qu'on s'élève dans la série animale dressée comme vous
vous le rappelez, d'après la richesse et la complication
progressive de l'organisation.

La différence de grandeur entre le crâne et le développement de la face, donne aussi une mesure des facultés
intellectuelles, mise à profit par la science et par l'artiste,
pour rendre les belles proportions du dessin ou restituer
un rang dans les degrés de l'élévation intellectuelle et
morale de l'homme et des animaux. Un savant médecin
hollandais, Camper, mort au commencement de la révolution française, a imaginé, pour mesurer cette variabilité
de proportion, une ligne verticale descendant du front au
menton, et tombant, perpendiculairement, sur une autre
ligne horizontale, tirée dans la direction de la base du
crâne. Il a nommé la première de ces lignes, faciale, et
la seconde, mentonnière. La saillie du front reproduisant
la grandeur du crâne, plus celui-ci a d'étendue, plus
l'angle sous lequel la ligne faciale rencontre celle de la
base du crâne, doit être ouvert. Dans une tête bien con-
formée, comme celle d'un européen, ces deux lignes

forment, par leur rencontre, un angle presque droit de 80 à 90 degrés ; si la ligne qui mesure la hauteur de la face est absolument verticale, la tête offre la plus belle forme possible, elle est voisine (si d'autres traits y concourent), de ce degré conventionnel de perfection que l'on nomme le beau idéal. La ligne faciale s'incline-t-elle en arrière, elle forme, alors, avec la mentonnière un angle plus ou moins aigu, dans ce sens, et saillant en avant. Si l'on passe, de la race caucassienne à la race kalmouque, puis des races nègres, aux singes, aux oiseaux et aux poissons, on voit cette ligne faciale s'incliner de plus en plus, et enfin devenir presque parallèle à la ligne du menton, comme dans les reptiles à tête aplatie. Les anciens exagéraient cet angle sur les figures de leurs dieux, où il tend à devenir obtus ; et il résulte de cette inclinaison de la ligne faciale en avant, un air de majesté et de force qui a séduit, depuis longtemps, le vulgaire.

Ce moyen, n'est pas toujours rigoureux à cause des sinus ou cavités contenues dans l'épaisseur des os frontaux, et qui varient selon les espèces et les individus. Ainsi, dans le chien, l'éléphant, la chouette, la grosseur extérieure du crâne dépasse sa capacité réelle par la présence de ces sinus très développés. Daubenton, Cuvier, et d'autres naturalistes allemands, innovèrent d'autres moyens de comparaison de la face et du crâne, et, bien que jugés inférieurs au précédent, ils attestent la pensée de ces savants sur l'importance de ces mesurations proportionnelles, pour apprécier le développement cérébral.

J.-G. Lavater, ce digne pasteur de Zurich, dont la douceur et la sensibilité fut si goûtée par ses concitoyens, qui admiraient l'éloquence charmante de ses discours, donna, en 1787, un traité devenu célèbre sur la physionomie. Il avait même été précédé dans ce sujet par l'abbé Perneti, de Lyon, mais l'originalité des aperçus, l'intérêt de ses descriptions, rapprochées d'une quantité de portraits et de dessins, donnèrent à l'ouvrage allemand une vogue extrême, qui mit le public en goût pour le système de Gall.

Lavater a procédé par la voie de l'observation directe, et c'est sur la répétition analogique de plusieurs traits de la physionomie qu'il a établi certaines règles, d'après lesquelles l'expression du visage trahit les penchants et les dispositions diverses de l'être humain ; mais jamais cet écrivain très religieux, ne cessa de considérer l'homme comme responsable, parce qu'il était libre et raisonnable, parce qu'il savait choisir, quoique plus ou moins heureusement prédestiné par sa nature. Il faut, en effet, le répéter ; le système de la pluralité des organes cérébraux, correspondant à un nombre équivalent de facultés primitives, ne conduit nullement au matérialisme ou à la fatalité. L'organe ne donne que la disposition à l'acte, et cette disposition n'entraîne pas, nécessairement, l'exercice absolu, l'âme réagit toujours. D'ailleurs, les moralistes les plus sévères, n'avouent-ils pas combien est vive, relativement au libre arbitre, la lutte qui s'établit entre les passions et la volonté, entre tous ces mouvements de l'âme qui naissent des sentiments opposés du désir et de la répugnance, du plaisir et de la douleur ? « Alors, dit Bossuet, les esprits et le sang s'émeuvent quelquefois si vite, qu'on n'a pas le loisir d'y faire réflexion ; la disposition du corps a prévenu, et il ne reste plus à la volonté prévenue qu'à regretter le mal qui s'est fait sans elle. » (P. 187. Traité de la connaissance de Dieu et de soi-même.)

Le libre arbitre est indéfini, au point de vue de la philosophie en quelque sorte théorique, mais combien il se réduit dans la pratique de la vie par les restrictions qu'y mettent les penchants et les impulsions, et cette variété contradictoire de motifs innombrables, qui tentent le choix de la liberté.

Il court, dans le monde, une foule de vérités banales qui rendent compte de cette influence, si connue des passions sur la volonté : « l'esprit est prompt, la chair est faible, — chassez le naturel, il revient au galop, » la plus belle victoire est celle qu'on remporte sur soi-même; on ajoute, même encore aujourd'hui, avec les manichéens du troisième siècle de notre ère, qu'on ne peut rien sans la grâce, quand on pressent qu'il est certaines organisations, très réfractaires au sentiment du juste et du beau.

Gall dit que pour que l'âme soit la raison même, il faut que ses instruments lui prêtent de bons éléments de ses opérations, alors elle se détermine ; mais si l'âme a le double pouvoir, de vouloir, et d'exprimer sa volonté, il ne faut pas confondre les désirs et les volitions, avec les décisions et le mouvement qui les complètent.

Vous voyez, Monsieur, d'après ce qui précède, que nous pouvons vous parler d'une doctrine dont les termes ne choquent aucun article de foi, et qui procède surtout de l'observation plus ou moins bien justifiée des faits. On attaque, en général, la phrénologie, par prévention et par antipathie, et loin d'y mettre du désintéressement scientifique, on procède par la négation et par les voies d'élimination ; c'est peut-être une grosse erreur de croire aux bosses, mais c'est assurément une témérité d'affirmer qu'elles n'existent pas... Avant tout cela, rassurez-vous sur le compte des phrénologistes ; ils n'attaquent pas la morale, puisqu'ils reconnaissent le libre arbitre ; ils ne suppriment pas la conscience du moi humain, puisqu'ils ne voient, dans les organes cérébraux, que des instruments de l'âme une et indivisible ; c'est dans ce dernier sens que vous les entendez dire que la liberté, la raison, la volonté, sont des résultats ; oui, des résultats obtenus par les instruments au service de cette âme.

En physiologie, on se restreint aux phénomènes sensibles ; voilà pourquoi nous devons dire qu'il n'y a pour nous de liberté, de volonté et de raison, qu'autant que nos organes cérébraux en action, c'est-à-dire nos facultés primitives, donnent lieu au jugement, à la comparaison et à la détermination ; quant à ces organes multiples, spécifiés dans la phrénologie et tracés par Gall sur le crâne humain, Gall par l'observation et l'examen des têtes, a cru les avoir palpés, découverts dans leur siège, et indiqués sur la carte cérébrale, comme tous les physiologistes. Il savait bien, que la vie de relation est la mise en activité, des facultés primitives et des penchants, mais plus hardi qu'eux, il a dit avec combien de facultés et qu'elles facultés premières, on entrait en lutte, dans ce monde, avec la nature et l'humanité.

Gall, médecin et philosophe, s'attacha d'abord à rectifier l'anatomie du cerveau, puis ayant vu, de bonne heure, la diversité des caractères et des manifestations intellectuelles, coïncider avec des différences dans la forme extérieure de la tête, du crâne et du front, il étudia, d'abord, la structure du cerveau, dont il démontra les dispositions jusqu'alors incomprises ; et retourna, ensuite, à l'examen de la craniologie, par des observations, sur des milliers d'individus appartenant à l'histoire ou à la vie contemporaine, interrogeant les bustes des uns, et le moulage des autres, et recueillant la biographie des premiers ou les récits et les faits des seconds.

Il était frappé de voir parmi ses condisciples que ceux-là, dont les yeux étaient gros et saillants, semblaient réussir, avant tous les autres, dans les exercices de la mémoire, et les études sur les langues ; les faits s'accumulant, il désigna comme organe de la mémoire spéciale, dont nous parlons, la saillie cranienne sous orbitaire qu'il a indiqué plus tard.

Un camarade d'enfance, dont les arcades sourcillaires étaient très apparentes, et plus volumineuses qu'ordinairement cela n'a lieu, découvrait, avant ses petits amis en promenade, les nids des oiseaux, et les chemins à parcourir pour retrouver le point de départ. Alors Gall, ainsi prévenu, examina les paysagistes, les peintres, les grands militaires, et il vit, chez eux, cette saillie propre à lui faire désigner l'organe des localités, dont les crânes ou les portraits des artistes célèbres, de Claude Lorain, des généraux Mack et Turenne, et du navigateur Cook, portent l'empreinte irrécusable. Telle est, l'origine de ses travaux phrénologiques : et, dès lors, son système fut professé au milieu d'un enthousiasme si marqué, qu'il alarma les scrupules de plusieurs philosophes et qu'il porta ombrage aux gouvernements de l'Allemagne.

En 1792, la cour de Vienne interdit le professeur en déclarant dans son édit, que la nouvelle doctrine de la tête n'était bonne qu'à les tourner toutes, et à propager le matérialisme : mais à Berlin, pendant l'hiver de 1804, le professeur célèbre fut vengé de sa proscription. Les cours du docteur Gall y furent une ovation pour lui, on lui frappa des médailles, et beaucoup de ses confrères, aux universités allemandes, lui revinrent, avec sympathie pour sa doctrine. A Dresde, à Leipsick, à Iéna, on se déclara pour lui. Les professeurs Loder et Reil, C. H. Bishoff, W. Hufeland, médecins du roi de Prusse, adoptèrent ses principes qui leur semblèrent vrais, bien que susceptibles de subir quelques modifications.

« Je suis honteux et indigné contre moi-même, dit le premier de ces savants, d'avoir, comme les autres, depuis près de trente ans, ouvert des centaines de cerveaux comme on couperait un fromage, et de n'avoir pas aperçu la forêt, quoique beaucoup d'arbres fussent devant moi ; mais que servent la honte et la colère? le meilleur parti est de prêter l'oreille à la vérité, et d'apprendre ce qu'on ne sait pas ; or, j'ai trouvé que Gall avait fait plus que je ne croyais qu'un homme pût faire dans sa vie.»

L'auteur dont je vous parle, fait ici allusion aux démonstrations anatomiques du cerveau par le chef de la phrénologie. Avant lui, on disséquait l'organe cérébral, sans aucune méthode, par diverses coupes toutes arbitraires, en attaquant d'emblée sa substance, et sans suivre la direction des fibres qui la composent. On méconnaissait ainsi, les connexions, les origines et les terminaisons de

7.

cet élément fibrillaire, sa composition et ses formes.

Le médecin allemand faisait bouillir dans l'huile, ou macérer dans l'alcool, les cervaux destinés à l'étude. Ainsi durcis et protégés dans leur structure, ces organes se prétèrent à un mode plus rationnel de dissection. Gall pût montrer, alors, que le cerveau faisait suite aux faisceaux de la moelle épinière, dont il est en quelque sorte l'efflorescence, quand cette dernière en est la tige et qu'on suppose un arbre nerveux. Il fit voir, encore, que les circonvolutions que vous observez à la surface du cerveau de presque tous les animaux, peuvent disparaître par le déplissement de l'organe, de telle sorte que celui-ci serait en quelque sorte un tout membraneux dont l'étendue dissimulée, mesurerait l'importance relative et proportionnelle de l'instrument de l'intelligence.

La disposition double du cerveau, en deux hémisphères juxta-posés, fut rattachée à la duplicité des cordons nerveux de la moelle épinière, qui va s'épanouissant pour former la sphère cérébrale ; ainsi se trouva confirmée cette loi physiologique par laquelle les organes de la vie de relation, se présentent en double de chaque côté de la ligne médiane du corps humain.

Jusqu'alors, les anatomistes avaient fait leurs recherches sur le cerveau, en procédant, comme je vous l'ai dit, de haut en bas ; mais Gall suivant la marche inverse, parce qu'il avait prévu que c'était celle de la nature elle-même, justifia ses vues, en démontrant les phases successives parcourues par le système nerveux passant à travers l'échelle organique des animaux ; ainsi, dit-il, dans les animaux les plus simples, comme le polype, on ne trouve que des nerfs épars ; puis, dans les classes animales plus élevées, on trouve un tronc à ces nerfs, c'est-à-dire une moelle épinière. Dans les animaux, enfin, dont l'existence est plus parfaite, ces nerfs forment des paires de chaque côté droit et gauche de la moelle épinière représentée par eux, et se rendent, de là, à la périphérie du cerveau, pour constituer ce dernier. Si quelques-uns des nerfs, qui prennent tous, sans exception, leur origine à la moelle épinière, paraissent venir de la masse cérébrale, c'est parce qu'ils ne se séparent que dans le crâne même des faisceaux auxquels ils appartiennent.

Le système nerveux de la moelle, et du cerveau, est formé de matière blanche et de matière grise. La première envoie en divers sens, ses fibres, au travers des couches plus ou moins épaisses de la seconde. Gall a pensé que c'était cette matière grise périphérique ou corticale qui produisait et nourrissait l'autre, destinée à former la substance médullaire des nerfs et des cordons spinaux ; — et c'est ce point là des découvertes anatomiques de Gall, que Cuvier, dans son rapport à l'Institut de France, en avril 1808, sur les travaux de cet illustre savant, considère, en effet, comme le plus célèbre. La matière grise, préexistant à la blanche, lui servant de matrice, en recevant son moyen d'accroissement, sert à Gall pour soutenir sa théorie ; car c'est précisément cette substance cérébrale qui se présente en circonvolutions membraneuses, dont le nombre et l'étendue sont en rapport avec le développement de nos facultés morales et intellectuelles. Ces circonvolutions s'impriment en creux, en dedans de la boîte cranienne, et ces creux déterminent extérieurement, sur la surface du crâne, les protubérances des facultés primitives, qui sont le côté pratique de la doctrine phrénologique.

Voilà donc un des mérites de Gall d'avoir fait connaître la structure du cerveau plus exactement, parce qu'il l'étudie à partir de son union avec la moelle épinière, et cette clé en ouvre les curiosités physiologiques. Ce qui empêcha les prédécesseurs ou les contemporains de Gall de faire les mêmes découvertes que lui, c'est que, voulant connaître le cerveau, comparé à une plante, ils en avaient toujours détruit, par inadvertance, la fleur et les rameaux, comme dit un des traducteurs du médecin allemand.

Dans sa doctrine des fonctions cérébrales, les stries nerveuses qu'on distingue à la masse médullaire de l'organe forment des circonvolutions particulières et symétriques sur chaque hémisphère cérébral. Elles doivent être considérées comme le siége des diverses facultés primitives de l'âme; c'est-à-dire, pour rappeller les expressions mêmes du savant que nous étudions, comme des parties différentes sur lesquelles l'âme opère, lorsqu'elle est *déterminément active*. Elles sont organisées de manière à percevoir les impressions spéciales qui leur sont communiquées.

Le fond de la doctrine n'est pas, vous le comprenez bien, Monsieur, dans la distinction positive ou nominative des saillies du crâne correspondantes aux circonvolutions du cerveau, mais plus sérieusement dans la convenance psychologique qui fait admettre un nombre, à peu près à l'avance déterminé, de facultés primitives suffisant aux manifestations de la vie intellectuelle ou morale.

Il se peut que les saillies des facultés existent et ne puissent être senties à travers l'épaisseur cranienne qui les isole de l'observateur ; il se peut encore que cette dure enveloppe sphérique du cerveau les reproduise inégalement et faussement, sans qu'après cela la doctrine cesse d'être vraie ; aussi convient-il toujours, avant de discuter l'esprit pratique du Gallisme, d'en examiner la virtualité philosophique ; et, en dehors de tout, il reste, pour infirmer ou corroborer ses prétentions, l'analyse des faits d'observation et l'emploi de la méthode expérimentale à laquelle Gall a recouru.

Dès l'année 1805, M. Moreau, de la Sarthe, pût faire insérer, au *Moniteur*, n° 164, une exposition critique du système de Gall, sur la cause et l'expression des principales différences de l'esprit et des passions ; il chercha, d'abord, à réfuter l'indépendance des diverses facultés intellectuelles et des penchants. « Etre prudent, dit-il, avoir de la mémoire, de l'imagination, sont de simples modifications du sentiment et de la pensée. » — Il est vrai, répondrai-je, qu'une cause unique, un excitant de la circulation, l'opium, le vin, le tabac, suffisent pour changer l'ensemble des manifestations cérébrales, pour faire que le courage, le sentiment poétique, l'exaltation furieuse, apparaissent, ainsi occasionnellement, sur des natures pusillanimes, sans idéal, et très réservées ; mais cela n'empêche pas la diversité des penchants, de se produire, dans [l'état normal, par une continuité d'effets spontanés et en quelque sorte chroniques ; par conséquent plus observables.

Les phénomènes sensitifs , artificiellement produits, comme un symptôme, à la suite d'un médicament, ne détruisent pas l'innéité des sentiments. Pourquoi l'aliénation mentale accuse-t-elle si souvent la lésion spéciale d'une ou de plusieurs facultés primitives ? ici, de la vanité, là de l'orgueil ou de l'ascétisme religieux ? Pourquoi certaines affections cérébrales donnent-elles l'occasion d'observer, tantôt un retranchement de la mémoire des noms, ou l'oubli des lieux, des personnes, des adjectifs ou des subtantifs ? Pratiquement, rien n'est mieux reconnu, que la diversité des talents, des aptitudes et des penchants, chez les hommes supérieurs dont s'énorgueillissent les nations ; les philosophes ressemblent-ils aux généraux ? Horace craint - il d'avouer devant Auguste qu'il déteste les combats? l'acerbe Paul-Louis Courrier, officier de cavalerie par hasard, ne rend-il pas ses épaulettes, pour aller s'enfuir dans les bibliothèques et n'y attaquer que des manuscrits ? Schiffer quitta le grade de chirurgien militaire pour écrire *les Brigands*, Diderot était destiné par son oncle chanoine, à l'état ecclésiastique dont toute sa vie fut occupée à renier les traditions !

En réponse à ces assertions, en faveur des facultés primitives , les antagonistes de la phrénologie disent que l'imprévu des circonstances , dispose et détermine les efforts et les succès dans chaque spécialité ; que le feu sacré de l'art anime et fait produire tous les artistes, en poussant vers une unité l'ensemble de leur organisation.

Ecoutez Grétry, disent-ils, il avoue dans ses mémoires qu'un état de souffrance mêlé de fièvre, rendait sa composition plus facile, et que pour travailler, il relisait vingt fois les paroles qu'il voulait peindre avec les sons.—Dans cet exercice, son imagination s'échauffait, il perdait l'appétit, et faisait alors un opéra en trois semaines. Mais, précisément, cette exaltation sacrée, car c'est l'âme elle-même, qui mettait, en jeu, chez lui, le sens de la musique, eut abouti chez un autre artiste, à un résultat tout différent, comme celui d'un tableau où le riche coloris, la suavité des formes, et le charme de l'invention, se trouveraient réunis. Rousseau fut sublime par ses accès d'hypocondrie, dit-on ; mais il y a bien d'autres mélancoliques que celui-là, auxquels la nature a refusé cette supériorité d'éloquence dans la douleur. James Watt préludait, enfant, à ces sublimes applications de la vapeur; quand, pour aller jouer, il se fit remplacer par un mécanisme de son invention.

Qui doute que l'état du tempérament, et celui des viscères, n'influe considérablement sur les idées et les dispositions? mais, qui ne sait, aussi, que le cerveau seul est l'organe ou l'instrument des fonctions intellectuelles, comme le foie est celui de la sécrétion biliaire et l'estomac celui de la digestion.

Une des localisations soutenues par Gall, avec une certaine obstination, consiste à mettre dans le cervelet, le principe de l'instinct générateur. Beaucoup d'observations qu'il fit, semblent confirmer que le penchant aux actes générateurs se mesure sur l'organe qu'il lui suppose, et qu'il trouva, dit-il, toujours développé, ou atrophié, selon la représentation moindre ou plus forte de l'activité de la fonction dont nous parlons.

Pour épreuve et contre-épreuve de leurs localisations cérébrales, les phrénologistes invoquent les faits positifs et négatifs, l'exagération ou le silence d'un penchant correspondant à une saillie ou à une dépression de la forme cranienne; cette méthode est en effet, rationnelle et logique, ce n'est pas son principe qu'il faut attaquer. Une telle prétention a été, cependant, combattue; mais il résulte des observations qui lui sont opposées, que si le cervelet, par exemple, n'est pas l'organe de l'instinct de la reproduction, il pourrait bien être celui qui préside aux mouvements réguliers du corps, à la progression et à l'équilibration : d'où il résulterait définitivement, en faveur des attributions spéciales des différentes parties de l'encéphale, que le cervelet possède l'une ou l'autre, et que la doctrine se trouverait encore théoriquement confirmée. Ainsi une lésion de la portion antérieure des lobes cérébraux, privera de la parole, un épanchement, un ramolissement dont le siége varie, amènera des troubles intellectuels différents.

Il est moins important de justifier la topographie cranienne du docteur Gall, que d'en accepter le principe psychologique. La première est sans doute fautive, mais le second n'est peut-être pas erronné. Dire que l'homme vient au monde avec les organes nécessaires au développement des facultés intellectuelles et des penchants qu'il accusera, n'est-ce pas répéter ce qu'on dit à tout instant dans le vulgaire : telle personne a du goût pour le dessin, la peinture, les vers, la musique, les voyages, celle-ci est sensible, douce, affectueuse et bienveillante, celle-là est exaltée, hautaine, dure de cœur.

Le docteur Ch. Villiers, à l'occasion de la critique de M. Moreau, de la Sarthe, que nous avons rappelée, dit qu'il a prévu les objections de matérialisme imputées à Gall, dans une lettre adressée antérieurement à G. Cuvier (en 1802), et dont voici plusieurs passages :

« En frappant d'anathème la théorie du docteur Gall,
» le gouvernement autrichien s'est montré mauvais mé-
» taphysicien. Si c'est devenir matérialiste que de penser
» que notre âme ou telle faculté de notre âme, se mani-
» feste à l'aide de tel organe de notre corps, on le devient
» de même en pensant que l'âme en général est unie au
» corps, et qu'elle se manifeste par la somme entière des
» organes. Car, ce qui vaut en ce cas pour la partie, vaut
» pour le tout. Sur ce pied, les gens les plus religieux
» seraient atteints et convaincus de matérialisme pour
» ne pouvoir s'empêcher de croire que l'âme a besoin
» d'un organe matériel. »

Au lieu d'avancer que nous avons telle faculté et telle disposition, à cause de tel ou tel organe matériel, il faut dire, inversement, que ces organes existent, parce que nous avons et devions les facultés ou les dispositions qui leur correspondent ; en sorte qu'elles ne procéderont pas de nos organes, mais que nos organes procéderont d'elles ; ce qui fait que la doctrine est alors essentiellement spiri-tualiste.

Entretenez l'activité d'un penchant, et il devient exa-géré comme l'organe qui le représente. On dit que le crâne de Napoléon, au bout de sa prodigieuse carrière, mesurait des dimensions plus considérables qu'au début.

Or, nous savons que c'est avant la puberté que le cerveau a atteint d'ordinaire ses proportions. Que dire de cette coïncidence corrélative ?

Le corps humain ne vit pas parce qu'il est organisé, mais il est organisé parce qu'il est animé du principe vital préexistant à la matière; il résulte de là que la doctrine de Gall admet parfaitement l'influence fâcheuse de l'habitude dans les penchants vicieux; par suite, la possibilité de s'y soustraire par la lutte, et enfin qu'elle repousse cette fatalité qu'on lui attribue sur les déterminations funestes. Aussi ose-t-on dire, quelquefois, qu'avec la phrénologie il n'y a pas de déterminations.

Tantôt, au système l'organologie cérébrale, on a opposé l'unité de fonctions, l'existence métaphysique d'un seul moi, le *sensorium commune* sur lequel repose la philosophie cartésienne. La conscience, dit-on à Gall, proteste contre la multiplicité des facultés primitives, et tantôt, au contraire, on reproche à la doctrine cranioscopique, de reposer sur le système des idées innées, ou sur une hypothèse qui y ramène toujours, et que la métaphysique de Locke a supprimée. Comment concilier cette fâcheuse diversité de reproches contradictoires ? Cela conduit à examiner en elle-même la phrénologie, au point de vue des observations, et abstraction faite de ses analogies avec d'autres doctrines psychologiques et idéologiques.

C'est abuser de l'argumentation que de dire qu'un enfant, qui ne sait rien encore, ne reçoit de ses maîtres, ni la bosse de la musique, ni celle du calcul qu'on lui fait apprendre; d'abord, il n'a pas besoin, cet enfant, qu'on lui donne des facultés primitives, car le système de Gall dit que tout le monde les a plus ou moins développées ; ensuite, n'est-il pas certain que des facultés abandonnées à elles-mêmes n'existent que par virtualité, tandis que plus on en cultive d'autres, plus elles deviennent brillantes et fortes ?

On fait dire souvent à Gall ce qu'il n'a pas dit ou ce qu'il n'a pas voulu dire : il soutient que nous obéissons, plus ou moins, aux impulsions des facultés primitives ; admises et localisées par lui, mais il n'a pas prétendu que nous avions des facultés telles, que leur mise en exercice dérangeât l'ordre de la nature et le libre arbitre humain ; c'est ainsi, qu'il n'y a pas, à proprement parler, l'organe du vol, mais l'organe de la propriété ou de l'appropriation, et que le penchant au meurtre n'est qu'une incitation plus violente ou moins combattue, du sentiment inné de destruction, à l'aide duquel les animaux vivent, dans la nature, aux dépens de ce qui est créé pour eux. Mais, la liberté qui nait des motifs du choix, de leur nombre et de leur pondération, ne perd jamais complètement ses droits. Si les êtres humains fortement poussés par les penchants dangereux à la société, ne trouvent pas d'issue à leurs impulsions malheureuses, c'est que l'absence d'éducation, de représentations morales, et de direction de motifs nés de facultés différentes, n'ont pu les empêcher, souvent, de céder à la force des instincts inférieurs, et c'est ce que la justice admet alors, par les atténuatious de sa sévérité.

L'académie de Dijon, à l'occasion de l'apparition de la théorie du docteur Gall, proposa d'examiner quelles lésions de facultés, intellectuelles et morales, seraient la conséquence d'une destruction partielle des circonvolutions cérébrales considérées comme le siège de facultés spéciales ; les expériences conduites dans ces vues, ne donnèrent pas de résultats positifs , et cette société célèbre dont les généreuses initiatives provoquèrent longtemps l'émulation des savants et des philosophes, n'obtint pas de solution satisfaisante ; mais, aujourd'hui, encore, c'est à la marche indiquée par elle, qu'on doit rapporter les travaux les plus importants sur la physiologie du cerveau. S'il est difficile et dangereux de conclure des expériences, et des vivisections sur des animaux, à ce qui doit se passer chez l'homme, on espère vainement pour le cerveau humain , découvrir par les occasions de désorganisation partielle de la masse encéphalique, les attributions particulières de ses diverses parties. Dans ces cas, en effet, et lorsqu'il s'agirait même de lésions exactement limitées, l'état normal est détruit, le concensus physiologique, est interverti, les portions doubles du cerveau se suppléent dans leur action, et toute déduction de cet état, pour remonter à la normalité des faits, est obscure, difficile, et incertaine.

La partie supérieure des lobes cérébraux où les phrénologistes placent les facultés les plus élevées de l'intelligence, est souvent très developpée chez les idiots ; mais par les raisons que je viens de rappeler, cela n'infirme pas la doctrine ; car, le cerveau des idiots, n'est pas normal, l'homme malade n'est pas comparable à l'homme sain, et si beaucoup d'idiots n'ont pas le crâne étroit, il ne l'ont pas régulier.

Gall a divisé, d'après les observations qu'il a faites, les localisations cérébrales en trois grandes régions : vingt-sept facultés primitives les composent, mais elles sont

rapprochées, les unes des autres, dans leur siége anatomique, autant que par leur liaison psychologique. Cette
coïncidence de rapports semblera peut-être systématique,
et l'on n'accepte pas qu'elle existe naturellement. Cependant, rien d'étonnant que l'organe de l'amour physique, se trouve voisin de l'organe de la philogéniture,
l'affection des père et mère pour leurs enfants étant une
conséquence très légitime de l'instinct qui conduit à
leur donner naissance, et ainsi de suite.

Aussi, il paraît certain que la nature a représenté dans
les trois groupes de circonvolutions ci-dessus désignées,
d'un côté et vers l'occiput : les organes à l'aide desquels
l'homme agit sur les objets environnants, d'une manière
directe et immédiate comme par les penchants ; de l'autre
et vers la partie moyenne du cerveau, les organes qui le
mettent, comme les sentiments, en rapport avec les qualités intimes des objets de la nature, et dans une troisième partie, vers le front, les organes qui représentent
les facultés intellectuelles supérieures.

Les penchants seraient au nombre de onze, logés dans
les circonvolutions cérébrales postérieures : 1° l'amour
physique, 2° la tendresse pour les petits, 3° l'amitié ou
l'attachement, 4° la passion de la lutte, 5° la destructivité,
6° la ruse, 7° la tendance au vol, 8° la bonté, 9° l'imitation, 10° l'ambition, 11° la fermeté. — Quant aux sentiments, ou des tons musicaux, ou des couleurs, ou des
localités, ou des langues, ou de la poésie, ils seraient contenus, dans la partie moyenne du cerveau, entre les penchants ou instincts, et les véritables facultés de l'intelligence, qui révèlent l'homme et le distinguent à tout

jamais du reste de l'animalité. Dans cette noble partie frontale, on trouverait donc, selon Gall, 1° l'esprit de comparaison, 2° la pénétration métaphysique, 3° la sagacité, 4° la théosophie, ou tendance vers la divinité.

Les disciples de Gall ont adopté un nombre différent de facultés primitives, le docteur Spurzheim en reconnaît trente-deux : de là les railleries et les critiques, sans nombre, que le système a supportées. Comme je ne défends pas la carte phrénologique, dressée par lui ou ses émules, je ne vous parle ni des unes ni des autres, et je termine en vous rappelant en faveur des efforts des médecins philosophes, qu'on leur a de tout temps donné des encouragements et de la confiance. Descartes, déiste, disait que c'est dans l'étude de la médecine qu'il faut chercher les moyens de connaître et d'améliorer l'espèce humaine. Diderot, accusé de matérialisme, ajoute de son côté ceci : « Il n'appartient qu'à celui qui a pratiqué la
» médecine, d'écrire de la métaphysique ; lui seul a vu
» les phénomènes de la machine, tranquille ou furieuse,
» faible ou vigoureuse, saine ou brisée, délirante ou
» réglée, successivement imbécile, éclairée, stupide,
» bruyante, muette, léthargique, vivante ou morte. »

Agréez, &c...

DE L'ALIÉNATION MENTALE.

De l'Aliénation mentale.

SOMMAIRE.

On ne peut définir aisément la folie, parce qu'il faudrait préalablement bien connaître l'état sain des facultés de l'esprit. — La limite est très faible entre la raison et la sottise, et on échouerait en voulant faire la part absolue des termes raisonnables et de ceux qui touchent au paradoxe, au sophisme, à l'originalité, à la folie. — Le sens droit est même subordonné à l'âge, à l'édution, aux mœurs et au temps où l'on vit. — Les fous raisonnent. — Des hallucinations et des illusions de la manie et de la monomanie. — Folie épidémique. — Le prophétisme. — Le sabbat. — Erreurs à Bicêtre, au temps de Pinel. — Médecine légale des aliénés. — Traitement de la folie, ancien et moderne. — Esquirol, Leuret, Broussais. — Application de la phrénologie à l'étude de l'aliénation. — Des altérations organiques du cerveau. — Ce qu'on nomme délire dans le cours des maladies ; comment le distinguer.

SEPTIÈME LETTRE.

—

DE L'ALIÉNATION MENTALE.

C'est l'écueil des procédés de la science, que de vouloir, en commençant l'étude d'un de ces points, débuter par une définition, et faire ainsi la synthèse avant l'analyse. Si je vous donnais, ici, une seule des nombreuses définitions médico-psychologiques, de la folie, je risquerais de ne pas vous satisfaire, et si je les ajoutais toutes, les unes aux autres, ce serait une sorte de catalogue des synonymes désignant cette curieuse maladie, connue sous le nom d'aliénation mentale, mais vous n'auriez pas encore sa description, même élémentaire.

Je ne ferai donc ni l'une ni l'autre de ces choses, et je vous parlerai de la folie sans suivre une méthode particulière; vous rappelant que la forme que j'ai adoptée pour causer avec vous, m'autorise à employer le moyen le plus facile de vous donner une idée des sujets que je traite, et aujourd'hui surtout, je me réserve cette indépendance, dans la discussion sommaire que je vais entreprendre de l'aliénation mentale.

La raison, le sens commun, le sens droit, sont les expressions employées pour désigner l'état normal des fonctions intellectuelles en exercice. Ces dénominations de la normalité de l'intelligence, n'ont pas, cependant,

une valeur absolue ; car il est fort difficile de discerner
la ligne de démarcation, qui met, d'un côté, toutes les idées
raisonnables, et de l'autre, tous les jugements absurdes
ou faux, qui place, ici, les actions et les dispositions
jugées folles, par une condamnation spéciale ; et absout,
là, certains faits de l'esprit, avec la certitude d'une in-
faillibilité qui n'est possédée par personne.

D'où, vous voyez, déjà, une première difficulté de
décrire la folie, puisqu'on ne peut limiter, rigoureusement,
le domaine de la raison, et que la déraison ou folie, pour
en être distinguée, suppose l'appréciation exacte du sens
droit.

Que de gens, en effet, restent, en quelque sorte, toute
leur vie, sur l'espace étroit qui sépare ces deux conditions
de l'intelligence, saine ou malade ! présentant seulement,
à l'indulgence des uns, une originalité plus ou moins aimable, et à la sévérité d'autres juges, l'amour du sophisme
et du paradoxe ! En somme, ces individus ne font que
manquer les occasions capables de faire trébucher leur
raison, et de noyer leurs facultés, jusqu'alors normales,
dans les flots de la folie.

Ce qui augmente encore l'embarras de classer les raisonnements des différents hommes dans les divisions ca-
tégoriques du sens droit et du sens aliéné, c'est la valeur
individuelle que leur donne l'instruction ou l'éducation
qu'ils possèdent, le milieu où ils vivent, la place qu'ils
occupent dans le monde, le temps et le pays où on les
observe. Toutes ces considérations font que la folie des
uns n'est que l'ignorance des autres, et que la raison de
tel siècle, où règnent des croyances plus ou moins avan-

ées, n'est qu'une erreur de l'esprit pour une époque différente, ou bien une vérité relative.

Croire aux sorciers, aux revenants, aux diables et aux anges, bons ou malins, n'est pas très compromettant pour l'habitant des campagnes, dont la foi naïve est surprise par les traditions du pays, et dont les raisonnements sont bornés par les ténèbres qui l'entourent; mais qu'un citadin puise, tout-à-coup, dans ses impressions person-nelles, ces idées grossières et y adhère, c'est à juste titre que vous le condamnerez.

Et puis, l'âge ne modifie-t-il pas aussi la manière de voir, de juger et de sentir, et, par suite, ne donne-t-il pas, eu égard aux autres époques de l'existence, un dé-menti à notre propre raison, examinée dans tout le cours de la vie? Il faut donc se décider à ne pas voir distinc-tement les formes de la sagesse ni le changement direct qui transformerait, à nos yeux, l'homme raisonnable en aliéné. C'est peut-être une consolation providentielle que de descendre ainsi, par une pente insensible, des hau-teurs de notre intelligence saine à l'humilité de la dérai-son, et ce trait invisible qui joint les conditions opposées de notre faible nature, nous cache l'amertume de nos chutes et nous sauve des blessures de notre orgueil.

Autrefois, un homme dont la folie était évidente et in-contestable, était considéré comme un être abandonné du ciel, ou inspiré, au contraire, par lui; de sorte que, dans cette situation surnaturelle, il subissait ou un cruel aban-don, ou un traitement fâcheux à plusieurs titres. Tantôt on le punissait comme un coupable qui, ayant offensé la divinité, méritait qu'on se chargeât de lui infliger, en la remplaçant, la punition réservée au sacrilège ; tantôt on l'écoutait comme un oracle , chargé de transmettre les ordres ou les intentions d'en haut. Dans l'un ou l'autre cas , on exagérait l'état morbide du patient ; car les tourments ou les complaisances, exaltent toujours les dispositions des aliénés : un fou , par hasard, avait-il un délire religieux, par lequel il se considérait comme un prophète et un représentant de la puissance divine sur terre ; alors, son délire s'augmentait de toute la soumission qu'on lui marquait, et de tout le prestige qu'il imposait , et dont il se sentait entouré.

Car, il ne faut pas croire que dans les phénomènes de la folie, la logique du raisonnement perde ses droits ; non, le trouble de l'intelligence s'isole, souvent, de celui des sentiments , en sorte qu'en flattant l'erreur de celui-ci, ou en approuvant les préventions d'un autre, on fait persévérer ces deux fous dans leur maladie.

D'ailleurs, il est, dans l'aliénation mentale, des symptômes précurseurs, et des signes qui souvent appartiennent aussi à l'état normal et à l'exercice régulier des fonctions de l'intelligence, même de l'intelligence la mieux exercée, la plus brillante. Je veux parler des hallucinations auxquelles furent sujets les plus grands penseurs et les hommes les plus remarquables de l'humanité, comme Socrate dans l'antiquité, Luther et Pascal dans les temps modernes.

Le premier recevait d'un démon familier, qui lui parlait souvent, les grandes pensées qu'il reproduisait devant ses disciples, parmi lesquels on comptait Platon. — Le second, dans ses argumentations théologiques, luttait et ripostait, par échange, avec le diable savant, et l'on voit dans la forme et par des aveux de ses écrits, combien cette hallucination, insuffisante pour troubler son esprit, était cependant sérieuse pour son intelligence.

Quant à l'illustre auteur des *Lettres Provinciales*, vous savez que, rempli de terreurs indicibles et comme terrassé sous le poids de son propre génie, il fut, avant la fin de ses jours si courts, et quand il donnait encore des preuves de sa rare intelligence, en proie, fréquemment, à des hallucinations très persistantes.

Une chute de voiture, sur le pont de Neuilly, avait été, dit-on, la première cause de ces phénomènes psychiques, qui consistaient dans la vue hallucinatoire d'un précipice ouvert sous ses yeux, et dont il n'éloignait l'odieux spectacle qu'en plaçant devant lui un corps opaque qui pouvait le lui cacher.

Telle est, effectivement, l'hallucination ; c'est une perception de l'intelligence en l'absence de l'action des sens, ou sans la cause objective qui devrait lui donner naissance. Tel voit, entend, goûte, sent et touche ; cependant rien ne motive, dans le monde extérieur, l'action spontanée des organes qui rapportent au cerveau l'une ou l'autre de ces sensations spéciales.

Un savant est seul dans son cabinet, attaché à ses livres, et tout à coup, devant ses yeux, se peint un homme dont la réalité n'est contestée que par l'effort de la réflexion ; ou bien, durant une silencieuse méditation, il entend des voix qui conversent avec lui. Si ces deux circonstances ne l'abusent pas, il avoue bientôt et en s'en rendant compte, qu'il est le jouet de ses sens et

qu'il doit seulement à une anomalie de leurs fonctions
ces créations imaginaires, ce spectacle non réel, ces apparences si vives, mais si trompeuses, il le dit à ceux
qui l'entourent, se remet au travail, avec succès, et cesse
d'être interrompu par ces phénomènes.

C'est alors Socrate devisant, sous les portiques d'A-
thènes, avec ou malgré son démon ; c'est Pascal rédui-
sant un théorème géométrique, ou enfin Luther prouvant
les abus des indulgences.

Mais de pareils accidents surviennent à des intelligences moins robustes, et ils se reproduisent souvent ;
la vigueur de l'opposition mentale s'émousse, l'esprit se
fatigue à lutter contre l'irréalité de ces perceptions, la
conscience s'en défend mal ; enfin, les malheureux dont
il s'agit, obsédés, inquiets et plus malades que surpris,
cèdent successivement sur un point et sur un autre ; ils
sont vaincus : c'est la folie qui l'emporte, car désormais,
ils croient à l'erreur, qu'ils ne peuvent plus distinguer
de la vérité. Ils sont subjugués.

Un ecclésiastique avait de continuelles hallucinations
de l'ouïe ; il entendait sans cesse des voix le menacer de
le chasser de sa maison. Homme instruit, il avait cultivé
avec bonheur les sciences naturelles ; quand on cherchait
à lui inspirer des doutes sur la réalité de ces voix, qui
troublèrent son repos d'abord et sa raison ensuite ; quand
on lui rappelait ce qu'il savait lui-même, par ses études,
sur les erreurs des sensations : « Alors, répondait-il avec
» une embarrassante logique, je dois donc douter de ce
» que vous me dites ; je dois douter que je vous vois et
» que je vous entends. »

Vous voyez, par l'analyse d'un des principes de la folie, combien est délicate et difficile son étude, et pourquoi, manquant des données de la physiologie cérébrale,
c'est-à-dire des éléments de la psycologie humaine, on
ne saurait procéder, avec intérêt ou avec fruit, à l'examen
et au traitement de l'aliénation mentale.

Un phénomène qui ressemble assez à l'hallucination,
mais, cependant, s'en distingue chez les aliénés, c'est
l'illusion : dans ce cas, la présence d'un objet ne donne
pas non plus aux sens, puis à l'intelligence, la perception qui lui correspond normalement. Mais, entre l'impression faite sur les surfaces sensoriales, et le moment où le cerveau juge cette sensation, elle a, pour ainsi
dire, le temps de se transformer en une image quelconque : s'agit-il, par exemple, des yeux, un moulin à
vent paraîtra un cavalier prêt à s'escrimer; un animal
inoffensif deviendra un monstre dangereux, telle personne
aimée ne sera plus reconnue, et sera prise pour un ennemi
acharné.

Il y a des hallucinations provocatrices ou des illusions
malheureuses, qui peuvent être, pour les aliénés, l'occasion de vives souffrances, et par eux, la source de grands
malheurs; bien des accidents se sont ainsi produits
d'une manière aussi fatale qu'inattendue. Une voix dit à
un halluciné : « tue ! tue ! » et ce malheureux, obéissant
à ce commandement, interprète l'ordre comme il peut, et
le réalise comme il le comprend, par un meurtre. Dans
ces luttes sanglantes, que les religions, jusqu'à un temps
voisin de celui-ci, établirent à leur profit entre elles, les
mystiques et les illuminés ne furent souvent, que des

hallucinés aveuglement soumis à des voix pareilles, et qui pensaient être, dans leur barbarie, les instruments nécessaires des volontés d'en haut ! ?

Un délire épidémique entraînait ainsi des populations entièrement fanatisées, et c'était l'action exagérée du jeûne et des macérations qui le produisait. Vous lisiez, il y a quelque temps, devant moi, le roman de Jean Cavalier ; eh bien ! l'auteur a très-bien raconté comment certaines manœuvres amenaient de faibles cerveaux à éprouver les plus bizarres hallucinations, et comment des sensations perverties pouvaient être dirigées vers un but déterminé, et servir, entre des mains supérieures, à provoquer des jugements ou des faits dont la criminalité première n'appartient qu'à ceux qui osent les provoquer.

Ces vieilles femmes, qui allaient au sabbat ; ces pauvres enfants, auxquels apparaissaient des diables et des loups garous, n'étaient que des malades à imagination pervertie, des malheureux qu'on frottait souvent de pommades belladonées et narcotiques, dont l'effet, vous le savez, est d'appeler au cerveau les images et les idées de l'hallucination.

Voulez-vous un exemple d'illusion ayant eu de funestes conséquences : Pinel raconte, qu'en septembre 1792, Bicêtre fut envahie par une horde populaire, qui voulut, dans un accès de naïve philanthropie, délivrer les aliénés en même temps que des criminels : vous n'ignorez pas que les fous se considèrent, presque toujours, comme des innocents maltraités, et font entendre à ceux qui les visitent, des plaintes et des récriminations les plus mal fondées, et les plus excentriques : donc, tandis que nos autres fous se laissaient surprendre, ainsi, par les discours d'un aliéné, auxquels ils rendaient avec éclat, la liberté, il arriva que celui-ci remercia d'abord emphatiquement ses libérateurs, puis sembla s'associer à leurs idées de haine et de vengeance contre le despotisme et l'incarcération, et s'échauffant avec eux, saisit tout-à-coup une arme, et avant qu'on pût comprendre ce qu'il en voulait faire, se rua avec fureur sur la troupe, et eut le temps d'en tuer et d'en blesser plusieurs, désabusant ainsi, mais un peu tard, ses ignorants sauveurs.

Ce malheureux, exalté par la situation, avait fini par voir, dans ces hommes qui venaient le dégager, des ennemis dont le délire peuplait son imagination, et des persécuteurs auxquels il devait attribuer les supplices de sa folie.

Appellerons-nous hallucinations internes, ou illusions, ces sensations du délire qui font dire à certains aliénés, qu'un animal leur ronge les entrailles, qu'ils manquent d'estomac ou de cœur, qu'ils sont de verre, qu'ils ont un concile dans le ventre, et que la voix des évêques qui y discutent, retentit désagréablement à leurs oreilles ? Ces phénomènes de la folie se rapportent à des illusions, car c'est d'une sensation transformée, selon le genre de délire auquel le malade est en proie, qu'ils proviennent ordinairement ; mais cette sensation est, elle-même, le produit de l'action des surfaces sentantes internes, dont Cabanis et quelques physiologistes ont parlé, et qu'il faut mettre, en ligne de compte, dans l'aliénation mentale.

La médecine légale joue un grand rôle pour l'appréciation des faits d'aliénation, vous comprenez pourquoi.

8.

Les actions des fous sont préjudiciables à eux ou à la société ; il faut donc, dans ce cas, qu'ils soient protégés pour eux-mêmes, ou qu'on le soit contre eux. Delà, résulte nécessairement, l'intervention de l'homme de l'art, auprès des hommes de la loi, pour l'édification de toutes les consciences, sur les décisions réclamées par les familles ou par la société.

Souvent, il y a doute, dans l'esprit de la justice, sur le degré de responsabilité encourue par des individus soupçonnés atteints de maladie mentale, et portés à des actions plus ou moins consciencieusement accomplies : les causes célèbres contiennent plusieurs faits de ce genre équivoque. Vers 1825, Henriette Cornier, fille de mœurs douces, religieuses et simples, n'ayant pas offert, jusqu'alors, des signes d'affection mentale, était devenue mère d'un enfant qu'elle soignait avec la plus vive tendresse extérieure ; mais un jour étant retirée dans sa chambre, elle mit doucement sur son lit la petite créature, et lui coupa rapidement la tête, qu'elle jeta par la croisée.

Paraissant pour ce fait aux assises, elle dit, pour expliquer cet infanticide, que le bonheur attendait là-haut son enfant, qu'une voix lui avait dit de l'envoyer goûter au ciel cette félicité impossible, ici-bas, pour lui.—Comme sur tous les points ses facultés paraissaient intactes, qu'il n'y avait point dans ses faits antérieurs rien qui se rapportât ou au crime, ou à l'aliénation, les juges furent très embarrassés ; on l'intégra à la Salpétrière, pour l'examen de son état mental. Durant plusieurs mois d'observations bien attentives, les médecins ne découvrirent rien d'explicite dans son état, pour décider si elle était absolument responsable criminellement; enfin, on la séquestra, pour le reste de ses jours, dans une maison d'aliénés, l'opinion prévalant qu'elle était folle.

Certaines familles, en présence du malheur qui les frappe dans la personne d'un des leurs, atteinte d'aliénation mentale, aiment à douter longtemps de la réalité de cet état déplorable, et le cachent avec soin et avec art, comme un chagrin ou comme une honte, qu'on soustrait au sarcasme ou à la malignité d'autrui.

On reconnaît, en effet, sans rougir, et l'on avoue des infirmités corporelles ; mais il semble qu'on veuille rendre indirectement hommage à la prééminence des facultés cérébrales sur les autres, par l'ingénieuse précaution qu'on prend à dissimuler les atteintes qu'elles subissent dans des familles qui ont quelques victimes des affections mentales.

Cependant, il faut dire que l'aliénation mentale guérit, mais à la condition d'être, comme bien d'autres maladies, traitée de bonne heure, et avant son développement enraciné.

Séparer un aliéné de sa famille, l'isoler, cela est dur, mais cela est très efficace ; le mettre à l'abri et en dehors des causes qui pesaient fatalement sur lui, c'est le plus sûr moyen de hâter sa guérison : on fait donc par sentiment grand tort à son malade, en reculant le moment de le mettre en rapport avec les divers moyens de traitement que son état réclame.

D'ailleurs, de deux choses l'une, ou son aliénation est confirmé, et alors il oublie sa position et ne sait plus s'attendrir sur le sort qu'on lui prépare, ni sur celui qu'il va quitter, étant distrait de sa famille; ou bien, ce malade conserve la conscience des désordres auxquels son esprit est en proie, il veut guérir, il sent que son mal augmente, et il est tout près d'accueillir le mode de traitement dont il est question.

Quand la folie exige la tutelle ou même l'interdiction du malade, il faut une constatation médico-légale de l'état du patient, par des médecins compétents. Ils ont à sauvegarder quelquefois, il faut le dire, les intérêts de ce malheureux contre la cupidité des proches qui l'entourent, et succédant par anticipation aux avantages de sa position sociale, souvent, abusent des faibles lumières qui restent à un aliéné, pour surprendre à sa signature des actes plus ou moins favorables.

Les aliénés perdent, non seulement le sentiment de la valeur de leurs discours et de leurs actions, mais aussi la notion de leur identité et l'appréciation de leur individualité. Un vieux militaire se croit mort depuis la bataille d'Austerlitz : son délire est fondé sur ce qu'il ne se reconnaît plus, et ne sent plus son corps. « Eh bien, père » Lambert, comment allez-vous ? — Le père Lambert, » répond-il, n'y est plus, il a été tué d'un boulet de canon à Austerlitz ; ce que vous voyez n'est pas lui, c'est » une machine qu'ils ont faite à sa ressemblance, et qui, » ma foi ! est bien mal faite... » Le savant Molanus, de Hanovre, se figura, dans les dernières années de sa vie, qu'il était un grain d'orge. Il parlait fort sensément de chaque chose, avec les personnes qui venaient le voir ; mais pour rien au monde il n'eut voulu sortir de sa maison, de peur d'être avalé par les poules.

Très souvent, la sensibilité physique est atteinte dans la folie. Les aliénés supportent les plus grandes variations de la température ; ou mieux, ne s'en aperçoivent pas, et n'apprécient pas les différents degrés de la douleur.

Les uns regardent le soleil, et s'exposent longtemps sans souffrir à ses rayons ardents; d'autres, durant la saison d'hiver, restent à l'air pendant qu'il neige, ou bien dorment, la fenêtre ouverte, pendant un froid qui gèle près d'eux l'eau et le lait. Esquirol a vu une jeune idiote, ayant un bouton à la joue, le gratter avec les ongles, jusqu'à faire un trou à travers cette joue, et y passer en riant les doigts : M. Leuret signale aussi une personne qui se scalpait la tête et en montrait, insoucieuse, les lambeaux pendants. Divers sens sont aussi dépravés dans la folie, le goût est perverti, à ce point, que certains aliénés mangent de la paille, de la laine et des excréments.

Parmi tant de symptômes énumérés, vous pouvez prendre ceux qui caractérisent la folie ; cependant, il en est d'autres qui la rendent plus complète, et à l'aide desquels vous devriez, sans hésiter, décider de l'état mental de celui que vous observerez.

En effet, les fausses perceptions, les hallucinations et les illusions dont nous venons de parler, ne constituent pas par elles seules la folie ; celle-ci n'est définitive, que lorsque le désordre des idées et des sentiments, l'incohérence des jugements et la bizarrerie des actions se viennent joindre à ces troubles préliminaires.

Car, la physiologie cérébrale, d'accord avec la psycologie, reconnaît, ainsi que dans l'âme humaine, l'ont fait les métaphysiciens, une triple division de fonctions, celles des sensations, celles des sentiments et celles de la connaissance, correspondant probablement dans la palpe cérébrale à des conditions organiques, localisées vers différents points des hémisphères du cerveau.

Pour découvrir l'origine de l'altération de la raison et des sentiments, il faut tenir compte, dans l'étude et le traitement de l'aliénation mentale, de nos passions, de notre âge, de nos penchants et de notre éducation.

De même qu'il existe des causes générales prédisposantes de la folie, comme l'état avancé de la civilisation, les commotions sociales, les bouleversements politques, les mécomptes de l'ambition, les soucis de la fortune ; ainsi, on trouve souvent en soi-même, des causes particulières qui poussent à son développement. Donc, un tempérament nerveux, ou mélancolique, l'excès de l'intelligence et des efforts dans les travaux de l'esprit, sans équilibre avec les exigences de la santé physique, une grande sensibilité, de grands désirs unis à une mince fortune, ou une grande fortune aux prises avec de médiocres facultés (vous comprenez dans quel sens social j'entends le mot fortune, c'est-à-dire la domination sur de nombreux intérêts, et la responsabilité qui s'y rattache), sont des causes prédisposantes spéciales.

Les climats et les saisons, la température et l'état de l'atmosphère, ont aussi leur influence sur la maladie qui nous occupe : il y a moins de fous dans les régions extrêmes, froides ou chaudes, du nord ou du midi de l'Europe, qu'à son centre, sans doute, parce que la civilisation n'y apporte pas encore la même provocation que dans les pays tempérés. En France, les mois de mai, juin et juillet, comptent plus d'aliénés que ceux de janvier, février et mars ; probablement, parce que l'irritation cérébrale est plus facile et plus vive sous l'influence de ces généreux mois, qui représentent, au printemps, l'exubérance de la force de la nature : cependant, l'automne voit apparaître certaines folies dont le caractère est en rapport avec le cachet de tristesse et de mélancolie, que cette saison présente, quand le ciel s'assombrit, et que la terre se dépouille de sa parure.

Relativement aux âges, voici ce qu'on observe : la vieillesse n'est pas sujette à l'aliénation mentale proprement dite, mais plutôt à l'affaiblissement graduel des facultés de l'intelligence, qu'on appelle démence sénile ; il n'y a pas d'exemple bien avéré de folie chez les enfants ; toutefois, dans le cours de leurs maladies aigues, ils sont souvent pris de délire, c'est-a-dire d'une altération passagère des fonctions cérébrales qui disparaît avec la maladie qu'elle accompagnait.

C'est donc dans la jeunesse et dans l'âge mûr que la fréquence de l'aliénation mentale est plus marquée. Alors, en effet, on trouve une proportion différentielle énorme. Le sexe féminin donne plus de victimes que le nôtre à la folie ; cela a lieu, du moins, dans notre pays, où l'on compte deux tiers de femmes parmi un nombre quelconque d'aliénés des deux sexes, et où, avant l'âge de vingt ans, les femmes ont déjà fourni un sixième de leurs aliénées, tandis qu'à ce même âge, les hommes ne comptent encore qu'un quinzième de leur contingent.

On prétend qu'en Angleterre, en Italie, en Espagne et en Allemagne, la différence, en nombre, des aliénés des deux sexes est nulle ou insensible, et même que dans la dernière de ces contrées il y a proportion inverse à celle qu'on observe dans notre pays.

De toutes les influences prédisposantes de la folie, la plus positive et la plus déplorable, parce qu'on peut moins sûrement y échapper, c'est l'hérédité. Il est rare qu'un aliéné n'ait pas, dans la parenté ascendante, une filiation plus ou moins rapprochée avec un autre aliéné, et il faut, malheureusement, ajouter que l'aliénation mentale inhérente à une cause héréditaire, résiste plus au traitement que celle qui se rattacherait à des circonstances occasionnelles fortuites.

La folie éclate rarement d'une manière tout à fait inattendue. Le désordre modéré des idées et des sentiments annonce, comme dans les éléments de la nature physique l'orage qui, grondant au loin, s'approche et va fondre sur une région tourmentée. Le caractère se modifie ; des inégalités d'humeur qui affligent les parents ou les amis, apparaissent sans donner d'abord aucune crainte, car un calme trompeur leur succède, et la limpidité reparaît dans le ciel de l'intelligence et du cœur ; mais bientôt se manifestent contre des personnes chéries un refroidissement inexplicable qui se change peu à peu en éloignement ou en antipathie. Si on fait observer au malade l'erreur de ses jugements ou l'injustice de ses sentiments, il s'irrite, s'afflige et se perd en explications, reconnaissant la moitié de ses torts, mais se retranchant, pour légitimer le reste de sa conduite, dans des motifs faux ou bizarres.

Celui-là, en effet, n'est pas encore aliéné, qui recon-

naît ses erreurs et les regrette ; mais les nier en y persévérant, c'est le propre de la folie qui se confirme.

L'aliénation mentale offre, chez ses victimes, des aspects
si différents et des formes si variées , qu'on a été obligé
d'établir des divisions qui correspondent aux uns et aux
autres. Si vous pénétrez dans un asile d'aliénés , il semblera, à vos yeux attristés, qu'une seule et même espèce
de maladie de l'esprit s'est emparé de tous ceux qu'on y
retient : ils sont ensemble, oui ; mais ils vivent, chacun à
part, dans le monde de leurs discordantes et inharmo-
niques préoccupations : là , sous cette couronne faite de
sales chiffons, c'est une reine qui provoque les flatteries
des courtisans ; elle fait jouer dans ses mains des cailloux
qu'elle vient de ramasser à travers les allées du jardin, et
vous prie d'observer que ce sont des diamants de la plus
plus belle eau. Voyez ici cette femme de quarante ans ,
c'est une blanchisseuse de Neuilly, elle porte une maladie abdominale assez grave , un kiste de l'ovaire, mais
elle prend le développement de son ventre pour une
grossesse, et de cette grossesse, qui en est l'auteur ? C'est
le duc d'Orléans, avant de se faire tuer si malheureusement dans ce pays, en 1842. Alors elle vous entretient
avec complaisance de ses relations légitimes avec les
d'Orléans , et soigne sa chère santé , à laquelle, dit-elle ,
se rattachent d'importants intérêts pour la politique.

Il vous serait difficile de comprendre les monologues
que poursuivent tant de malheureux séquestrés. Mais cette
apparente identité de leur maladie disparaît pour le médecin qui sait distinguer les symptômes curables et ceux
qui résisteront , qui reconnaît l'accès qui débute et celui

qui décline , qui sait mettre à part les formes simples de la monomanie, et le désordre moral compliqué de paralysie, dont la mort du patient sera bientôt la conséquence.

Aujourd'hui , un grand nombre d'aliénés se trouvent réunis dans une même salle. Chaque catégorie d'affections analogues a la sienne. Ils suivent ainsi un mode de traitement plus aisément applicable et plus généralisé. Vous vous demandez, sans doute, si l'on ne craint pas alors qu'ils ne s'influencent fâcheusement entre eux , et ne nuisent réciproquement à leur guérison par leur voisinage, non... les fous sont trop égoistement occupés d'eux-mêmes.— Mais vous cherchez encore où sont ces cabanons, ces cachots grillés, à travers lesquels on voyait, autrefois, comme de vrais animaux, s'agiter des êtres humains, nus et sales, ayant des ongles allongés, des cheveux pendants, la figure irritée et des mouvements désordonnés.... Grâce à la médecine de ce siècle, grâce à Pinel et à Esquirol, cela n'existe plus ; l'expérience et l'observation ont prononcé. On sait désormais, que ces malheureux, le plus souvent inoffensifs , subissent, en commun, la discipline du travail ; qu'ils acceptent la symétrie des habitudes, et en un mot, toutes les bonnes influences de l'ordre et de la règle sur la santé du corps et de l'esprit. M. le dr Ferrus a beaucoup fait pour eux.

Dans le cours de l'aliénation mentale, il y a, vous le savez, des accès qui ont leurs trois périodes bien caractérisées de début, d'accroissement et de déclin, puis on rencontre des intermittences qui sont représentées par des intervalles fixes de plusieurs semaines ou de plusieurs mois, ou par des rémittences irrégulières, qui trompent sur le retour de ces accès.

Pendant ce temps dit de lucidité, l'aliéné recouvre, en partie, la conscience de sa position, et quoique souvent il s'afflige de son isolement et du lieu de sa retraite, cependant il se prête, par docilité, faiblesse ou désir de guérir, à la continuation du traitement qu'il subissait ; puis, ressentant l'approche des accès, il s'y prépare de lui-même, en demandant les restrictions qui doivent protéger sa personne contre les écarts de son jugement et de sa volonté. Quelquefois, en effet, l'accès montant comme les flots de la haute-mer, submerge tellement toutes les facultés encore debout, de ce malheureux malade, qu'aucune d'elle ne résiste, et qu'une fureur intense s'empare de lui; alors, il devient, dans son agitation, dangereux à lui et aux autres, on est obligé de le contenir, de le lier, de lui donner, de force, des aliments, car il est capable de se laisser mourir de faim. Quel triste spectacle il présente dans ces circonstances ! Il parcourt à grands pas l'espace qu'on lui a laissé, il déclame, il apostrophe, il injurie, se plaint, menace, provoque et se maltraite... J'ai vu, à la Salpétrière, une femme incurable en proie à la plus vive fureur ; elle était retenue par des liens qui l'empêchaient d'attenter à ses jours ; elle refusait des aliments, puisque c'était le seul moyen pour elle de quitter la vie : mais dans un horrible accès de rage, elle parvint à couper sa langue avec ses dents et à nous en recracher les sanglants lambeaux : nous apprîmes, avec consolation, le lendemain, qu'elle était morte.... Du reste, la proportion des aliénés agités ou furieux est à celle des aliénés tranquilles et maniables comme 1 : 10 ; d'ou résulte, comme je viens de vous le dire, la possibilité d'en réunir un grand nombre, auxquels des moyens identiques de traitement sont applicables , et d'aménager les asiles d'aliénés d'une manière hygiénique, sans y reproduire ces constructions qui font l'effroi des malades et entravent leur guérison, comme les hautes séparations, les grilles, les cabanons.

Aujourd'hui donc, on traite l'aliénation mentale, non seulement comme une maladie physique et avec l'abondance des moyens qu'on peut lui opposer, mais comme une affection qui demande un traitement moral.

C'est ici le lieu de vous dire qu'on la divise, surtout eu égard aux méthodes classiques, en manie et en monomanie, c'est-à-dire délire général et délire partiel. Dans le premier cas, le malade présente une confusion extrême du jugement et du raisonnement : une foule d'idées incohérentes traversent son esprit, il est sujet, à la fois, aux hallucinations et aux illusions. Dans le second cas, le malade délire sur un point particulier, et quand on distrait son esprit, de cette erreur sur laquelle il pivote l'aliéné paraît raisonnable.

Ce que l'on appelle mélancolie ou hypocondrie, c'est la monomanie avec tristesse, ce sont les vapeurs, c'est cet état dans lequel le malade , toujours égoïstement concentré sur lui-même, écoute avec inquiétude le jeu de ses fonctions , le tic-tac de son cœur, le souffle de sa respiration , etc. Il craint le souci des affaires, les occupations et les relations du monde, parce qu'elles fatiguent et compromettent la santé, et que la fragilité de ses organes ne se prêterait pas à tout ce mouvement. « Com-

» ment vous portez-vous aujourd'hui ? » disait un médecin à l'un de ces malades, gravement renfoncé dans un
fauteuil au coin de sa cheminée. — « Pas mieux, docteur ;
» je ne puis remuer les jambes ; voilà tout ce que je puis
» faire, » ajoute le patient en relevant d'une lente et
lourde manière ses genoux à une médiocre hauteur. —
« Eh bien ! il y a du mieux. — Pas du tout. — Eh ! mais,
» que voudriez-vous donc de plus pour votre position ?
» — Parbleu ! je voudrais faire comme cela, » dit le malade en faisant monter brusquement ses jambes à la hauteur de la tablette de la cheminée, et donnant ainsi un
démenti à ce chimérique engourdissement de ses facultés.

Quelquefois la mélancolie assiége l'homme livré au travail et à la fortune, goûtant les succès et la renommée ;
aucune profession, aucun état ne le garantit de cette maladie, ni l'assiduité sérieuse de l'étude, ni la frivolité
apparente de quelques positions artistiques. C'est ainsi
qu'on peut paraître gai aux yeux de tous, alors qu'on
maudit le plus le monde et la vie. Jamais on n'avait vu à
Paris, sur le théâtre italien, un arlequin comparable à
Carlin, qui mourut en 1778. Cet acteur avait le privilége
de réjouir tout son auditoire ; mais dès qu'il quittait ses
habits bariolés, il redevenait silencieux et morne. Un
jour, un malade se présente chez un médecin de Paris et
lui demande quel remède il devrait employer pour se
guérir des accès d'une noire mélancolie. « Allez à la co-
» médie italienne, lui répond le médecin ; il faudrait que
» votre mélancolie fût profondément enraciné en vous
» pour résister aux plaisanteries de Carlin. — Ah ! mon-
» sieur, s'écrie le malade, ce Carlin dont vous parlez,

» c'est moi ! Je fais rire les autres, et cependant, vous
» le voyez, en suis-je plus gai ! »

Parmi les aliénés, on range les idiots et les déments ;
c'est un abus de classification. L'idiotisme, c'est l'oblité-
ration accidentelle ou acquise de toutes les facultés de
l'intelligence, et il est évident que de celui qui est né
idiot comme naît un crétin des vallées profondes du Va-
lais, on ne peut dire qu'il est fou ou qu'il déraisonne,
puisqu'il n'a jamais connu la raison, ni la normalité des
fonctions intellectuelles.

Si, de même, à la suite de maladies très prolongées,
surtout dans le jeune âge, il s'est fait un arrêt dans le
développement mental, et que le sujet reste idiot ou imbécile, on ne peut, non plus, lui donner, dans ce cas, la
qualification d'aliéné ou de fou, car ce défaut de ressort
de l'esprit, cette nullité d'aptitudes, cet état négatif,
c'est de l'imperfection, de l'insuffisance ; c'est, selon
l'étymologie du mot, de la faiblesse ou imbécilité ; ce
n'est pas de l'aliénation.

La démence, que je n'inscris pas non plus sous la
dénomination d'aliénation mentale, est une débilité particulière des opérations de l'entendement, qui afflige la
vieillesse plutôt qu'un autre âge, mais qui souvent est la
suite d'une autre affection cérébrale, comme la manie,
l'épilepsie et la paralysie. Par suite, vous comprendrez
pourquoi la démence est incurable, et comment, en pro-
gressant, elle signale l'abolition successive des facultés
mentales.

La manie et la monomanie se développant d'une manière rapide, et sous l'influence de causes spéciales dont
l'action vient à cesser, peuvent guérir assez radicale-

ment. Les meilleurs moyens sont l'isolement, les bains chauds ou tempérés, les affusions froides sur la tête, un régime approprié au tempérament, des distractions, du travail, l'éloignement du milieu où la maladie a été contractée, enfin une direction morale, intelligente et soutenue.

En général, la guérison a des chances, si, depuis le début de l'affection, deux ans ne se sont pas écoulés ; passé ce terme, elle est de plus en plus douteuse et improbable.

On s'est demandé si l'extrême variété des délires partiels, dont on trouve le symptôme et l'expression dans les différentes monomanies, ne se rapportait pas aux divisions phrénologiques du cerveau : si, par exemple, selon les organes qui correspondent aux nombreuses facultés primitives, admises en phrénologie, il n'y avait pas délire partiel d'orgueil, lorsque la protubérance cérébrale, qui est affectée à cette passion, s'irritait spécialement et ainsi de suite, pour les monomanies d'ambition, de jalousie d'amour, de religion, etc.

L'expérience n'a pas encore répondu sur ces points, et l'on rencontre même d'embarrassantes contradictions aux hypothèses dont il est question. Ainsi, parmi les fous d'exaltation religieuse (ceux qui se croient des christs ou ante-christs, des papes et des évêques) ; on observe des têtes dont la partie supérieure et moyenne (où la phrénologie loge la bosse du sentiment religieux, et de la tendance à l'idéal ou à l'infini), dont cette partie, vous dis-je, est tantôt déprimée, tantôt développée, inversement aux symptômes.

L'objection la plus sérieuse est d'ailleurs celle-ci : c'est qu'il existe des monomanies qui ne supposent pas essentiellement l'existence et par conséquent la lésion d'une de ces facultés primitives. Par exemple, tel aliéné se croit un animal, tel autre s'imagine être changé en statue ; quelle est la faculté qui est solidaire et responsable d'une telle erreur ?

Toutefois, le cerveau des aliénés présente, le plus souvent, à l'autopsie, des traces évidentes du passage de la maladie. Dans les monomanies furieuses, la pulpe cérébrale et les enveloppes du cerveau sont congestionnées de sang ou de sérosité.

Si le désordre de l'intelligence coïncide avec une perte des mouvements, l'altération de l'organe n'occupe plus seulement sa surface bombée extérieure, mais elle descend en proportion du degré de paralysie et des désordres intellectuels. De là, il faut conclure qu'entre l'intégrité de l'intelligence et des facultés motrices, et l'état de conservation matérielle du cerveau, il existe un rapport de nécessité absolue, tel, que pour l'exercice et les prérogatives des unes, il faut l'arsenal complet des ressources physiques de l'autre.

Je ne vous parle pas du délire qui accompagne certains états de maladie, ou bien qui résulte de l'ingestion de certaines substances alcooliques et narcotiques ; son origine facile à saisir, en fait apprécier les différences, et permet aisément de prévoir sa fin, subordonnée à la cause qui le fait naître.

Mais je respecte votre fatigue, à la suite de ce sérieux sujet, et je remets à une autre occasion, le détail de la seconde maladie appelée, en particulier, délire, et non folie

Agréez, &c...

DE LA DOULEUR.

8me LETTRE.

De la Douleur.

SOMMAIRE.

Toute sensation physique est comprise entre ces deux extrêmes : douleur ou plaisir ; — mais la douleur est absolue dans sa nature ; c'est le cri des organes souffrants, c'est la sentinelle qui protège la sensibilité attaquée. — Mode de propagation de la douleur. — On distingue plusieurs genres de douleurs. — Des parties du corps spécialement sensibles. — Négation de la douleur dans les os, la moelle et le cerveau lui-même, en tant que matière. — Résistance à la douleur, selon les âges, les sexes et le tempérament. — Préceptes stoïciens et épicuriens. — Montaigne et Zénon. — Influence de l'exaltation, de l'enthousiasme et du fanatisme dans la douleur. — Education à Sparte. — Découverte de l'éther et du chloroforme. — La fonction de l'accouchement peut-elle être soustraite à la douleur, au double point de vue moral et physique ?

HUITIÈME LETTRE.

DE LA DOULEUR.

Dans les lois de notre organisation, la douleur et le plaisir sont l'expression du même sentiment, celui de la conservation. Par le plaisir, nous cherchons la satisfaction des diverses exigences des sens et de l'esprit, qui agrandissent le domaine physique et moral, au milieu duquel notre être se développe; par la douleur, nous sommes avertis des dangers dont la nature nous environne, quand notre impuissance ne peut la soumettre.

La douleur n'est pas établie, seulement, comme une nécessité de contraste avec le plaisir, et la peine physique n'est pas, comme dit Montaigne, la servante qui prépare la volupté : son apparition parmi les phénomènes que nous subissons, n'a rien de relatif ou de subordonné. Son but est providentiel, son existence est légitime, et voici ce qu'en disait Voltaire, qu'on ne saurait accuser d'un optimisme banal :

> « ...... C'est à la douleur même
> » Que je connais de Dieu la sagesse suprême ;
> » Ce sentiment si prompt dans nos cœurs répandu,
> » Parmi tous nos dangers, sentinelle assidu,
> » D'une voix salutaire, incessamment nous crie :
> » — Ménagez, défendez, protégez votre vie! »

Un des plus célèbres médecins de notre siècle, définissait heureusement la douleur : « le cri des organes souffrants. » Mais on ne peut l'analyser que par la variété des manifestations qui l'expriment, et qui rendent compte de son importance ; cette étude, rapportée à l'utilité pratique qu'elle présente, se compose de quelques notions, dont les détails qui vont suivre vous feront comprendre l'intérêt.

La douleur naît de la grande fonction de la sensibilité, et pour qu'elle soit perçue, il faut que l'organe de cette fonction de la sensibilité soit lui-même intact ; admettez, en effet, l'idée d'un état de congestion ou de commotion du cerveau, qui détermine une diminution ou une abolition dans la propriété perceptive du centre de la sensibilité, alors, les stimulations faites primitivement sur divers organes, ne sont plus reçues par la masse cérébrale désorganisée, et celle-ci ne réagit plus par l'expression de la sensibilité, c'est-à-dire dans certains cas par la douleur.

Le corps humain est partout sensible ; mais tous les tissus qui le composent d'une manière intime sont-ils également impressionnables, expriment-ils la même somme de douleur, pour une même intensité de cause douloureuse ? Voici, à ce sujet, les lois les plus générales qui nous assujettissent.

La douleur se propage par des filets nerveux, cordons blancs, minces, fragiles, qui émanent du crâne et de l'épine dorsale, c'est-à-dire, en principe, du cerveau et de la moelle épinière. Mais dire que la douleur se propage au moyen de ces conducteurs, c'est indiquer seulement l'intermédiaire entre les deux points qui la mesurent entre son origine et ses aboutissants. Effectivement, les nerfs, par eux-mêmes, ne sont pas l'essence de la sensibilité et ne participent pas à la douleur qu'ils conduisent.

Si nous avons admis que pour la perception de la douleur, l'intégrité du centre dont elle émane, est nécessaire, nous pouvons ajouter, maintenant, que pour sa manifestation, il faut, à l'extrémité des nerfs qui se ramifient dans nos différents tissus, pour y former une surface sensible, il faut, disons-nous, une provocation, une stimulation qui parvienne par ces fils de la sensibilité, jusqu'à l'organe percepteur.

Les occasions de la douleur, autrement dit les stimulations qui viennent s'emparer de ces surfaces de la sensibilité, sont très variées, sinon dans leur résultat, qui consiste toujours à éveiller la masse cérébrale, du moins dans leur nature, qui varie d'importance et d'intensité.

Il y a des douleurs vives et instantanées, qui se produisent en même temps que la cause qui les fait naître, comme celles qui se manifestent à l'occasion d'un pincement, d'un choc, d'une piqûre; mais d'autres douleurs, dont la cause occasionnelle est plus difficilement appréciable, apparaissent moins promptement, et ne s'élèvent que par degrés jusqu'à leur dernière acuité. Ainsi, la sensibilité et l'inflammation sont d'abord légères sur la peau, à la suite d'une simple rubéfaction, d'un érysipèle qui commence, d'un clou ou furoncle qui va se montrer; mais à mesure que l'inflammation s'étend, l'afflux sanguin augmentant, et les divers tissus subissant la compression qui en résulte, la douleur augmente et s'exaspère au point d'entraîner la fièvre et le trouble complet de la santé.

Il ne faut pas ignorer la loi suivante : savoir, que lorsqu'un tissu ou un organe quelconque est depuis longtemps entrepris par le phénomène de l'inflammation , la sensibilité d'abord obtuse qui y siége , s'exalte peu à peu, et finit par donner à une partie, d'abord dénuée de sensibilité, cette dernière propriété, au moyen de laquelle la vie partielle se rattache en quelque sorte plus étroitement, selon le danger, à la vie générale.

Si la douleur n'a qu'un attribut et qu'un résultat, celui de faire appel à la sensibilité conservatrice, on doit cependant, lui reconnaître différents degrés, selon la variété des circonstances où elle apparaît. C'est ainsi que la douleur est aiguë ou chronique, superficielle ou profonde, intermittente ou continue, et dans ces alternatives elle présente une signification différente au médecin qui l'observe, tandis qu'elle n'est pas la même pour le patient qui la supporte.

Outre les résultats physiques qu'elle peut avoir, et qu'elle comporte avec elle, la douleur réagit jusqu'à un certain point sur l'esprit des malades, et peut par ce motif ajouter aux troubles qu'elle provoque, toutes ces conséquences fâcheuses que le moral affecté inflige réactivement à nos organes physiques. Il convient que vous sachiez qu'elles n'indiquent presque jamais avec exactitude, le degré auquel elles compromettent la santé.

Il y a des douleurs aiguës, longues et persévérantes qui n'ont pas de gravité, parce qu'elles ne troublent que des organes sans grande importance pour les fonctions de la

vie, il y en a d'autres, qui plus sourdes, moins bien localisées, et très irrégulières, attirent avec plus de raison
l'attention du médecin, et détournent presqu'avec désa-
vantage les idées des malades abusés.

Les névralgies, qui ne sont que des affections douloureuses, exclusivement fixées sur le trajet de certains
nerfs, sont quelquefois intolérables par leur caractère
aigu et léur durée, sans présenter, pour cela, aucun danger réel ; tandis qu'une douleur ressemblant à celles que
nous venons d'indiquer en second lieu, et se manifestant
sur un des organes des trois grandes cavités, savoir, la
tête, la poitrine et l'abdomen, pourrait avoir une haute
importance. Du reste, par une compensation avantageuse, ces dernières douleurs ne paraissent pas isolées,
et, avec les symptômes qui les accompagnent, on découvre
le danger qu'elles présentent. Les sensations douloureuses
semblent varier de nature tant par la cause qui les produit que par la composition du tissu qu'elles occupent.
Un coup de soleil, une brûlure, un vésicatoire, sont des
accidents très douloureux, parce qu'alors la peau ou le
derme est, sur une surface plus ou moins grande, dépouillé
par l'influence déterminante du mal, de son enveloppe
protectrice qu'on appelle épiderme. Sous l'épiderme, les
nerfs et les vaisseaux se ramifiant en un réseau très
abondant, forment sur toute la surface du corps une
trame identique qui est, par excellence, le siége du tact
et de la sensibilité.

Quand les muscles ou organes des mouvements volontaires, situés sous cette grande enveloppe, sont fatigués
dans leur exercice, ils rendent raison de cet état par la

pénible sensation qu'on appelle courbature; c'est un exemple de cette sensibilité moins manifeste, et déjà plus obtuse qui réside dans les organes profondément situés, moins exposés aussi aux impressions externes, et qui n'ayant pas en partage les fonctions dévolues à l'enveloppe cutanée, devaient manquer des moyens essentiellement actifs, attribués aux nerfs superficiels, pour éveiller l'attention cérébrale et ses diverses conséquences.

Les os, enfin, qui servent de supports et de points d'appui aux différents muscles, ont une texture organique appropriée à leurs usages. La matière gélatineuse et calcaire qui la forme est presqu'inerte et sans mélange de tissu sensible; aussi, dans les opérations chirurgicales, quand l'instrument, après avoir divisé toute la peau circulaire d'un membre, vient à trancher les muscles ou les chairs, qui elles-mêmes ne donnent de la douleur qu'à l'occasion de la division accidentelle des filets nerveux qui les traversent, toute la sensibilité est épuisée au moment où la scie vient séparer les os. Ce n'est que par erreur, et faute de renseignements scientifiques, que l'on accorde au tissu osseux et à sa moelle, la susceptibilité douloureuse qu'on leur attribue sous le couteau de l'opérateur.

Mais dans toutes ces circonstances, l'ébranlement nerveux retentissant longtemps dans toute l'économie, il est impossible au patient de distinguer l'origine et l'intensité partielle de ses souffrances, et ces considérations n'ont, en conséquence, qu'un intérêt purement dogmatique.

La douleur varie par l'âge, le sexe et le tempérament qui la subissent. Les enfants et les femmes sont plus sensibles aux impressions douloureuses ; c'est-à-dire, que chez eux, les communications établies entre le cerveau et les stimulations extérieures par le moyen des nerfs, sont plus rapides, plus multipliées et donnent lieu à plus de réaction.

Sous les climats intertropicaux, la sensibilité s'exalte aux moindres causes, et se généralise de même. Aussi, une simple piqûre au talon peut déterminer des convulsions, le tétanos et la mort. Au Sénégal, une loi punit du dernier supplice les imprudences qui peuvent donner lieu à ces accidents mortels, comme celle de laisser des verres cassés sur les chemins parcourus par le pied nu des indigènes.

Si, par ces dernières remarques on voit quelle est la limite extrême de la douleur physique, on ne saurait établir avec précision quel est le degré qui la représente au début. Elle touche de près alors aux sensations agréables, et une démangeaison modérée provoque un plaisir physique. Il n'en est pas de même du chatouillement qui exagère si vite toute la sensibilité.

La secte des frères Moraves, qui a horreur de verser le sang humain, n'exécute ses condamnés qu'en leur chatouillant la plante des pieds jusqu'à la mort. Ils vous paraîtront sans doute aussi cruels que nous, car la mort rapide est la seule qu'admettent aujourd'hui nos lois. Ce personnage historique, le duc de Glocester, auquel un roi d'Angleterre, son frère, accorda le genre de mort qu'il désirait, mourut plus affreusement en plongeant sa tête dans un tonneau de malvoisie, qu'en la posant sur le billot destiné à une fin plus noblement acceptée.

9.

Le courage pour supporter les douleurs se mesure souvent sur leur intensité, sur l'habitude de leur renouvellement, qui, en diminuant la sensibilité émoussée, donne aussi à l'esprit la patience et la résignation qui le font se contenir et se complaire dans son triomphe. Quand les stoïciens niaient la douleur physique et disaient qu'elle n'était rien, ils entendaient, seulement par là, faire prédominer cette notion philosophique par laquelle ils considéraient la douleur comme une erreur dans l'harmonie naturelle, comme une nécessité passagère qui permet à l'ordre de se rétablir, enfin, une irrégularité accidentelle dans les lois qui concourent à la conservation des êtres. Aussi Zénon, chef du Portique, tombant sur une place d'Athènes, s'y cassa le bras : il était âgé de quatre-vingt-dix-huit ans, et comme on s'empressait de le relever : « O mort ! s'écria-t-il, tu pouvais t'épargner la peine de m'avertir. » Et rentré chez lui, il avala le poison dont il mourut.

Cependant, il nous paraît, en général, inutile et insensé de se faire systématiquement impassible devant la douleur. « C'est, dit Montaigne, une prétention bien cé-
» rémonieuse qui ordonne si exactement de tenir bonne
» contenance et maintien posé à la souffrance des maux.
» Pourquoi la philosophie, qui ne regarde que le vif et
» les effets des choses, se va-t-elle amusant à ces appa-
» rences externes ? Qu'elle laisse ce soin aux plaisants et
» maîtres en rhétorique... Si le corps se soulage en se
» plaignant, s'agitant, se tourneboulant, qu'il le fasse. »

En examinant les nuances de l'instinct conservateur attribué à tous les êtres animés, c'est-à-dire sensibles, et au moyen duquel ils savent très heureusement éviter les causes nombreuses des imperfections douloureuses, on découvre les règles de prudence que la nature laisse à ses créatures.

L'homme, entre tous les animaux, est, cependant, le plus mal partagé sous ce rapport; et s'il est vrai que, chez lui, les facultés intellectuelles ne s'élèvent qu'aux dépens de l'instinct, il s'ensuit qu'à mesure qu'il se distingue par les qualités de son intelligence, il se trouve dépouillé des faveurs de l'instinct, et il doit seulement trouver dans les ressources de l'esprit contre la matière, c'est-à-dire dans la lutte même, les moyens d'échapper au mal physique.

On voit rarement, chez les animaux, survenir les accidents qui résultent d'un calcul imparfait sur les rapports et les qualités des choses, et si l'opération intellectuelle du jugement leur manque, du moins ils n'en subissent pas les erreurs possibles et souvent si préjudiciables. Ils tentent rarement les escalades dangereuses; jamais ils ne goûtent des substances isolément vénéneuses; ils craignent ou recherchent certains éléments dans la mesure des convenances qu'ils leur trouvent pour leur constitution. Ils sont blessés, contusionnés, brûlés; mais, dans ces cas, ce n'est pas leur initiative qui les a compromis, et les efforts de la nature médicatrice suffisent à leur guérison, sans qu'ils aient besoin de subir les procédés d'une médication artificielle. Cette grande puissance naturelle invoquée souvent sans succès pour la médecine humaine, est proverbialement généreuse envers les animaux.

La souffrance physique n'accompagne pas toutes nos maladies, et s'il existe des douleurs dont l'acuité est extrême et le danger nul, il existe par contre des affections très graves dans lesquelles les douleurs sont nulles, et qui ne trahissent leur sinistre présage, à travers l'organisation, que par d'autres signes: Le malade, heureusement distrait par l'espérance ou l'illusion, méconnaît alors la gravité de son état.

La douleur n'est donc pas toujours cette sentinelle avancée qui provoque la vigilance instinctive de l'animal ou l'attention prudente de l'homme; il faut tenir un compte exact de sa présence ou de son défaut dans les maladies, et tout en cherchant à s'y soustraire ne point abandonner vis-à-vis d'elle, quand elle nous surprend, une contenance sage et rassise, premier effort pour la dominer.

L'observation des douleurs physiques dont le spectacle affligeant a contribué, du reste, dès le commencement de l'humanité à élever l'art heureux de la médecine, a fait apprécier aussi plusieurs circonstances de leur développement. On peut prédire qu'une douleur vive sera courte, que cette douleur se présentera par accès ou avec intermittence, et l'on sait que telle autre qui se prolonge, ne repassera pas à l'état aigu.

La souffrance spontanée ne fait que rarement une apparition brusque, et dans le malaise préliminaire qui l'annonce, on trouve comme dans ces bourrasques qui précèdent l'orage, le temps de se mettre à l'abri.

On supporte avec impatience, les premières sensations douloureuses, mais qui ne sait que nos organes y pren-

nent peu à peu de l'accoutumance, et que bientôt la douleur fléchit sous le double ascendant des forces physiques
qui s'y préparent et de la résignation morale qui la
domine.

Il est donc utile de se prémunir, à l'aide de ces considérations contre les impressions débilantes de la frayeur
qui oppriment le courage. Et puisqu'on apprécie à l'a-
vance sa résistance contre le mal par les moyens de le
tromper, on se prépare à le dominer. Un sage proverbe
fournit ici son enseignement : « Qui craint de souffrir,
souffre déjà ce qu'il craint. »

Oui, la douleur est un mal, mais il nous est donné
d'en repousser les atteintes, c'est un trait de sagesse infé-
conde et de philosophie stérile que de dire à l'homme
qu'il est né pour la douleur, et qu'il doit l'endurer sans
doute, comme dit le chanoine Charron : « Toutes les par-
» ties du corps sont capables de douleur et fort peu le
» sont de plaisir, et de ce dernier, il n'y en a que d'une
» sorte ou deux, tandis que nous avons parmi les souf-
» frances, le chaud, le froid, la froissure, la piqûre, la
» foulure, l'égratignure, l'écorchure, la meurtrissure,
» la cuisson, la langueur, l'extension, l'oppression, et
» d'autres qui n'ont pas de noms propres, tellement que
» l'homme est plus puissant à les souffrir qu'à les répri-
» mer ; » mais tout cela ne veut pas dire qu'il faille, devant tant d'ennemis, reculer impuissants et vaincus à
l'avance.

Le plaisir du corps, dit-on, est un feu de paille ; s'il
durait, il apporterait l'ennui et la fatigue ; mais les douleurs durent fort longtemps, et n'ont pas seulement cer-

taines saisons comme les plaisirs ; aussi, l'empire et le commandement de la douleur, est bien plus grand, plus universel, plus puissant, plus durable en un mot, plus naturel que celui du plaisir.

On a toujours exploré le champ de la douleur et les recoins de son domaine avec l'avidité qui plaît au courage, à la protestation ou à l'abnégation stoïque. Beaucoup de poètes ont trouvé dans leurs plaintes, l'éloquence qui touche et l'amertune qui intéresse à leurs regrets. Beaucoup de ministres de la religion se sont servis de l'argument de la douleur pour appeler les créatures à l'humilité et à la résignation, et ils sont allés au delà du sentiment de la providence en la glorifiant au profit de sa volonté. La résistance des philosophes du Portique, a été dépassée de nos jours, par l'entraînement fanatique avec lequel des religieux sectaires se sont précipités au-devant des souffrances physiques.

« Ce n'est donc pas assez que l'homme soit de fait et
» de nature misérable, et qu'outre les vrais et substan-
» tiels maux, il s'en forge et s'en fasse de faux et fantas-
» tique, il faut encore qu'il les étende, allonge, amplifie
» vrais et faux, tant il est amoureux de misère ! »

L'avenir et le passé nous tourmentent, dit Senèque, et et pour souffrir, nos avantages mêmes nous deviennent nuisibles. La mémoire nous ramène le tourment de la crainte, la prévoyance l'anticipe, et ce n'est pas seulement du mal présent que nous souffrons.

Une observation qui appartient aux moralistes comme aux médecins, c'est qu'aucun mal ne s'en va que par un autre mal, et que pour échapper à la douleur du corps ou de l'âme, il faut en accepter une autre : guérit-on sans médecines, incisions, cautérisations, diète ?

Personne n'ignore ce que peuvent la volonté et la force de l'esprit, pour surmonter certaines douleurs ; mais, dans les faits extraordinaires qui sont du domaine de l'histoire, et dans lesquels le courage semble dépasser la force humaine, est-ce, en effet, avec l'état normal du cerveau et l'intégrité de l'organe qui nous fait percevoir la douleur, que se passent ces phénomènes, qui provoquent partout l'étonnement ou l'admiration ? Cicéron, dans ses *Tusculanes,* rapporte qu'il a vu, à Lacédémone, les jeunes enfants s'entrefouetter vivement, quelquefois jusqu'à la mort, sans montrer sur leur visage aucun signe de douleur, et pour s'accoutumer à la souffrir au profit du pays.

Valère-Maxime rapporte qu'un esclave d'Alexandre se laissa brûler la main par un charbon, sans changer de contenance pour ne pas troubler un sacrifice. D'après le même auteur, Pompée, surpris par le roi Gentius, qui voulait le contraindre de déceler les affaires publiques de Rome, montra qu'aucun tourment ne le ferait céder, en laissant lui-même son doigt brûler au feu jusqu'à ce que Gentius l'en retira. Diogène de Laërce, dans la vie d'Anaxarque, dit que, brisé dans les mortiers du tyran Anaxarque, et ne voulant pas confesser sa torture, il s'écriait : « Pilez, broyez tout votre saoul le sac d'Anaxarque.... vous ne sauriez le blesser ! »

Bien des victimes s'illustrèrent devant la mort et les souffrances, et l'humanité en est fière ; mais en considérant combien aisément sont modifiés dans notre fragile machine, les divers modes de sentir et de percevoir dans les passions, le délire et les maladies, je crois que souvent une modification survenue dans le système des sensations, explique cette tolérance envers la douleur.

La réaction de la sensibilité sur les causes de la souffrance étant très variée , selon les individus , les climats et les circonstances , il n'y a pas de mesure absolue dans la douleur; c'est ainsi qu'une incision ou une brûlure de même étendue, rapportent différentes sommes de douleur chez deux patients. Les méridionaux sont plus sensibles que les gens du Nord : un proverbe dit que les premiers croient qu'on les écorche quand on les chatouille, tandis que les seconds pensent qu'on les chatouille quand on les écorche.

Dans l'état ordinaire , la sensation de la douleur se manifeste par l'attitude , les gestes et l'expression de la figure ; on a essayé de distinguer dans la nature des cris et de certaines manifestations qui lui sont opposés, l'espèce de douleur qu'on infligeait à un patient. Un chirurgien de Lyon soutenait que les sujets opérés par l'instrument tranchant , jetaient des cris très aigus , et que ceux qui étaient opérés par le feu, n'avaient que des lamentations graves.

La douleur dans les maladies ne se montre pas toujours là où siége le mal , c'est alors pour le médecin une douleur sympathique. On s'explique peu cet écho douloureux d'un mal éloigné qui retentit ailleurs , mais l'expérience le constate, cependant, très positivement, et l'on ne peut nier cette solidarité de tous nos organes , ainsi vivement manifestée : une maladie de l'articulation de la hanche donne lieu à une vive douleur dans le genou correspondant, la présence d'une pierre dans la vessie s'indique par la douleur dans le canal urinaire, une affection du foie s'accompagne d'une douleur dans l'épaule droite, une disposition morbide de l'estomac provoque une migraine ou des douleurs susorbitaires ; une maladie de la matrice s'accompagne d'élancements et de tiraillements douloureux au creux de l'estomac.

Quant à ces considérations, on ajoute les caractères différentiels des douleurs en déchirantes, brûlantes, comprimantes, etc., on multiplie les signes qui font reconnaître leur signification pathologique.

Dans les opérations chirurgicales, la douleur est affreuse, et la secousse qu'elle occasionne trouble leur résultat ; aussi a-t-on cherché de tout temps à atténuer l'intensité des sensations douloureuses, qui débilitent d'abord, puis provoquent des réactions dangereuses à l'économie déjà prédisposée au travail de réparation. Il n'est pas rare de voir des opérés succomber aux douleurs aiguës qu'on leur inflige. J'en ai vu deux, pour ma part, qui périrent avant la fin du pansement consécutif au manuel opératoire, et cependant, l'amputation de l'épaule, car c'était de cela qu'il s'agissait, avait été faite avec une si prestigieuse dextérité, que l'amphithéâtre, rempli de jeunes médecins, applaudissant le maître, confondit dans un même mouvement ses regrets et son admiration.

Il était donc naturel qu'on s'empressa d'accueillir tout moyen proposé pour amoindrir la douleur, pour empêcher les tissus entamés d'avertir le cerveau et d'y provoquer ainsi les atroces souffrances que signale l'opération.

L'emploi de divers procédés devait conduire à ce résultat. L'action du froid, la compression des troncs nerveux, l'ivresse vineuse, les narcotiques, la provocation d'une syncope au moyen de la station debout pour les opérés. Tout cela avait été essayé et avait partiellement réussi à soustraire le patient à l'intensité des douleurs, lorsqu'en décembre 1846, un chirurgien d'Amérique communiqua à ses confrères de Londres plusieurs faits tirés de la pratique de MM. Morton et Jackson, et dans lesquels les vapeurs d'éther inspirées par les malades, avaient éteint la sensibilité aux opérations chirurgicales qu'ils subissaient; le premier praticien, étant dentiste, venait de réaliser ce problème, longtemps considéré comme un ironique mensonge, d'arracher les dents sans douleur, car, sur deux jeunes gens de seize à vingt ans et sur une jeune fille de dix-huit, il fit l'avulsion de molaires sans provoquer la moindre manifestation de douleur chez ces personnes éthérisées. Bientôt, les docteurs Liston, de Londres; Fergusson, chirurgien de King's Collége, et Landsow, de Cristol, se mirent à expérimenter ce moyen préconisé, et confirmèrent par des faits nouveaux son authenticité. On l'essaya en France sur ces dernières indications de Londres, dans le courant de janvier 1847. On modifia les instruments destinés à provoquer l'engourdissement par l'éther, et les appareils pour l'inhalation se perfectionnèrent très vite. On fit comparativement l'épreuve du moyen, bien rapidement popularisé, sur de pauvres animaux qui sortirent de leur ivresse avec plusieurs membres de moins et certaines mutilations de trop, et ces diverses manœuvres, antérieurement si douloureuses, on les leur vit subir, tandis qu'immobiles et languissants, ils semblaient dormir et oublier des mauvais traitements.

Le premier malade qui voulut bien, à Paris, se soumettre aux inhalations éthérées, en vue de l'opération, fut un jeune homme entré à l'hôpital Saint-Louis pour un abcès à la jambe. Deux minutes suffirent pour l'assoupissement; le chirurgien lui fit alors une large incision, et peu d'instants après, le malade s'étant réveillé, on lui dit qu'on allait l'opérer. « Je le veux bien, puisque cela est nécessaire, répondit-il. » On lui découvrit la jambe, et il vit avec stupéfaction la béante ouverture de son abcès.

Des résultats identiques se succédèrent; on cita bien des individus réfractaires à ce moyen d'engourdissement. Chez les uns l'éther déterminait du délire, des spasmes, de l'agitation; chez d'autres, quelques congestions pulmonaires, une réaction fébrile, une hébétude prolongée ; tout cela fit d'abord craindre l'abus de cette innovation qui menaçait de passer du domaine de la thérapeutique dans les mains ignorantes qui voudraient l'exploiter.

En effet, une très grande publicité fut donnée aux phénomènes de l'inhalation, et la facilité qu'on avait de la produire, fit redouter qu'on les multipliât sans nécessité, au péril de la santé, de la raison et même des mœurs. On se rappela que l'emploi des narcotiques avait conduit les Orientaux à un lent et incurable dépérissement physique et intellectuel ; on répéta, avec à propos, que les alcooliques et les spiritueux conduisaient certains peuples du Nord à la mélancolie, au suicide et la folie, et l'on mit en opposition le spleen britannique avec l'empoison-

nement opiacé des Chinois ; enfin, considérant que l'in-
fâme débauche pouvait, dans quelques cas, abuser de la
faiblesse des sens enchaînés par l'assoupissement de l'é-
ther, on prédit des crimes que déjà la loi vient de punir.
Cependant l'importante découverte ne devait pas disparaître sous le mauvais emploi qu'il suffisait de signaler à
la prudence générale, ni céder à des craintes exagérées ;
bientôt l'éther sulfurique, étudié avec des composés chimiques analogues, comme les éthers nitrique, chlorydrique, acétique, fit connaître les règles à employer ;
lui-même il cède le pas à un composé appelé chloroforme (chlore et acide formique), qui, moins difficile à
manier, aussi actif sous un volume moindre, et ne
laissant aucune trace d'odeur et d engourdissement après
son action, suspend, aussi bien que l'éther, la sensibilité
durant les opérations chirurgicales.

Dans l'empressement enthousiaste à faire tomber,
sous de tels moyens, les douleurs physiques qui assiégent l'humanité, on aima à supposer que celles mêmes
qui accompagnent notre entrée en ce monde, et dont
souffrent toutes les mères, disparaîtraient dans l'assoupissement éthéré ; des essais prudents et modérés jus-
tifièrent ces espérances, et plus d'un fois le travail, facilité par l'apaisement, non pas des contractions propres à
l'organe qui expulse le fœtus, mais des souffrances sympathiques qu'il détermine, s'est achevé par l'inhalation.

Toutefois, comme l'effet des inspirations de l'éther est
temporaire et fugitif, et qu'on ne le renouvellerait pas,
coup sur coup, sans danger pour l'économie animale, il
ne correspond qu'à une des phases de l'accouchement et

à certaines conditions, à l'avance déterminées, du travail de la parturition ; ainsi, en même temps, se trouvent garantis et calmés, les religieux scrupules de ceux qui se rappelaient cette condamnation pour la femme, d'enfanter dans la douleur ou de puiser dans la souffrance l'amour de sa progéniture. Convient-il d'aller, par l'éthérisation, au devant des douleurs spontanées qui sont les symptômes indicateurs des maladies internes ? Non, certes, car l'état général qui les produit s'aggraverait sous ce puissant modificateur par lequel la santé normale est déjà troublée.

Il reste encore bien des points de vue à examiner dans la question de la douleur, mais je dois me contenter avant de terminer, de vous présenter quelques considérations sur ce sujet : « souffre-t-on pour mourir ; » toutefois, le côté philosophique sous lequel on envisage la mort est tout à fait réservé ; qu'elle soit avec les poètes, le terme d'un triste voyage, et la fin de nos maux, qu'elle soit avec la foi religieuse, le moyen d'entrer dans une vie meilleure, ou d'expier les fautes de celle-ci, ou enfin qu'elle soit avec le physiologiste la condition nécessaire de l'accomplissement des âges de la vie et de ses diverses périodes, c'est toujours le grand mystère livré par la providence aux inquiétudes de l'humanité, et ce n'est que par hypothèse, et présomption, qu'on peut entrevoir comment il s'accomplit physiologiquement.

Pour répondre à cette interrogation, la mort est-elle physiquement douloureuse, il faut déjà, par la pensée, se reporter au delà des souffrances qui la précèdent de plus ou moins loin, et qui la déterminent sans la constituer essentiellement, c'est notre première difficulté, car ces souffrances s'avancent aux dernières limites du domaine de la vie, un instant nous sépare de la mort, et que dire de la valeur de cet instant ? Est-ce un grand résumé de douleurs qu'aucun mortel ne racontera ? est-ce une négation de celle-ci, avec l'anéantissement de la conscience des choses terrestres ? Faut-il se contenter de s'écrier avec le poète auteur de Caligula ?

> La mort n'a point de prise aux esprits résolus,
> Elle n'est point, je suis, elle est, je ne suis plus.

Si l'on observe avec soin, l'état moral conservé intact chez quelques sujets privilégiés aux approches de la mort, et si l'on est à même d'analyser plusieurs morts qui ont lieu sous les yeux observateurs, on doit conclure que la mort se produit sans secousse douloureuse pour nos organes physiques.

Les anciens qui sortaient de la vie par le suicide, avec une toute autre idée que les modernes sur la moralité de cet acte, paraissaient ne pas craindre la douleur de ce dernier moment. Senèque qui devait mourir d'une mort dont il a raconté les phénomènes, rapporte que Tullius Marcellinus, très souffrant, se voua à la mort par abstinence et qu'au bout de trois jours de ce sacrifice, il se fit mettre dans un bain chaud où il expira dans les plus douces langueurs. C'est l'expression qu'employa Montaigne pour indiquer ce qu'il éprouva durant un long évanouissement. Lorsque le précepteur de Néron s'ouvrit les veines dans le bain, Pauline, sa femme, voulut partager son sort, mais elle ne put, à elle seule, accomplir ce dévouement, et Néron craignant l'odieux de cette mort, l'arracha à un trépas que la douleur l'empêcha de connaître.

Un célèbre médecin anglais, J. Hunter, qui n'avait jamais été atteint de mélancolie suicide, disait à un ami au moment de succomber, : « si j'avais assez de force, » j'écrirais combien il est facile et agréable de mourir. » Le fils de Bertholet, un des législateurs de la science chimique, céda au penchant du suicide, et voulant faire profiter par son trépas l'observation médicale, inquiète du phénomène de la mort, il décrivit, en s'asphyxiant, tout le détail de sa fin, et il ne parla que d'un engourdissement s'associant progressivement, non pas à la terreur, mais à l'indifférence et à l'insensibilité.

On pense que les noyés et les pendus, à cause de la lenteur de la mort, doivent beaucoup souffrir, cependant Looke rapporte qu'un irlandais retiré du fond de l'eau, se montre maussade parce qu'on avait fait cesser sa suffocation qui ne lui donnait aucune sensation douloureuse. C'est ce qui est avoué, en effet, par beaucoup d'individus aux prises avec ces mêmes circonstances.

Beaucoup d'illustres mourants conservent jusqu'au dernier soupir un sentiment de leur être, si sain et si complet qu'il semble, incompatible avec la présence de la souffrance. L'empereur Auguste mourut, debout, en donnant quelques ordres. Les derniers mots des républicains au lit de mort sont pour la France.

Dans un genre moins héroïque, on vit des moribonds parler avec la plus grande liberté d'esprit. Chacun sait la fin de Rabelais : il plaisanta, dit son dernier biographe, le bibliophile Jacob, durant toute son agonie, comme on

le revêtait de sa robe de bénédictin, il retourna le sens de ce verset : « *beati qui moriuntur in domino,* » puis il dicta ce fameux testament : « je n'ai rien, je dois beau-
» coup, je donne le reste aux pauvres. »

Un des seigneurs de la régence, près de mourir, était pressé par les siens de se soumettre aux sacrements viatiques : il fit mine d'y consentir ; mais se tournant vers son médecin pendant qu'on se préparait : « Je les attraperai bien, lui dit-il, ils croient me tenir et je m'en vais, » et il rendit l'âme.

Souvent l'émotion du destin attendu, trouble l'âme, au point de lui retirer tout sentiment ou perception. Que de malheureux, marchant au supplice, sont morts avant d'être exécutés, ou sont privés de la raison qui éclairerait leur sort ! Catherine Howard, pieuse et résignée en quittant l'évêque de Cantorbéry, se prit, devant la hâche du bourreau, d'un violent accès de rire, que sa mort interrompit.

Le supplice de la guillotine, adopté aujourd'hui dans une grande partie de l'Europe, semble le plus doux que la sévérité humaine ait réservée. Cependant, quand la mort. par cet affreux instrument, fut celle d'un si grand nombre de victimes de la révolution française, il s'éleva, parmi d'autres clameurs, une protestation scientifique contre les prétendues souffrances des suppliciés.

Les docteurs OElsner, Sœmmering et Sue, aïeul du romancier populaire que vous aimez, malgré ses écarts, soutinrent à la fois et pour conclure à son abolition, que la guillotine ne séparait les têtes de leurs troncs qu'en causant d'affreuses souffrances, manifestées par des convulsions musculaires, des morsures, faites par ces têtes aux mâchoires intactes. Ces têtes, dirent-ils, où l'âme se trouve concentrée toute entière, n'ont pas d'autre manière de produire au dehors, leurs affections et d'exprimer les angoisses qu'elles endurent. Etat cruel, ajoutèrent-ils, dont la véritable durée doit se mesurer sur sa violence, et non sur le cours de temps.

Le citoyen Sue insista sur le fait de Charlotte Corday, dont la figure, dit-il, rougit de pudeur et d'indignation, quand le bourreau, la tenant suspendue par les cheveux, osa lui imprimer un soufflet ; il pensait, en outre, que le corps souffrait de son côté, et même qu'un homme coupé en plusieurs morceaux, peut sentir douloureusement dans tous.

Ces médecins alléguaient, pour leur opinion, l'existence des monstres sans tête, dont le corps souffre ; puis les douleurs qu'on ressent aux membres depuis longtemps amputés ; ils citaient, d'après Galien, les autruches auxquelles l'empereur Commode abattait la tête dans le cirque, et qui y continuaient leur course.

Cabanis, dans une note, leur répondit d'abord, que les mouvements d'une partie n'y supposent pas toujours des sensations, pas plus que la faculté sensitive ne suppose des mouvements ; une multitude d'affections cérébrales le démontre péremptoirement. Ensuite, quand la conscience du moi est suspendue, on ne peut dire qu'il y ait possibilité de douleur, or cette conscience ne réside que dans la vie générale, et si on isole certains fibres, elles cessent de donner au centre de perception, toute espèce de sensation. On sait que pour tuer, tout à coup, et comme par la foudre, l'animal le plus furieux, il suffit de lui enfoncer un stylet entre la première et la deuxième vertèbre du cou, c'est la ressource des toréadors contre les taureaux, c'est le procédé des bouchers d'Allemagne contre les bœufs à abattre. Les personnes qui reçoivent des blessures ou des contusions à la moelle épinière, sont immédiatement paralysées de toutes les parties situées au-dessous de la lésion.

Comment la tête souffrirait-elle longtemps alors que rien ne lui parvient des organes de la vie à la sensibilité de laquelle elle sert de réservoir?

Une chute violente, une blessure reçue dans la bataille, en suspendant l'attention, ne se sentent pas immédiatement. Franklin terrassé par une forte décharge électrique, apprit de ceux qui le relevèrent, ce qui lui était arrivé. Un soldat d'Afrique me conta qu'un de ses voisins ayant reçu en rang une balle mortelle, lui demandait pourquoi il le poussait, et s'il n'avait pas reçu lui-même le coup qui fit périr ce malheureux.

Quant au trait relatif à Charlotte Corday, Cabanis annonce qu'il n'avait jamais assisté à aucune exécution capitale ; « mais, dit-il, plusieurs personnes de ma con- » naissance, ont suivi, depuis la Conciergerie jusqu'à l'é- » chafaud, la charrette qui conduisait cette femme si » intéressante, malgré les maux affreux dont elle a été la » cause, ou du moins dont elle a donné le signal ; elles » ont été témoins de son calme admirable pendant la » route et de la majesté de son dernier moment. Un » médecin de mes amis, ne l'a pas perdue de vue une » minute, il m'a dit que sa sérénité grave et simple avait

» toujours été la même : qu'au pied de l'échafaud elle
» avait légèrement pâli ; mais que bientôt son beau visage
» avait repris encore plus d'éclat. Pour cette rougeur
» nouvelle qu'on prétend avoir couvert ses joues, après
» sa décapitation, il n'en a rien vu, quoiqu'il soit obser-
» vateur clairvoyant et qu'il fût, alors, observateur très
» attentif ; les autres personnes dont je viens de parler,
» n'en ont pas vu davantage. » Vous comprenez les conclusions de tous ces lugubres détails, je ne les augmente-
rai pas, de peur que malgré leur intention toute scientifique , il ne vous plaise de la mettre de côté , eux et votre
tout dévoué.

Agréez, &c...

DU MAGNÉTISME ANIMAL.

9me LETTRE.

Du Magnétisme animal.

SOMMAIRE.

On peut le ranger parmi ces puissances adhérentes aux manifestations de la vie; mais son existence ne s'étend pas aussi loin qu'on le prétend. Enumérer les phénomènes qu'on lui attribue n'est pas le définir. — Origine étymologique du magnétisme. — Introduction de ce dernier. — L'astronome Hell, Gasner, et Mesmer. — A quel public s'adressent les adeptes emphatiques de la doctrine. — Succès de Mesmer. — Son affaire avec le ministre Breteuil. — Conclusions nombreuses de Mesmer. — Rapport académique de Bailly. — Les essais champêtres des comte et marquis de Puységur. — Le docteur Foissac en 1825. — L'Académie de Médecine de 1831. — Les Pythonisses et la police correctionnelle. — Mlle Olympe et J. Raymond. — Le magnétisme belge. — Protestation contre la doctrine.

NEUVIÈME LETTRE.

—

DU MAGNÉTISME ANIMAL.

En dehors des forces qui assujettissent la matière organisée, comme la matière inorganique, et que nous désigne la physique, sous les noms de gravitation, attraction, pesanteur, affinité, cohésion, il existe d'autres puissances, qui sont, sinon inhérentes, au moins, et selon l'expression des physiologistes allemands, adhérentes aux manifestations de la vie.

Ces puissances, vous les connaissez encore dans leur action spéciale, au milieu de la nature, et vous comprendrez, sans peine, qu'elles se produisent au sein de l'organisme pour aider les fonctions de la vie ; telles sont : l'électricité, la force vitale, la chaleur, et peut-être le magnétisme particulièrement défini.

Mais, l'action de cette dernière force est-elle ce que les gens du monde la soupçonnent, devient-elle sensible par les phénomènes que la crédulité lui reconnaît, et que le charlatanisme accuse ? Non, certes, et c'est pourquoi je me suis imposé, dans cette lettre, de vous présenter les considérations que soulève le titre qui vous est apparu en l'ouvrant.

On se sert de l'expression, magnétisme animal, pour

désigner une influence réciproque, s'exerçant ou paraissant s'exercer entre deux individus par suite de rapports qui mettent en jeu, leur volonté, leur imagination , et la sensibilité de leur système nerveux.

Ce n'est pas une définition du magnétisme que cette énumération des phénomènes qui semblent le constituer, car, comment dégager de l'inconnu qui l'obscurcit déjà, à nos yeux, une découverte dont la réalité est contestable, et dont les signes sont si peu explicites, même pour ceux qui sont disposés à la reconnaître? L'astronome Laplace disait : « les phénomènes singuliers qui résultent de » l'extrême sensibilité des nerfs , dans quelques indivi- » dus, ont donné naissance à diverses opinions sur l'exis- » tence d'un nouvel agent nommé magnétisme animal. » Mais quelle est la spécialité de ces phénomènes, dont dépend l'existence admissible de ce nouvel agent? c'est précisément ce qu'il faut mettre en question. Suivant un médecin distingué, qui croit au magnétisme animal, celui-ci consisterait dans un état insolite et anormal du système nerveux , présentant une série de phénomènes déterminés, chez certains individus, par l'influence d'une personne exerçant certains actes dans le but de produire cet état : mais, qui prouve, d'après cet énoncé, que les actes dont il s'agit produisent un fluide ou une force réelle dont dépendent d'une manière nécessaire les phénomènes magnétiques?

Avant de poursuivre ce sujet, arrêtons-nous sur les antécédents étymologiques de l'expression magnétisme animal. L'aimant, en latin, *magnes* , est un oxide de fer très répandu dans la nature, et qui a pour propriété d'attirer le fer métallique. Sur cette faculté est établie, vous le savez, la boussole dont l'aiguille aimantée se dirige vers les pôles de la terre, parce qu'elle se met en rapport de courant magnétique, avec la force des aimants renfermés au sein du globe : mais, déjà, au temps des médecins d'Alexandrie, les Arabes considéraient l'aimant comme un moyen curatif contre les dangers attribués au fer absorbé. Avicenne le conseillait alors à la dose de quatre grammes dans du miel de mercuriale ; et au cinquième siècle, OEtius d'Arrida commença à le prescrire dans les maladies du système nerveux. En 1667, un bateleur ayant avalé une lame de couteau, Oswald Grolius lui appliqua un emplâtre composé de poudre d'aimant sur l'estomac, et il affirme, qu'attirée par l'oxide de fer, la pointe de l'instrument parvint, peu à peu, au dehors, et pût être ainsi extraite chez son malade. De nos jours, une parcelle d'acier fixée sur l'œil, a été extraite par un morceau d'aimant exerçant sur elle une forte attraction.

En 1772, P. Hell, astronome de la cour de Vienne, avait mis à la mode l'usage des pierres d'aimant artificiel ; ce moyen ayant obtenu une grande vogue, Mesmer s'y associa, et ce fut avec l'aide de ce compagnon qu'il commença la série des cures merveilleuses dont le secret pouvait bien être alors l'influence des courants magnétiques sur l'économie animale, en proie à des désordres nerveux.

Mais, il ne s'agit pas ici du magnétisme médicinal, car Mesmer, à peine abrité sous le manteau de sa popularité, le rejeta, déclarant que les effets par lui obtenus dépendaient moins de l'aimant que d'une faculté inhérente à sa propre personne, et qu'il pouvait guérir ses malades par la seule apposition des mains sur la partie souffrante, ou même, de loin et à distance.

On était alors en 1775, l'Allemagne, qui fut depuis la renaissance des lettres, et resta le refuge des savants et des philosophes, des poètes et des rêveurs, écoutait, alors, avec faveur, les mystiques et les illuminés, les martinistes et les francs-maçons, tolérés par les habitudes de son gouvernement paternel. — Mesmer fut-il de bonne foi, dès le principe, ou se montra-t-il précisément comme le type de ces natures individuellement prédisposées à l'exaltation maniaque et aux innovations les plus bizarres? il est difficile de l'apprécier. Cependant j'incline à penser, qu'il fait suite à cette foule d'esprits intelligents mais déréglés, plus inspirés qu'érudits, plus impatients à s'imposer que scrupuleux sur les moyens d'y parvenir, et dont l'histoire de tous les temps nous fournit des exemples.

Contemporain de Mesmer, vivait, alors, en Suisse, Jean-Joseph Gassner, curé de Kloesterle dans le canton des Grisons. Cet homme passait également pour guérir, mais par influence divine, les malades sur lesquels il élevait les mains : obligé par l'évêque de Constance, qui soupçonnait sa bonne foi, de se soumettre à l'examen du directeur de son séminaire, il déclara n'avoir pas eu la pensée de faire des miracles, mais s'être élevé au pouvoir, que l'ordination conférait aux prêtres, d'exorciser, au nom de Jésus, le diable qui causait, par sa présence dans le corps, tant d'intraitables maladies: on toléra, donc, qu'il continuât ses exorcismes, et notre thaumaturge, dé parcourir villes et campagnes, précédé, dans le stupide vulgaire de cette prodigieuse renommée d'apaiser, par son intervention, toutes les révoltes diaboliques. Il défendit, même, par écrit, contre plusieurs médecins, les cures qu'il faisait, et s'attira à Ratisbonne tant de crédules et tant d'argent, qu'un rescrit de l'empereur Joseph II, en 1777, lui enjoignit de quitter la place.— Mais le prélat de la ville le protégeant, il put se retirer à Ellevangen, puis à Bondorf, où il épuisa, car tout passe en ce monde, même aussi l'erreur, le trésor de sa mensongère puissance et mourut dans l'oubli en 1779.

Mesmer, témoin, disait-il, de plusieurs cures opérées par Gassner, les certifia, en se gardant bien d'en donner la même explication que lui ; car ce n'était plus le temps d'y prétendre, au moment où l'émancipation religieuse et philosophique, communiquée aux esprits par la France du dix-huitième siècle, repoussait la croyance ridicule des possessions diaboliques ; Belzébuth alors n'avait plus droit d'élire domicile au corps d'un pauvre malheureux, pas plus que les prêtres n'avaient la mission ou le pouvoir de le faire déloger. Aussi, invoquer quelque chose de tout nouveau, fût-il, pour l'ingénieux Mesmer, la ressource à laquelle il se dévoua encore avec avantage.

Déjà, il s'était fait connaître, en Allemagne, par une dissertation dans laquelle il soutenait que les astres exerçaient sur le corps humain une influence déterminée, en raison des principes d'attraction mutuelle qui s'exerce entre tous les corps de l'univers. Un fluide subtil, remplissant le monde, sert d'intermédiaire à leurs communications, et, sur eux, ce fluide se concentre ou s'éparpille, selon diverses circonstances; sa quantité plus ou moins grande constitue, dans l'économie animale, les maladies qui l'affligent. Mais si quelques privilégiés peuvent dégager d'eux ce fluide, le manier et rétablir l'harmonie de son action dans le corps, alors il peut rendre la vie et la santé à ses concitoyens.

Mesmer était un de ces heureux mortels dont le fluide magnétique, bienveillamment dispensé sur ses semblables, rendait aux sourds l'ouïe, aux aveugles la vue, aux paralytiques le mouvement, à tous le bonheur perdu ! Dans Vienne, une guérison trop vantée (celle d'un jeune aveugle), et qui s'était démentie après un peu de temps, ameuta contre lui les honnêtes bourgeois, qui le forcèrent d'aller construire ailleurs l'édifice de sa fortune. Ce fut alors qu'il vint à Paris, en 1778, s'y plaignant, car il faut à un martyr la persécution et la pitié, s'y prétendant victime de l'ignorance et de la jalousie, et destiné à y rencontrer des adeptes et des ennemis.

La grande ville était peu disposée à accueillir ce Newton d'un nouveau genre, et ce n'était pas quand l'Allemagne elle-même commençait à se méfier du fluide universel, dont on voulait l'embarrasser, qu'en France on allait réchauffer ce produit de l'illuminisme et de la rêverie.

Cependant la société française était avide de connaissances nouvelles, attentive à toutes les découvertes dont l'installation devait succéder aux ruines de l'analyse et de la décomposition des croyances superstitieuses ; voulant, enfin, fixer ses inquiétudes et son découragement, en adhérant aux promesses d'un dogme nouveau dans la science et dans la politique.

Précurseur fort indigne de la rénovation, Mesmer parut, d'abord, chez les oisifs et les ennuyés du grand monde. Le voyez-vous, d'ici, avec son associé d'Eslon, médecin de la cour, occupant une maison élégante, se tenant dans un salon à demi-éclairé et richement drapé? De douces senteurs embaument l'air, la musique fait entendre ses sons énervants : tout promet aux sens une agréable langueur ; une foule de jeunes femmes, riches et de mœurs faciles, entoure une petite cuve de bois, ouverte comme la boîte de Pandore, aux trésors et aux maléfices. Mais voici le prophète avec son habit brodé de soie lilas ; il tient en main une baguette, et la promène magistralement sur l'assemblée.

Au fond de la cuve fermée par un couvercle à deux pièces il y a de l'eau, des bouteilles en rayon, du verre pilé, de la limaille de fer, et autres objets qui y sont ridiculement confondus ; puis, par des trous percés dans le couvercle sortent des tiges de fer mobiles et terminées par des boutons. Ces boutons s'appliquaient contre les parties qui avaient besoin du fluide qu'ils émettaient. En outre, des cordes liaient, ensemble, par les genoux et les coudes, des personnes de sexe différent, chez lesquelles le fluide régénérateur de la santé devait harmoniquement circuler.

Maintenant, êtes-vous étonné de l'attrait de telle rencontre, pour ces individus à imagination exaltée ou pervertie? qui malades par caprice, curieux par désœuvrement, cherchant souvent galantes aventures, allaient là, se retrouver par un hasard prévu, éprouver des émotions sympathiques, jouer, en un mot, près du grand prêtre de la doctrine , dont ils étaient les énergumènes , une sotte et coupable comédie.

Mesmer disait avec emphase : l'art de guérir parviendra par l'influence du magnétisme à sa dernière perfection, et il adjurait les médecins d'écouter cette importante vérité, savoir : que la nature offrait un moyen universel de guérir et de préserver les hommes : aussi la foule des naïfs et des enthousiastes se pressa quelque temps autour des baquets mesmériens , et l'apôtre allemand déroula, dans un catéchisme *ad hoc,* vingt-sept propositions axiomatiques. Je vous ferai grâce de leur complète énumération ; mais je dois vous dire que ces aphorismes peuvent s'étendre ou se condenser les unes dans les autres, de telle sorte que le nombre n'en est pas rigoureusement fixé ni cabalistique, et qu'avec un point, une virgule et un alinéa, on le change à volonté. Voici les principales propositions dont il s'agit : N° 1, il existe une influence mutuelle entre les corps célestes, la terre et les corps animés. N° 2, un fluide universellement répandu et continué de manière à ne souffrir aucun vide, dont la subtilité ne permet aucune comparaison, et qui , de sa nature, est susceptible de recevoir , propager et communiquer toutes les impressions du mouvement, est le moyen de cette influence. N° 8, le corps animal éprouve les effets alternatifs de cet agent , et c'est en s'insinuant dans la substance des nerfs qu'il les affecte immédiatement. N° 11, l'action et la vertu du magnétisme animal , peuvent être communiquées à d'autres corps animés ou inanimés, et cette vertu magnétique peut être accumulée, concentrée, transportée.

Ainsi armé de son évangile, Mesmer croyait conquérir le monde à sa foi, et plus ou moins sincère dans la confiance qu'il montrait au dehors, il se présenta devant les corps savants pour faire juger sa doctrine. La Faculté de Médecine repoussa d'abord sa demande d'examen. Mais soutenu de l'habileté de d'Eslon, qui hantait la cour, et du patronage de Marie-Antoinette, cette malheureuse femme dont l'esprit d'intrigue et d'orgueil fit aux malheurs de la France une part si grande, notre allemand obtint une commission présidée par Lassone, chirurgien du roi, et composée de membres de l'Institut des Sciences.

Ceux-ci, partant de cette idée, que les phénomènes du magnétisme, s'il en existe de sensibles, avaient de l'analogie ou de l'identité avec ceux de l'électricité, dirigèrent leur expérimentation dans ce sens, et proposèrent l'épreuve suivante : Une personne choisie par Mesmer devait être placée dans un angle d'un salon, les yeux exactement bandés ; vingt-quatre médecins parmi lesquels il se trouverait, passeraient successivement devant cette personne, en silence, et en exécutant exactement toutes les manipulations qu'il ferait lui-même. Il changerait de rang à chaque tournée, de manière que la personne ne pût s'en douter ; de la sorte, on verrait bien si elle sentait un fluide qu'il lui transmettrait et que lui seul était apte à lui communiquer selon sa théorie : mais il refusa, disant : « que d'autres que lui pouvaient influencer magnétiquement la personne sans qu'on pût en conclure qu'il ne possédait pas le fluide spécial en question. » Après ce refus, il fut mis un peu en oubli ; mais la cour, par l'organe du ministre Breteuil, lui proposa une pension de trente mille écus, plus, 300,000 livres, et le cordon de St.-Michel, s'il voulait confier à des médecins désignés le secret de la science, jugée, toutefois, authentique. Pensant aux tracasseries que ce marché allait lui causer, il s'y refusa ; son ami d'Eslon, continuant de son côté à séduire force prosélytes et aussi mettant seul dans sa caisse les bénéfices de la commandite scientifique, le maître se fâcha, se plaignit de l'ingrat, et partit une première fois ; mais un petit public enthousiaste et exalté le rappela, ouvrit pour lui une souscription de cent actions à cent louis, bientôt couverte, et assura ainsi à l'heureuse France le retour de ce prophète.

Ce fut alors que le gouvernement se préoccupa de la question du magnétisme animal, à l'ordre du jour, et en confia l'examen à une commission de l'Académie des Sciences, où parut comme rapporteur le célèbre et infortuné Bailly. Voici les conclusions de son travail : « 1° il n'existe aucun fluide particulier qui mérite le nom de fluide magnétique ; 2° tous les effets obtenus ne sont que le résultat de l'imagination frappée ; 3° les crises produites dans les traitements magnétiques peuvent être dangereuses et jamais utiles. » Nous ajouterons, du reste, que les maux produits par l'imagination peuvent aussi guérir par elle, et que, semblable à la lance d'Achille, elle répare les blessures qu'elle fait.

Le rapport de Bailly, dit un des zélés propagateurs actuels de la prétendue doctrine magnétique, est le procès en règle du mesmérisme et « sans contredit, les conclu» sions qui le terminent étaient de nature à trancher dé» finitivement la question, si, dit-il, les jugements des

» hommes pouvaient porter atteinte à la vérité, mais la
» vérité est éternelle comme Dieu..., on peut la mau-
» dire ou l'honorer, la proclamer ou la proscrire... cela
» ne change rien à son existence...» C'est, en effet, ce
que nous pensons avec l'auteur dont il s'agit, et c'est ce
qui nous fait espérer que l'erreur ou la folie du magnétisme animal ne prévaudront pas, dans votre esprit !
après ce que vous allez en connaître — Mesmer ne résista
point à ces dernières épreuves, il s'enfuit en Allemagne,
il y passa d'assez longues années, mais il y mourut, bien
oublié, à Marsbourg, en mars 1815.

Telle est la première phase de l'histoire du magnétisme,
que je voulais vous donner. La seconde est plus curieuse
encore et tiendra la fin de ma lettre ; je n'apprécierai
pas, dogmatiquement, une théorie qui pour moi ne s'appuie sur aucuns faits, aucuns raisonnements plausibles ;
je me contenterai de rappeler les protestations les plus
générales et les interprétations mêmes indulgentes qui,
à vos yeux, feront, sans doute, justice de la découverte
dite magnétique.

Croire avec Mesmer, à un fluide universel, dont l'accumulation chez certaines individualités organiques, peut
servir à compenser l'excès ou le défaut qui y altère l'é-
quilibre nécessaire à la santé de chacun, croire avec
Mesmer que l'émission de ce fluide, dégagé spontanément
par la volonté, suffit à produire, sur un voisin, des
crises, des mouvements nerveux, des convulsions et par
suite des guérisons, c'est déjà faire preuve d'une grande
faiblesse ; car, enfin, la certitude scientifique manque
dans ces cas, tout à fait ; ce sont des hypothèses qu'on

donne pour expliquer l'action nerveuse, et les impressions morales qui se produisent sous l'influence d'une foule de causes diverses : mais, penser avec les disciples de Mesmer, que ce fluide produit un sommeil spécial, et que pendant ce sommeil, les sens sont transportés, l'intelligence doublée ou différente, la lucidité de l'esprit tellement parfaite, qu'elle ne connaît pas les difficultés du temps, ni de l'espace physique, celle des sciences ou des langues, de la grammaire ou des arts; penser cela qu'est-ce faire ? sinon preuve de folie avec celui qui le fait croire?

L'électricité, la chaleur, et ce que nous nommons la force vitale, se font apprécier dans leurs manifestations, elles laissent à l'esprit une conviction positive de leur réalité : l'électricité met son existence en évidence à tout contact avec des corps hétérogènes; on peut, à l'aide de moyens artificiels en manifester les signes. Mais à quels caractères spéciaux reconnaître le magnétisme animal, quels changements particuliers dans la combinaison des corps, exerce-t-il comme ceux de la chaleur ou de l'électricité ?

On a observé qu'une aiguille d'acier, plongée dans les nerfs de la cuisse d'un lapin, attirait ensuite la limaille de fer; on sait que l'application des aimants provoque des effets déterminés dans la sphère animale, chez des personnes en santé et chez d'autres atteintes de douleurs ou de spasmes. Mais ce magnétisme qui peut être démontré dans tous les corps, et qui s'observe, au dire des physiciens allemands, dans toute substance inorganique ou vivante, placée contre une cloison en planches, un mur, ou un arbre, de manière à montrer une polarité boréale et une polarité australe, ce magnétisme n'est pas celui de Mesmer.

Le fluide mesmérien n'est pas même celui dont parlent nos magnétiseurs modernes, qui ont à leur disposition sybilles, pythonisses, prophètes et devins, sous le nom de sujets lucides du magnétisme animal.

Le magnétisme à polarité des physiciens, c'est l'expression d'un agent analogue à l'électricité, facile à apprécier dans les substances minero-métalliques et dont les savants Ampère, OErsterd, et Biot, ont fait connaître les manifestations régulières, les courants, le mode de transmission et les effets généraux dans la nature des corps.

Il n'est pas probable que l'organisme humain échappe à celui-là, et que nous fassions, en tant que substance organisée, exception à la règle commune. Mais que dans notre économie, cette force générale de la nature agisse comme je vais vous le raconter, d'après l'exposé de la doctrine actuelle des magnétiseurs en crédit près du vulgaire, c'est ce que vous refuserez d'admettre, c'est ce qui provoquera votre dédaigneuse incrédulité.

L'enthousiasme que le magnétisme provoquait au temps de Mesmer était encouragé par l'exaltation des esprits en France et en Allemagne sur la fin du dix-huitième siècle, et par les approches de la révolution. Alors une foule d'intrigants, mêlés aux sociétés secrètes, sociales et politiques, remuaient les imaginations, et ceux-là devenaient tout à fait excentriques qui déjà tendaient à l'originalité dans leurs dispositions morales et intellectuelles.

Ce fut alors que deux frères riches et influents, l'un

mestre-de-camp au régiment de Languedoc, dont il magnétisait les soldats inoccupés ; l'autre, seigneur résidant
à Buzancy, dans le Soissonnais , où il magnétisait ses
arbres , ses paysans et ses paysannes, prétendirent tous
deux que , dans les faits du magnétisme, on avait jusqu'alors négligé les phénomènes les plus importants. « Je
ne puis tenir, » écrivait l'aîné, marquis de Puységur ,
en mars 1784 , à l'un des membres de la société d'harmonie , fondée pour la propagation du magnétisme ; « je
» ne puis tenir, Monsieur, au plaisir de vous faire part
» des expériences dont je m'occupe dans ma terre ; je
» suis d'ailleurs si agité, je puis dire si exalté, que je
» sens qu'il me faut du relâche , du repos, et j'espère le
» trouver en écrivant à quelqu'un qui puisse m'entendre.
» J'allai voir hier un paysan , homme de vingt-trois ans,
» alité depuis trois jours , par l'effet d'une fluxion de
» poitrine. La fièvre venait de faiblir. Après l'avoir
» levé, je le magnétisai ; quelle fut ma suprise, de voir
» au bout de dix minutes cet homme s'endormir paisi-
» blement, sans convulsion ni douleur. Je poussai la
» crise, ce qui lui occasionna des vertiges ; il parlait ,
» s'occupait tout haut de ses affaires. Lorsque je jugeais
» ses idées devoir l'affecter désagréablement, *je les ar-*
» *rêtais et cherchais* à lui en inspirer de plus gaies. Il
» était facile de le faire, ajoute le marquis, en nourrissant
» chez le patient des idées qu'on voulait lui donner. Après
» une heure ainsi passée, le malade qui depuis cinq jours
» ne prenait rien, mangea du pain et ne mourut pas. »
Là est le point de départ de bien d'autres exagérations
et mystifications ; le magnétisme était transformé.

En 1825, le docteur Foissac proposa à l'Académie de Médecine plusieurs faits de somnambulisme à examiner. Voici ce qu'il disait : « L'isolement, l'insensibilité, l'exal-
» tation de l'intelligence, l'intuition des remèdes, la vue
» sans le secours des yeux, la prévision, la communi-
» cation muette des pensées appartiennent au magné-
» tisme. Moïse, Jésus, les apôtres se servirent plus ou
» moins sciemment de son influence. Le premier, élevant
» les mains sur Josué, le fit triompher des Amalécites
» par magnétisme ; le second, touchant les yeux des
» aveugles, les opérait par magnétisme. » (Voyez page 160 de rapport et discussions, par le docteur Foissac. Paris, 1833.·)

Ce fut seulement en 1831 que l'Académie de Médecine fut mise en demeure de s'expliquer (ce qu'elle ne fit pas collectivement), sur le magnétisme, d'après le rapport de sa commission, instituée en 1825, à l'effet d'examiner les prétentions des novateurs magnétologistes.

Parmi les conclusions du rapporteur, je vous ferai lire celle-ci, inscrite sous le n° 10 : « L'existence d'un carac-tère unique, propre à faire reconnaître, dans tous les cas, la réalité d'un état de somnambulisme, n'a pas été constatée » ; et cette autre, n° 12 : « Comme, parmi les effets attribués au somnambulisme, il en est qui peuvent être simulés (le somnambulisme lui-même peut quelque-fois être simulé), et fournir au charlatanisme des moyens de déception ; ainsi, dans l'observation de ces phéno-mènes, qui ne se présentent encore que comme des faits isolés, qu'on ne peut rattacher à aucune théorie, ce n'est que par l'examen le plus attentif, les précautions les plus sévères , et par des épreuves nombreuses et variées qu'on peut échapper à l'illusion. »

En somme, un croyant magnétiste pense que la lucidité d'une somnambule peut servir la thérapeutique avec plus de certitude que ne le pourrait faire l'homme éveillé le plus intelligent et le plus expérimenté. Ce croyant est persuadé encore que les somnambules magnétiques ont la faculté de prévoir les actes de l'organisation dont ils ne connaissent pas les rouages, dont ils n'ont jamais examiné la disposition, dont ils ignorent la physiologie élémentaire. Cet enthousiaste admet, enfin , qu'un magnétiseur a tout pouvoir moral sur l'être qu'il vient d'endormir, qu'il peut l'enlever à l'atmosphère d'hommes et de choses qui lui sont funestes , souffler sur toutes ses douleurs , quelles qu'elles soient, pour les dissiper ; changer ses pleurs en rires et son chagrin en joie ; son père , sa mère , lui manquent-ils , le lui faire voir ; avec rien lui donner la sensation satisfaisante d'un repas splendide, s'il a faim; d'une boisson délectable s'il a soif, etc. — Un fait d'observation qui témoigne combien la prédisposition au merveilleux, et combien la faiblesse de l'intelligence , en lutte avec les éléments nerveux prédominants de l'organisme , facilite la chute des victimes du magnétisme, c'est que, d'une part, ce sont des femmes, en général, ou des individus exceptionnellement impressionnables qui en subissent les émotions, et que, d'autre part, ces personnes subissent ces réactions dites magnétiques , sans perdre le sentiment intérieur qui fait, contre tant d'erreurs, protester leur bon sens, leur jugement et leur religion.

Pensez-vous , par exemple , leur faire avouer une injurieuse et déplorable assimilation entre le pouvoir moral des apôtres de l'humanité et de la vertu, et le pouvoir sorcier des convulsionnaires et des fous, entre la nature divine des réformateurs du monde, et le crime ou la maladie des devins, des sybilles et des fanatiques de tous les temps et de tous les pays? Non ! Et cependant les professeurs de magnétisme font sans cesse cette assimilation. Les passes magnétiques, l'influence de l'imagination, la contagion de l'exemple, jettent bien des désordres sur le système nerveux de ceux qui doutent, alors, s'il y a fluide magnétique, et s'assujettissent au joug des magnétiseurs.

On ne songe pas assez, dans le public, aux conséquences exagérées et stupides auxquelles on est entraîné par l'admission des faits magnétiques. Qu'y a-t-il, en effet, de secret ou de caché, en ce monde, si la lucidité somnambulique existe? Pourquoi, maintenant que les sujets lucides sont si nombreux et qu'il y a tant de souffrances réfractaires au soulagement, est-on encore en peine, avec eux, d'essayer, de chercher et d'appliquer divers traitements à ces maladies; mais, pourquoi, franchissant le domaine médical, le sujet lucide n'irait-il pas annoncer, à qui de droit, ce qu'il voit de plus loin que tout le monde? les événements, les troubles politiques, les batailles, les incendies, les tempêtes, les trésors cachés; pourquoi ne vous dirait-il pas, à cent lieues d'ici, votre ami fait telle chose, votre frère se porte bien, votre correspondant fait faillite, la rente baisse, tel accident est arrivé à tel chemin de fer? etc. — Loin de là, les détenteurs du fluide magnétique sont bien modestes, partout où ils sont appelés, et ils ne marchent que sur une réquisition faite avec promesse d'indemnité, ce qui prouve assez mal leur tendance apostolique ; partout ils réduisent la représentation à l'invariable scène de faire lire à leur sujet lucide, à travers un bandeau, une lettre, des noms, des chiffres contenus sous une enveloppe quelconque ou de faire dire l'heure qu'il est à une montre placée sur la nuque ; alors le sujet répond : la grande aiguille est sur le 3 et la petite près du 40, au lieu de dire, moins singulièrement, il est dix heures un quart (ce qui serait une imprudence, car ils ne font que voir et ne se chargent pas de faire un simple effort de raisonnement, ces somnambules ! or, quand les yeux fixés sur l'horloge, vous dites il est dix heures un quart, vous faites une opération intellectuelle et non magnétique) ! C'est par un procédé aussi naïvement adroit, qu'ils décrivent des maisons qui se ressemblent, des appartements qui ont un ameublement à peu près identique, des *villas* à la campagne que la mode et le luxe décorent partout, selon les mêmes exigences. Que risquent-ils à changer en lucidité, une probabilité presque certaine ? à affirmer au lieu de douter ? Si une pénalité, quelle qu'elle soit, planait audessus des erreurs de leur clairvoyance, si une menace plus ou moins désagréable devait se réaliser sur chaque inexactitude par eux commise, si même un pari dont ils subiraient, en cas de mauvaise chance, les éventualités plus ou moins coûteuses, intervenait pour gêner l'émission du fluide magnétique, soyez sûr qu'au lieu de compter par quartier ou par rue dans Paris, les lucides sujets qui l'amusent, le public parisien, le plus spirituel, dit-on, de l'univers, aurait bientôt fait de renverser les tréteaux de tant de charlatans ! car c'est lui qui verrait le plus clair à ce nouveau jeu.

Voir sans les yeux c'est l'affaire des magnétisés lucides les plus vulgaires, mais goûter par le talon, sentir par les oreilles, entendre le chinois sans l'avoir appris, voilà ce qu'ils réalisent sur la corde raide de leur téméraire audace, et cela quand ils sont assez peu avancés dans le métier. — Je vais, pour terminer cette lettre, vous découvrir quelques supercheries, dont les exploitants du magnétisme ont été accusés et convaincus, et qu'ils continuent d'employer, malgré tout, dans les salons où ils sont appelés.

D'abord le taffetas gommé dont les yeux de Mlle Olympe étaient couverts, n'empêcha pas, au bout de plusieurs heures de patience, le professeur Gerdy, de lire à travers aussi distinctement que la somnambule; en effet, la colle de poisson détrempée peu à peu, laisse passer la lumière.

Au taffetas gommé, on ajouta le coton et la terre-glaise; Mlle Prudence portait sur les yeux cet incommode appareil qui devait satisfaire les plus soupçonneux. « Je voulus » expérimenter sur moi-même ce moyen d'occlusion, dit » le docteur Péïsse, je fis des expériences conjointement » avec le docteur Dechambre, je n'en dirai que les résul- » tats : elles nous prouvèrent que cet appareil n'empê- » chait nullement de voir et que la lumière pouvait faci- » lement arriver à l'œil dans plusieurs directions et de » plusieurs manières.

» Voulez-vous que ma somnambule transporte sur la

» partie du corps que vous désignerez, le sens du goût et
» de l'odorat,» disait à Jean Raymond, en mars 1847,
un fin magnétiseur qui voulait le séduire. « Volontiers,
» répond celui-ci, mais à une condition, c'est que j'ap-
» pliquerai moi-même la substance et que vous en igno-
» rerez la nature.» Alors J. Raymond fit préparer un peu
d'eau sucrée, du sucre en poudre, de l'eau-de-vie, de la
moutarde, un liniment oléo-calcaire, du sel, du poivre,
du vinaigre, tous objets qu'on trouve dans les ménages,
et les fit étaler sur une tablette à laquelle la somnambule
tournait le dos, mais qui était bien en évidence pour le
magnétiseur auqnel il faisait mine de vouloir les cacher.

Quand ces apprêts furent terminés, « quelle partie du
corps désignez-vous? » dit le magnétiseur. « La nuque, »
répondit J. Raymond. Le magnétiseur magnétisa la nuque
et assura qu'on pouvait procéder à l'expérience.

Adroitement et sans être vu de personne, J. Raymond
avait pris de la main gauche une pincée de sucre en
poudre; au moment de l'expérience, il fit semblant de
puiser dans sa tabatière une pincée de tabac, puis faisant
immédiatement passer le sucre de la main gauche dans la
droite, il l'appliqua sur la nuque : « Attention ! Julie ! »
dit le magnétiseur, et Julie d'éternuer, de dire que sa
nuque respirait du tabac, de faire force grimaces;—à ce
manége continué, le magnétiseur souriait avec une vani-
teuse satisfaction, lorsque Jean Raymond, faisant appro-
cher les assistants, leur montra la nuque de Julie toute
blanche de la poudre de sucre, tandis que sa figure se
prit à rougir de confusion.

A Londres, l'an dernier, une personne restée inconnue,

avait fait déposer à la banque de MM. Bal et Cie., une banknote de 100 livres pour être remise, suivant avertissement publié, à l'individu qui découvrirait par somnambulisme ce qui était inscrit dans l'enveloppe annexée au dépôt. Bien des lettres contenant des révélations magnétiques arrivèrent d'Angleterre, d'Amérique, aucune ne reproduisit le contenu du paquet, qui étant ouvert au délai fixé, laissa voir ces mots : « à Œdipe, mais à Œdipe seul. » En effet, le fils de Laïus et de Jocaste, qui découvrit l'énigme du Sphynx de Thèbes, devait seul mériter une telle récompense..

Le magnétiseur Laurent et sa somnambule X. donnaient, en Belgique, des séances qui avaient jeté une vive émotion dans le corps medical lui-même. Entre autres expériences, il faisait celle-ci, qui convertissait tout le monde : on donnait un ordre au magnétiseur qui, sans ouvrir la bouche et sans faire aucun geste, devait le communiquer à la somnambule, qui l'exécutait après quelques secondes.

Laurent ne disait mot, sa mimique était nulle et même il fermait les yeux, mais par ses mouvements d'inspiration et d'expiration il se mettait en rapport avec sa somnambule : il inspirait brusquement, lentement, par saccades ou sans interruption ; il expirait de même, et résumait ainsi, d'après le docteur Gromelinck, un système rappelant celui des instituteurs célèbres des sourds et muets.

Mais je m'arrête, parce que j'espère que vous en êtes au même point que moi, c'est-à-dire à la négation des faits de révélation magnétique et à l'assimilation des phé-

nomènes magnétologiques, à ceux dits nerveux, névro-
pathiques, électriques et électro-dynamiques.

Les adeptes de l'étrange innovation dont il s'agit, vous
disent : venez voir..., doutez humblement, avant de nier ;
ne récusez rien : tout d'abord j'étais comme vous hos-
tile et ironique, etc... Mais non, mille fois non, je
n'irai pas voir davantage quand mes instincts et ma raison se révoltent, je ne veux pas les exposer à ces luttes
contre lesquelles tout en moi proteste; je veux rester plus
indépendant, et que l'expérience seule, aidée par le jugement, me dirigent personnellement.

Agréez, &c...

DES VOYAGES.

10me LETTRE.

Des Voyages.

SOMMAIRE.

C'est un moyen banal et cependant précieux de traitement dans certaines maladies. — Le conseille-t-on pour échapper à la responsabilité médicale. — Il est toujours une ressource de préservation. — Les anciens l'adoptaient, bien que privés de ce qui le facilite. — Détails à cet égard.—Les changements de séjour ne sont pas des voyages. — Les voyages conviennent dans les maladies chroniques et dans les convalescences. — Voyages à pied et autres. — Distinctions à ce sujet. — Navigation et mal de mer; sa théorie. — Hygiène propre au voyage. — Tempérance nécessaire pendant la route.— Quelle est la mélancolie bien traitée par les déplacements. — De l'acclimatement et de la nostalgie. — Maladies spéciales à certains climats. — Antipathie de mouvement, vaincue par les divers procédés de locomotion. — Conséquences des voyages pour l'esprit, les mœurs. — La civilisation et la liberté. — Oiseaux migrateurs. — Les phthisiques en Italie, à Nice, et dans la vallée du Funchall, à Madère.

DIXIÈME LETTRE.

—

DES VOYAGES.

Le médecin utilise dans le traitement des maladies, tous les moyens dont il peut disposer, toutes les influences qu'il croit favorables. Parmi ces ressources, il faut compter les voyages ; cependant, quoique sage et rationnel, il est devenu si banal et si vulgaire, ce mode de traitement, que les gens de l'art se font certain scrupulo d'en parler, et sont disposés à laisser à la pratique routinière, le soin de le vanter, quand elle se sent à bout de ses forces, et qu'elle a épuisé l'arsenal de ses combinaisons empiriques.

C'est que, bien souvent, le remède est difficile à suivre ; c'est qu'aussi, la prescription en est, quelquefois, inopportune, tardive ou prématurée. Sans compter que plus un moyen est efficace en thérapeutique, moins il faut en abuser : or, on est loin d'obéir à ce précepte, dans le cas qui nous occupe, et l'on en fait l'ordonnance, pour échapper à la responsabilité plus périlleuse d'un traitement devenu plus embarrassant à conduire.

Définir les circonstances dans lesquelles le voyage est bien indiqué comme remède, faire connaître les différentes manières d'en user, telles sont déjà les difficultés qui montrent l'importance du conseil, et même sa gravité.

Outre les effets curatifs, attribués aux voyages, ceux-ci offrent encore des **propriétés évidentes** pour la préservation de certaines maladies; et vous avez vu, ami, que le médecin attache plus de prix à l'hygiène qui prévient, que de foi aux remèdes qui semblent guérir; c'est ainsi, qu'en morale, on [préfère l'éducation qui améliore, à la pénalité qui réprime : empêcher le mal, ne vaut-il pas mieux que de le combattre?

Je vais donc vous parler des voyages, considérés dans leurs diverses influences, et principalement sous le point de vue de leur action protectrice contre l'état morbide. Si j'entreprends de mêler à mon exposition le récit des impressions morales qu'ils déterminent, ce sera, j'ai à peine besoin de vous en prévenir, pour rapporter à l'organisation, les conséquences de ces impressions, car vous n'ignorez pas que dans notre économie, les rapports du moral sur le physique, sont aussi sérieux que l'influence inverse du physique sur le moral.

Les anciens connaissaient les effets avantageux du voyage, pour lequel, cependant, ils manquaient de toutes les ressources dont nous sommes aujourd'hui comblés par notre industrieuse civilisation. Au livre des épidémies, Hippocrate dit que dans les maladies chroniques, le changement de place est le principal moyen de guérison. Galien, qui avait une connaissance plus étendue de ces maladies, proposait contre elles le voyage à pied et à cheval. Il envoyait à Naples et au pied du Vésuve, un grand nombre de poitrinaires, dont il avait reconnu la grave position.

Les prêtres de l'ancienne Égypte, dépositaires des secrets de l'art de guérir , avaient fait construire , à deux extrémités du pays, deux temples dédiés à Saturne, et les mélancoliques s'empressaient de s'y rendre pour recevoir, après le voyage, les avis devenus superflus. Aristote, dans son livre des *Problémes* , vante la salubrité de l'air de la mer contre plusieurs affections de poitrine.

On peut distinguer comme propres à l'action des voyages, d'abord des effets généraux qui en mesurent l'action et permettent d'en diriger l'usage avec discernement ; c'est ainsi, qu'ils donnent, à la santé de la jeunesse , une force et une flexibilité particulières, capables de lui faire traverser toutes les vicissitudes de la croissance et de la préparer à la vigueur de l'âge mur ; c'est un effet général, constant et absolu, et l'instinct nous pousse , alors, à en user particulièrement.

Mais , de même qu'il existe des maladies très variées, contre lesquelles on emploie thérapeutiquement le voyage, de même il y a plusieurs genres de voyages qui conviennent à différentes maladies. Les excursions à pied, les voyages sur terre ou sur mer, en chemin de fer ou en bateau à vapeur, à cheval, ou en voiture, tout cela forme autant de procédés de pérégrination qui ne s'adressent ni aux mêmes maladies , ni aux mêmes pays, ni aux mêmes saisons.

Mais avant de nous engager dans le détail de l'application thérapeutique du voyage, il convient de limiter l'acception de ce dernier mot, sur lequel nous dissertons. Il ne faut pas confondre le voyage avec le séjour; et, quelque temps qu'on sacrifie à l'un ou à l'autre de ces deux moyens, ils différeront toujours.

Le changement de séjour comprend un déplacement des habitudes de l'économie, et une modification persistante et durable des conditions nouvelles de la vie. Il provoque dans les organes une aptitude indispensable pour qu'ils se façonnent à l'entourage physique récent qu'ils rencontrent.

Par le changement de séjour, enfin, on rompt les influences de causes au milieu desquelles un état fâcheux de santé s'est produit, et qui continuaient d'agir sur le malade avant son déplacement, et non seulement on bénéficie de cet isolement, mais on ajoute à l'amélioration qui en résulte, l'action des influences nouvelles de climat et de topographie auxquelles on est allé confier sa santé.

Les voyages se distinguent des séjours, parce que dans la rapidité du déplacement qu'ils représentent, on échappe à toute pernicieuse impression qui demande du temps pour se manifester sur l'organisation. On y subit, ensuite, des émotions vives et mobiles, et des vicissitudes qui dépendent du pays qu'on traverse, de la route qu'on suit, du terrain qui varie avec les moyens de transport. Tout cela fait appel à l'énergie, provoque le courage, distrait l'âme, aguérit le corps, exalte les forces, ranime les fonctions languissantes, et fournit l'occasion d'une puissante diversion qu'on oppose avantageusement à la maladie.

Vous voyez donc, ami, par les différences qui signalent ces deux moyens de traitement, ce qui les rend occasionnellement applicables et les fait préférer l'un à l'autre; c'est pourtant à la fréquente confusion qu'on fait de leur action spéciale, qu'est due l'incertitude et le peu de confiance accordées à leur emploi, dont la prudence et la sagacité médicales devraient toujours se faire juges.

Si les voyages se composent d'une succession de mouvements qui exigent l'intégrité de certaines forces physiques, et s'ils vous exposent à de brusques transitions, dont la nature même est impossible à prévoir, il est évident qu'ils ne peuvent convenir que dans les conditions où l'économie animale n'est pas travaillée par la fièvre, par des douleurs aiguës, par une maladie, enfin, dont les périodes d'évolution doivent donner lieu à des phénomènes violemment perturbateurs.

On a, cependant, cherché ce qu'ils pouvaient produire dans une série successive de maladies caractérisées à l'avance; mais on n'est arrivé, dans ce cas, qu'à des données hypothétiques, et comme il est superflu et même imprudent d'ajouter les chances d'un traitement aussi difficile à conduire que celui des voyages, aux éventualités de toute thérapeutique dirigée concurremment, on peut dire, avec raison, que les voyages ne conviennent pas hors des maladies chroniques ou des convalescences.

Mais, lorsque les forces sont à peu près revenues à l'état normal, qu'il manque seulement aux fonctions cet accord harmonique et ce balancement pondéré dont la parfaite santé représente l'image, et que la maladie avait fait disparaître, alors on doit user des voyages avec confiance et gaîté de cœur.

Une personne est-elle sourdement indisposée, sans qu'on puisse localiser l'affection qu'elle porte, ou dont elle est menacée, les voyages sont bien indiqués, ainsi que pour ces individus chez lesquels les phénomènes de la maladie n'ayant pas d'importance par eux-mêmes, occasionnent un grand trouble moral qui les décourage, les accable et déprime leur résistance au mal qui les a surpris. Rien n'est, en effet, comparable aux pernicieux effets de la peur, qui débilite tous les organes.

Toutefois, c'est en analysant les diverses manières de voyager que nous reconnaîtrons leur mode d'action sur la santé. Le voyage à pied est le plus simple, le plus profitable, et cependant le plus négligé de tous ; il en est à peine question maintenant, si ce n'est chez quelques artistes avides d'indépendance, amoureux des sites pittoresques, insouciants sur l'imprévu, capricieux sur les routes à suivre ; encore, avant de se donner à cette chère liberté des campagnes, ils se font jeter au milieu d'elles par le wagon qui dévore le plus de chemin en un temps moindre ; mais ils sont, d'ailleurs, trop bien portants, alors, pour nous occuper ici. Le voyage à pied, vous disais-je, qui doit être considéré comme une promenade longtemps continuée, sera avantageusement entrepris par les jeunes gens, poussés, par les orages de la puberté, au complément de leur constitution. C'est à cette époque que Jean-Jacques le voulait pour Émile. Il sera bon, aussi, aux personnes dont les fonctions digestives sont difficiles, qui ont une prédisposition à la goutte, à la gravelle ; aux individus qu'un embonpoint commençant, une figure animée et des habitudes de bonne chère dénoncent comme amassant le trésor dispendieux d'une santé en excès, et comme accumulant les sucs nutritifs qu'une assimilation incessante ne parvient pas employer. Chez les premiers, les jeunes gens, la marche augmente le besoin de réparation et fortifie la constitution de cet âge, par une prédominance gastrique qui n'est jamais alors surabondante ; chez les seconds, les phlétoriques, elle détermine par la fatigue, la transpiration et l'augmentation des sécrétions, l'emploi inusité des matériaux d'une trop riche alimentation, elle rend impossible, par le déplacement rapide de tous les fluides, les dépôts salins qu'ils charrient et qu'emportent les divers émonctoires, au lieu de les laisser former la base des concrétions de la goutte, de la gravelle et des engorgements des articulations.

Le voyage en voiture et à cheval était très vanté autrefois, quand on ne connaissait pas cette suspension si molle et si énervante des carosses de nos jours. On conseillait, pour les maladies vaporeuses, une voiture secouante et rude, qui stimulait l'activité fonctionnelle, et détournait l'attention hypocondriaque des personnes du sexe, plus souvent féminin, qui ont le secret de s'inquiéter à tout propos sur leur état physique et moral, qu'elles ne perdent jamais de vue. Mais l'équitation a réuni le plus grand nombre de suffrages médicaux : outre les avantages qu'il partage avec les précédents moyens, celui-ci paraît en présenter de particuliers, qui sont d'exciter efficacement les viscères du bas-ventre, les muscles respiratoires, et, par suite, de faciliter la circulation dans les intestins et les poumons. Ces organes recevant incessamment de légères secousses, le sang qui les traverse rencontre moins de résistance pour venir se soumettre à l'action de l'air par la respiration pulmonaire. Ces effets concourent donc à dissiper les maladies chroniques du système abdominal et à faciliter la résolution des affections de poitrine pleurétiques ou catarrhales.

Les conseils de l'ancienne hygiène, relativement à la navigation, étaient fort minutieux; on distinguait le voyage sur un fleuve, sur un lac, sur la mer, à plus ou moins grande distance du rivage. C'était avec juste raison, de même qu'on avait égard à la direction et à l'intensité du vent. Il y a, en effet, de grandes différences dans ces divers moyens de voyager aquatiquement; et aussi, dans l'emploi de la rame, de la voile ou de la vapeur. Les impressions qu'éprouve le voyageur susceptible, comme celui qui nous avons en vue, sont très variées. On ne peut comparer le doux entraînement par la brise qui gonfle les voiles d'un navire, à la secousse regulière, brusque et incessante des pistons d'une chaudière de bâtiment à vapeur; l'inégal mouvement des rameurs, qui n'acquièrent jamais la symétrique évolution des forces d'une machine, offre aussi une variante dans les effets de la navigation. La durée de ces voyages sur eau a mérité également l'attention des anciens; tantôt ils le prescrivaient long de plusieurs semaines, et d'autres fois de plusieurs heures. Hérodote le recommandait d'abord de soixante stades, puis ensuite du double, après un repos intermédaire.

Le mal de mer connu de toute antiquité, peut accompagner toutes les traversées, c'est une affection ordinairement limitée, mais très douloureuse, sans danger, et qui consiste en vomissements, cardialgie, tristesse, abattement et nausées. Ce dernier mot qui signifie en notre langue, envie de vomir, vient du mot grec *naus*, vaisseau, navire, il exprime, comme vous savez, la principale sensation du mal de mer. Cette indisposition est la même que celle produite par le mouvement de l'escarpolette par le roulement d'une voiture et même par une simple promenade sur une rivière ou un étang pour quelques personnes susceptibles. Elle n'est donc pas spéciale à la navigation sur mer, bien qu'elle paraisse avoir pour cause le roulis ou inclinaison alternative du vaisseau sur un côté et sur l'autre, le tangage ou l'élévation et l'abaissement successif de l'avant et de l'arrière du bâtiment et peut être l'éclat miroitant des flots.

Un médecin de la marine a pensé que la peur pouvait être invoquée comme condition déterminante du mal de mer, cette opinion ne s'est pas répandue ; le remède serait alors bien souvent trouvé chez nous, ou plutôt il ne serait pas commun de constater le mal ; — quoiqu'il en soit, on a utilisé comme dérivatif et comme révulsif, cet effet d'une course sur mer dans les gastrites muqueuses, ou les embarras digestifs. Lorsqu'on n'a pas besoin d'en essayer comme d'un remède, on en évite les effets pénibles, tantôt en s'abstenant de regarder le sillage du navire, tantôt en se plaçant au centre du bâtiment, pour avoir moins de mouvements, ou en se couchant horizontalement, se suspendant assis entre quatre cordes verticales.—Mais, ce qu'il y a de plus positivement avantageux dans les excursions maritimes, c'est l'agitation incessante et la pureté de l'air qu'on y respire. La santé des équipages sur mer est infiniment meilleure que celle des soldats en campagne : il y a longtemps que les marins en rendent témoignage. Le capitaine Cook assure que les hommes d'une frêle constitution, devenaient sains et vigoureux après sept ou huit mois de traversée, et que le scorbut, quand il se déclarait, tenait moins à la circonstance du séjour dans les vaisseaux, qu'à l'entourage d'une foule d'autres causes inhérentes à la nécessité d'une expédition. Le mouvement de la mer provoque par l'intermédiaire qui vous en sépare une réaction forte et soutenue qui paraît favorable à l'activité normale des diverses fonctions.

Les voyages deviennent surtout favorables alors qu'on les entreprend avec le concours des conditions hygiéniques qui vous sont indiquées, et avec la prudente préparation qu'on peut y mettre, quand on les exécute tout volontairement. Marcher modérément pour aller sûrement, c'est la traduction du proverbe italien que vous connaissez, et qui mérite d'appartenir à toutes les langues, et c'est de plus un précepte qui s'applique à tous les genres de voyages. Quand on fait une longue excursion en voiture, il convient de varier sa position, pour que tous les ébranlements ne se transmettent point, ni aux mêmes parties, ni dans une même direction, six à huit lieues par jour (28 à 32 kilomètres), étaient une mesure conseillée par de vieux praticiens et par l'auteur allemand qui a écrit le livre de l'art de vivre longtemps, le docteur Hufeland. Mais cette distance n'est significative que pour les voyages en voiture ou à pied. S'arrêter la nuit est une sage précaution qui fait qu'on n'entrave pas le sommeil, qu'on ne s'expose pas aux températures froides ou humides du soir, qu'on ne supprime ni ne dérange les diverses sécrétions.

Il ne faut pas s'imaginer que les voyages autorisent à franchir les bornes de la tempérance. Il est contraire aux nouveaux venus dans un pays, d'accepter par curiosité plus que par goût les mets qui y sont habituels ou les boissons qu'on y préfère. Souvent on s'excite en voyage par des stimulants spiritueux qui activent, dit-on, la digestion : il en résulte des congestions fatiguantes, des constipations opiniâtres, des céphalalgies, des bouffées de chaleur à la face, et pas d'augmentation réelle des forces; mais alors, on se rend moins aisément compte du sentiment de lassitude qui s'accumule, on s'étonne d'éprouver de la mauvaise humeur, de voir des paysages toujours semblables, une route monotone, des voisins insipides. On s'en prend à tort à tout ce qui est hors de soi, on sommeille péniblement, on ne respire qu'un air brûlant, parce que les narines sont congestionnées et chaudes; il faut s'arrêter, sous peine de l'être par la maladie, et encore songer à son état pour éviter d'être injuste envers le toit hospitalier qui vous reçoit ou le pays qu'on traverse.

Quand un médecin conseille le voyage à un malade, il s'abstient, souvent non sans motif, de lui indiquer un but thérapeutique, il le motive sur les goûts particuliers de son patient, sur l'intérêt des études et des connaissances qu'il veut élargir, sur les recherches artistiques ou spéciales à ses occupations, qu'il doit faire.

Le médecin Wan-Swieten soignait deux hommes de lettres, atteints de mélancolie, et comme ils ne voulaient pas se rendre aux eaux minérales, dans la crainte de paraître donner trop de temps à leur santé, il les détermina à voyager dans le dessein de visiter des savants étrangers, des bibliothèques, des contrées autrefois célèbres ; ce fut ainsi qu'il parvient à les guérir. Un anglais du dernier siècle s'adressa au célèbre docteur Mead, pour se faire guérir par lui d'une affection hypocondriaque. Le docteur lui dit : « Je ne puis rien pour vous, et le seul homme capable de vous soulager est bien loin — où est-il ? — à Moscou. » Le malade part pour Moscou, mais il était précédé d'une lettre du médecin : arrivé à Moscou, on lui apprend que l'homme qu'il cherchait était allé à Rome ; le malade part pour Rome, d'où on l'envoie à Paris, d'où on l'envoie à Vienne, et enfin à Londres où il arrive guéri. Diderot qui raconte ce fait, ajoute malicieusement, que le meilleur médecin est celui après lequel on court et qu'on ne trouve point : n'importe , vous voyez ce qu'on gagne à ne pas s'inquiéter en marchant de perdre le bienfait de sa course, et là, n'en sont pas les melancoliques de tous pays.

Sous un point de vue, tous les voyages sont utiles à la santé, car partout on rencontre des influences naturelles; et, ainsi que le disait Senèque, « toute la terre est le pays de l'homme ou plutôt nulle terre ne lui est pays.» La patrie d'un malade est partout où il se trouve bien. « Quelque part où nous aillions, disait Cicéron , deux très belles choses nous suivent, la nature et notre vertu;» mais ces maximes sont surtout vraies pour le moral, et malgré leur tendance philosophique, à peine l'homme a-t-il fait quelques pas, qu'il rencontre, tant est grande sa susceptibilité, des impressions variées qu'il faut connaître, ses organes ne peuvent indifféremment se plier aux divers climats du globe, ni ses habitudes aux différents modes de la vie sociale adoptés par les peuples et les nations qu'il visite : d'ailleurs, on ne s'entend plus sur le même mot ; voyager du temps romain est-il même chose que voyager à cette époque où nous vivons? Aujourd'hui, sans même avoir voyagé, on arrive en douze heures dans un pays et sous un ciel tout opposé à celui qu'on vient de quitter.

Voyons donc encore ce que valent directement et physiquement les voyages, pour nous arrêter ensuite sur leur influence morale, celle-ci étant appelée à réagir sur la santé.

Tous les climats du monde ont leur caractère et leurs qualités propres, qui constituent des avantages ou des inconvénients relatifs. Si les pays méridionaux sont exempts des maladies inflammatoires, causées par l'influence du froid et des transitions brusques de température, si on n'y connaît pas les fluxions, les catarrhes, les rhumatismes, aussi bien que dans les pays du nord ; ceux-ci, en revanche, n'ont pas les graves affections nerveuses, comme le tétanos et les convulsions, ni les fréquentes maladies des organes du foie, et des intestins. Les régions tempérées présentent éclectiquement la réunion de tous les dérangements de l'économie, dont le type mieux dessiné appartient seulement aux contrées excentriques du Nord ou du Midi. Les pays élevés et secs fournissent des maladies à caractère aigu et rapide, tandis que ceux qui sont bas et humides fourmillent de maladies chroniques annonçant une entrave aux fluides circulatoires, à la lymphe et au sang. L'animation, l'activité des habitants dans le premier cas, la lenteur et la pâleur des individus dans le second cas, annoncent l'influence climatérique qu'ils subissent. Hippocrate a dit en aphorisme : « *Talis est sanguinis dispositio quœlis est œr quem respiramus.* » L'état du sang est comme celui de l'air que nous respirons.

Il ne résulte rien de contraire à l'utilité des voyages dans ces considérations, elles font seulement voir qu'il faut choisir selon les états morbides contre lesquels on les consulte, ceux qui leur sont rationnellement appropriés.

Lorsqu'on voyage avec la rapidité que permettent les forces d'une convalescence ordinaire, ou d'une maladie chronique, dans ses débuts, on échappe à toutes les influences d'un climat ou d'un sol qu'on ne fait que traverser. C'est la différence que présentent les voyages comparés aux séjours; car, en dehors du bien-être qu'on éprouve en changeant de pays, on paie d'abord par des accidents qu'on appelle ceux de l'acclimatement, tous les bienfaits qu'on pourra ultérieurement en recueillir. C'est ainsi qu'en quittant la ville pour la campagne, et inversement, l'économie animale trouve des modificateurs dans les premiers éléments de la vie. L'air est plus ou moins vif, la température plus ou moins froide, l'eau plus ou moins douce, saline ou aérée.

Non seulement, les climats opposés ont des maladies qui leur sont spéciales, mais il arrive qu'ils influencent dans leur marche et dans leur caractère, celles qui sont communes à d'autres latitudes. Au-dessus de l'embouchure de la Gironde on ne rencontre plus de fièvre jaune, maladie fréquente et même épidémique dans l'Espagne et dans les Antilles, et l'on voit très rarement dans nos contrées, des suppurations hépatiques, affection aussi funeste par le résultat qui la termine qu'insidieuse dans son développement qui a lieu sans douleur. Par contre, les mêmes affections de la peau guérissent plus vite dans le Midi que dans le Nord. Les dysenteries sont graves dans les pays chauds et souvent bénignes dans l'Occident, c'est en Pologne qu'on rencontre la plique, c'est au delà du Gange qu'on observe le choléra, c'est dans les basses vallées des Alpes qu'on voit les crétins et les goîtreux.

Les médecins comparent l'homme qui s'éloigne de son sol natal, au végétal transplanté sur une terre qui n'est pas la sienne ; ce dernier, pour vivre et se fortifier, transforme peu à peu ses apparences et sa constitution, et souvent, quand l'acclimatement s'est opéré, on ne reconnaît plus le type auquel il appartient. Cela fait comprendre les modifications que doit subir l'organisme humain sous l'influence de la même cause. Les plantes demandent un transport assez rapide quand elles changent de climat, et si l'intervalle qui les tient privées de leur aliment habituel se prolonge quelque peu, ou ne coïncide pas avec certaines conditions de saison et de température, on les voit, sans force et sans sève, se flétrir avant de se fixer. Ainsi, pour l'homme qui change sa demeure, au lieu d'un simple voyage veut-il un séjour nouveau, il lui faudra subir les chances de son acclimatement, pour cela, il devra ménager ses forces pour arriver, après son excursion, suffisamment pourvu contre le climat nouveau ; car s'il réagit sans vigueur, et s'il a entassé fatigues sur fa-

tigues, il ne peut goûter jusqu'au bout, le remède dont il
a pris seulement la première partie, et il reste désarmé
contre les atteintes d'un climat nouveau.

Vous connaissez cette intéressante maladie qu'on appelle nostalgie, et dans laquelle la tristesse mélancolique
qu'éprouvent les personnes éloignées de leur pays ou de
leurs parents, s'élève jusqu'aux symptômes d'une grave
maladie ? elle est un obstacle aux voyages prolongés; et
ceux-ci, fussent-ils entrepris, volontairement et avec
gaîté, peuvent devenir lourds et insupportables d'ennui à
ces esprits tendres et indolents, qui ont toujours eu par
le sort, une vie tranquille et douce, exempte de lutte
avec le monde, et toute protégée à l'avance par les saintes
affections de la famille. Rien ne prévaut alors, contre le
serrement de cœur déterminé par l'éloignement et la
distance des lieux chéris dans l'enfance, contre l'oppression, qui gagne le nostalgique. Et à mesure qu'il s'éloigne,
l'œil brillant de larmes, alors qu'il serait un fier et courageux soldat ; rien ne le guérit : ni le mouvement auquel il
prend part, ni le but qu'il est appelé à poursuivre. Il
semblerait qu'en quittant ses grèves et ses bruyères pour
le fertile pays de la France centrale, le breton n'y doit
gagner que la joie et l'espoir; non, car ce qu'il aime, ce
sont les vastes et arides campagnes, les monuments drui-
diques et les rocheux rivages de sa vieille Armorique. Ainsi
se montrent, le paysan solitaire et le citadin coudoyé
l'un soupire après le clocher du hameau, l'autre après
tous ces visages qu'il ne connaît pas dans la ville.

Autrefois, dit-on, les Ecossais, en troupes mercenaires
au service des étrangers, ne pouvaient, sans fondre en

larmes, entendre le son de la cornemuse, ils désertaient pour retourner à leurs rochers, ou mouraient faute de les revoir. Au bruit du *Ranz des vaches,* le suisse de la montagne sent son cœur s'ouvrir au souvenir de la patrie. Toutefois, il faut dire, ne fut-ce que pour confirmer la règle par l'exception, qu'il y a des individus essentiellement cosmopolites, qui ne s'attachent ni au sol, ni aux affections qui y cultivent ; ils ont la mobilité de l'inconstance, et l'inconstance d'un tempérament qui ne les exposera point à l'amertume des regrets.

Que diriez-vous du propriétaire d'un palais immense, qui emploierait toute sa vie à monter et à descendre des caves aux greniers, des greniers aux caves, au lieu de s'asseoir tranquillement au centre de sa famille ? C'est, dit un philosophe, l'image du voyageur (bien entendu celui-là seul dont il est question en dernier lieu). — Cet homme, ajoute-t-il, est sans morale, ou il est tourmenté par une espèce d'inquiétude naturelle qui le promène malgré lui.

Mais nous avons, en nous, un mélange d'inertie et une portion de vigueur, qui nous sollicitent alternativement au repos et au mouvement. Presque jamais ces deux forces ne sont en équilibre, et nous nous laissons entraîner à trop de fatigue ou à trop de mollesse. Dans les villes où une partie des hommes est sacrifiée à pourvoir aux besoins de l'autre, l'énergie qui reste à celle-là se répand sur différents objets. « Je cours après une idée, disait encore Diderot, parce qu'un autre court pour moi après un lièvre. » — Dans l'état de nature, cette vigueur native ne dévie point, chacun poursuivant pour son compte la réalisation de ses besoins physiques. Quand l'animal, excité par l'instinct, se met à poursuivre une proie qu'il atteint bientôt, il s'en repaît et s'endort.

En remontant à ce qui se passe de nos jours, il semblerait que les voyages moins utiles au point de vue des déplacements individuels, à mesure que la civilisation spécialise et restreint les attributions de l'activité humaine, doivent solliciter un moindre nombre d'individus, et cependant les voyages, le mouvement, les promenades, sont à l'ordre du jour de nos habitudes sociales. L'économie politique, la science des gouvernements, l'industrie, la médecine, voient en ces moyens de communications des pays entre eux, l'avenir de toutes sortes d'améliorations morales et physiques. Jugez donc de l'importance des voyages.

La vapeur, a-t-on dit, est à elle seule une révolution mémorable, et sous l'influence des chemins de fer la vie se transforme chez les individus. Quand on examine qu'en peu d'heures on change de ciel et de climat, qu'en un jour, une ville, une armée se déplacent, et que l'exagération même est aujourd'hui l'insuffisante indication du changement qui s'opère, on ne peut douter que l'humanité ne se transforme en ce moment plus vite que jamais.

Par les nouvelles voies ouvertes à l'empressement voyageur, la sphère de fréquentation va augmenter, ainsi que l'exprime un ingénieur, non seulement comme le carré de la différence des vitesses ancienne et moderne comparées, mais comme le cube ; et un homme pourra, si agir c'est vivre, résumer en quatre-vingts ans d'exis-

...ence, ce qu'il n'aurait pas accompli dans la période impossible de trois cents ans. Quand une fois on a visité un pays ou un peuple, on y poursuit en idée sa course ou ses observations fécondées par le souvenir et par l'étude, on s'attache à son histoire, à sa géographie, on en lit les journaux, on en connaît les savants, les artistes, on observe les mœurs, les coutumes, les innovations, et tout cela c'est le profit de l'humanité, c'est le progrès de son état physique, c'est la source de son bonheur sur terre.

Les barrières qui séparent les peuples, sont les différences d'opinions, les sentiments religieux, les préjugés, les vanités nationales, les prétendues supériorités relatives, toutes choses contraires à l'esprit de fraternité et de solidarité qui est l'avenir marqué de nos efforts ; eh bien ! elles tomberont, ces barrières, dans la fusion matérielle des intérêts qui prépare l'union morale des peuples.

Ce qui caractérise l'enfance des civilisations, c'est la restriction dans les jouissances auxquelles la bonté de la providence nous appelle, c'est l'uniformité qui enferme leur vie dans un cercle limité de manifestations, tandis que la descendance des peuples affranchis par l'industrie et par l'initiative des inventions, goûte l'abondance et s'étend sans entraves.

Ainsi, dans notre monde d'aujourd'hui, chacun va trouver l'emploi de ses penchants utiles et de ses dispositions natives, la fantaisie s'accomplira selon le caprice toujours en éveil, dans les productions variées auxquelles elles présidera. Les modes dans la parure, l'architecture dans les monuments, la variété dans les échanges, le bon marché par l'abondance , naîtront de la facilité du déplacement et accuseront ainsi la fécondité des voyages.

De tous temps , en effet , les voyages et les relations multiples qui en sont les conséquences , ont inauguré la marche de la civilisation; ils ont, de leurs produits , orné le char qui marque son triomphe, et ses conquêtes sur la nature insoumise.

Contemplez les évolutions des peuples de l'antiquité ; qui étendit le nom d'Athènes et de Rome? ce sont les voyages de leurs philosophes , aussi bien que les excursions de leurs soldats ou de leurs marchands, les poètes allant chanter de ville en ville, et les armateurs du Pirée allant côtoyer pour le commerce les rivages de l'Asie-Mineure et les îles de la mer Ionienne ; Solon, Pythagore, s'instruisant chez les peuples qu'en échange ils rendaient sages , Aristote , le précepteur d'Alexandre , faisant connaître par ses écrits le monde que son élève gagnait par ses armes.

Plus tard, l'humanité ne sortit des ténèbres du moyen-âge , que par l'aventureuse audace des voyageurs. Les navire des Portugais, des Espagnols et des Gênois, vers la fin du quinzième siècle , allèrent toucher plusieurs terres nouvelles , donnant ainsi satisfaction à ce besoin d'activité qui tourmentait ces peuples. Les gouvernements mettent , selon ce qu'ils sont , leur gloire ou leur odieuse tyrannie, à restreindre ou à favoriser le mouvement et la communication des nations : mais, rivaux et ennemis autrefois , les peuples maintenant sont émules et concurrents de la même carrière, leurs richesses se partagent l'humanité toute entière et se complètent les unes par les autres. Par les voyages il y a transfusion des fluides qui animent les membres de la famille humaine et le cœur qui les pousse dans les grandes artères des communications nouvelles, c'est l'instrument actuel des voyages, le wagon cosmopolite.

Les mœurs et les habitudes d'un peuple ne doivent pas, dit-on, ressembler à celles d'un autre, et les différences d'origine, de climat, de tempérament, qui s'y reproduisent en image, demandent aussi peut-être, à être respectées, mais jusqu'à la seule limite des intérêts hygiéniques des populations qu'il faut toujours et de préférence surveiller. Or, c'est dans le désir des améliorations de cette sorte qu'ils cherchent à s'unir et à confondre, sinon leur nationalité, du moins leurs intérêts, sinon leurs traditions et leurs croyances, du moins leurs notions industrielles et scientifiques. D'ailleurs, dans ce mélange trop redouté des dogmes et des doctrines, les meilleures seules resteront, le progrès seul sera adopté; ne craignons donc rien de l'extension indéterminée des moyens de communication pour l'humanité, même de ceux dont nous parlons. Il y aura moins d'intolérance s'il y a moins de sévérité, si les mœurs ou les coutumes changent plus vite, les préjugés et les égoïsmes seront moins tenaces, et à cela il n'y a que du profit.

On dit encore qu'au prix où s'achètent tous les bienfaits de la civilisation, autant vaudrait se passer de beaucoup d'entre eux. Car les malheurs particuliers, les luttes de la concurrence, l'affaiblissement de la moralité, le déchaînement des passions, sont trop souvent les effets des tentatives prodiguées pour réaliser le progrès.

Laissons donc , demandent alors ces timides philanthropes, dans leur heureuse ignorance, ces peuples ou ces
individus qui dédaignent à la fois le profit et ses peines,
les jouissances et la douleur , les émotions de l'espérance
et les mécomptes de l'insuccès. C'est, cependant , une
mauvaise doctrine que celle qui refuse l'émancipation à
l'humanité, à cause des peines qu'elle coûte, la liberté à
l'esclave, sous prétexte qu'il n'en sent pas le prix , et les
bienfaits de la civilisation aux peuples qui ne les demandent pas. Dans ces conquêtes sont les efforts et les désirs
virtuels ou exprimés des nations et des individus. Homère
représentait les esclaves comme des créatures imparfaites,
auxquelles la providence n'a laissé que la moitié de leur
âme , exprimant ainsi par cette magnifique image qu'on
était véritablement homme qu'à la condition d'être libre,
et que c'était rendre à cet homme la seconde part de son
âme que de lui 'donner la liberté ! or , qui refuserait le
rôle possible de Prométhée accomplissant son œuvre et
dérobant aux dieux, la flamme vivifiante qui anime l'être
humain ?

Pour connaître comment les voyages impressionnent
le moral individuel, supposez un homme bien doué du
côté de l'intelligence et du sens commun. S'il est né dans
un lieu obscur et paisible, et qu'il n'en soit jamais sorti,
il reste exposé, aux premières occasions, à un étonnement niais et à une timidité paralysante ; alors, dénué
d'initiative , il se montre sans ressort contre les forces
qui tendent à agrandir le domaine de ses manifestations,
s'il surmonte trop tard ces dispositions malheureuses , il
ne peut profiter des acquisitions du voyage, il voit sans
regarder , il case mal les notions qu'il reçoit, il entend

mal, il est, à la fois, ou trop confiant ou trop discret, tantôt s'abstenant avec un entêtement opiniâtre, tantôt se livrant avec un abandon irréfléchi.

Mais par cela même que les voyages accoutument l'esprit et le corps au changement, on craint qu'ils n'augmentent la source de nos besoins naturels, qu'ils ne viennent à rendre indispensables et nécessaires ces mouvements irréguliers dont ils se composent. Alors, pense-t-on, on trouvera vaines et insuffisantes, ces modestes vicissitudes de la vie qui nous assujettissent, et au delà des fatigues du voyage, il ne restera plus qu'un monotonne ennui; mais on craint à tort d'épuiser la carte des voyages, la vie de l'homme est plus courte que le monde n'est petit, et d'ailleurs devient-on insatiable d'excursions parce qu'on a commencé à satisfaire le goût légitime qui nous y pousse. Le voyage, au contraire, rend calme, patient et fort pour résister aux dangers du froid, du chaud, de l'humide, des longues marches, des mauvaises haltes et d'une maigre nourriture.

On est, en général, un peu exclusif dans le choix des voyages, il est tels climats, tels pays qui ont le privilége d'attirer les malades, sans que cette préférence dont ils sont l'objet, soit justifiée par leur influence appropriée à l'état physique auquel on les oppose. Les bords de la mer, les têtes des montagnes, et le ciel du Midi sont, le plus souvent choisis par l'imagination et le caprice, que par la convenance et la raison médicale. Celui-là visite ses rivages maritimes, qui ferait mieux de restreindre les excursions aux villes de l'intérieur; celui-ci s'en va s'affaisser sous les chaleurs de l'Orient dont le tempérament réagirait avec plus d'avantage sous le climat stimulant du Nord. Les vanités de la dépense, les exigences de la mode, les provocations du comfort, l'entraînement de l'exemple, expliquent ces résultats qui seront modifiés par une meilleure entente de l'hygiène.

C'est une tendance assez naturelle de rechercher, én cas de maladie, les influences de climat inverses de celles qui n'ont point empêché ou dominé un état pathologique quelconque, qui s'est produit au milieu de ces influences premières. Ainsi le ciel nébulenx de l'Angleterre chasse vers la France, vers l'Italie et vers l'Orient, ses habitants hypocondriaques, ainsi la température variable de notre climat, étant insuffisante pour atténuer les symptômes de nos affections chroniques de la poitrine et du ventre, il nous faut ces douces impressions d'un climat sans variations atmosphériques.

Souvent dans les déplacements du voyage, loin de chercher une opposition et des différences comme nous venons de le signaler, on s'étudie à rencontrer des analogies et des identités d'action qu'on relie ainsi à celles qui vous échappent pour continuer à se pénétrer des mêmes influences. On fuit, par exemple, l'approche de l'hiver pour retrouver plus loin le printemps qui s'éloignait; de même que pour lutter contre le voisinage d'un établissement nouveau, pour échapper aux changements qui surviennent dans une localité, on va chercher ailleurs les conditions avantageuses qui entouraient l'existence avant ces modifications de l'hygiène protectrice.

Les hirondelles et autres oiseaux migrateurs ne font pas autre chose dans leurs lointains voyages que retrouver partout la même clémence du ciel et de la nature parée de sa verdure; et qui sait si par l'instinct auquel elles obéissent, ces petites créatures, ne rencontrent pas, à travers les grandes distances qu'elles parcourent, des pays qui se correspondent et sont en corrélation naturelle sous le rapport des influences physiologiques qu'ils exercent ?

Sans doute, l'initiative des voyages appartiendra, un jour, aussi bien aux peuples que nous visitons exclusivement, et qui sont vis-à-vis de nous, dans une infériorité relative, formant obstacle à la réciprocité des communications, alors auront lieu, au profit de la santé générale, ces échanges des premiers bienfaits de la vie. Toutefois, l'heureux Orient, qui fut le berceau de l'humanité, ne perdra pas le privilége d'attirer sans cesse, et tant qu'ils souffriront, les faibles enfants des hommes, on n'oublie jamais les bontés d'une mère ; et ces belles contrées que le soleil éclaire et réchauffe les premières, reçoivent chaque jour les malades et les convalescents de l'Occident. Les médecins Anglais étendent chaque jour, par leurs prescriptions, la sphère des voyages méridionaux. Maintenant, ils envoient leurs malades, non plus seulement en Italie, aux Baléares, mais à Malte, mais à l'île de Madère, en Egypte et en Syrie.

La vallée de Funchal, à Madère, présentait, selon de récentes observations, la plus extraordinaire douceur de climat et la plus parfaite uniformité de température. De 1839 à 1842, la moyenne de cette température a été, en janvier, février, mars, de 52° 54° et 53° degrés, et en juin, juillet, août, de 63° 64° 65° degrés. Au mois de décembre d'une de ces années, le docteur Kaempfer a trouvé que thermomètre descendit une seule fois au-dessous de 64° à 57°, et cela seulement pour une heure et pendant la pluie.

En été le thermomètre, à l'ombre, se tient à 80°, il monte seulement lorsqu'il règne des vents du Sud, ce qui fait une différence de deux ou trois degrés en plus. On parle du thermomètre anglais, vous ferez les réductions convenables, car l'instrument de Fareanheit, n'est ni celui de Réaumur, ni le centigrade usité en France.

Il n'y a jamais de brouillard à Funchal, l'air y est pur et serein, et d'une admirable température ; c'est à peine si, au mois de février, on voit quelquefois le matin, une vapeur légère sur la ville et la mer , vapeur que dissipe le lever du soleil. Ce qu'on appelle l'hiver, est la saison pendant laquelle s'épanouissent les plus belles fleurs du Nord et même du Midi ; en été, la végétation n'y est pas brûlée et elle se renouvelle sans interruption.

Madère réalise, dit l'auteur que je cite, la description qu'Homère faisait des îles Phéniennes, il y vient fruits sur fruits, fleurs sur fleurs de la plus étonnante variété; la vigne y croît jusqu'à 2,700 pieds au-dessus du niveau de la mer et à côté de ses pampres on trouve en pleine terre, l'agage, l'aloës le cactus, le cocotier, le dattier, l'ananas, le cafeier, l'oranger et le chêne ; l'arbre du tropique fraternise avec ceux de l'Occident, et l'humble violette, dit-on, y atteint la vigueur d'un arbrisseau.

Sur la cime de Pico Ruino, à 6,000 pieds de hauteur, on trouve des fougères et des graminées.—Mais un tel pays ne mérite pas seulement d'être visité, il faudrait, n'est-ce pas, y planter sa tente pour y passer le reste de ses jours ; or, je n'ai voulu vous parler que des voyages, et je tiens à vous retrouver tout près de moi.

Agréez, &c...

DES EAUX MINÉRALES ET DES BAINS DE MER.

12.

11me LETTRE.

Des Eaux Minérales et des Bains de Mer.

SOMMAIRE.

La succession nécessaire des symptômes dans les maladies, leur donne une physionomie à l'avance déterminée. — Leur mode de terminaison heureuse ou malheureuse est, par suite, très difficile à prévoir. — On les traite souvent par empirisme et essai, delà l'emploi des eaux minérales. — Mais l'imagination ne fait pas seule les frais. — Les substances en solution dans les eaux minérales sont évidemment très actives; toutes les eaux du globe agissent par ces substances, du plus au moins, depuis l'eau simple. — Cinq ou six acides et autant de bases forment les principes minéralogiques des eaux. — Théorie de la formation des eaux et fontaines minéralisées. — On organisa leur service vers 1858. — Cent soixante localités sont disposées pour l'usage médicamenteux des eaux, en France. — Leur division géographique. — Leur action n'est exclusivement ni empirique ou chimique, mais surtout selon les lois de la physiologie. — Cinq classes à peu près distinctes d'eaux minérales. — Comment le séjour aux eaux présente une influence supplémentaire. — Des eaux artificielles et de l'eau de mer.

ONZIÈME LETTRE.

DES EAUX MINÉRALES ET DES BAINS DE MER.

Dans toutes les maladies qui affligent l'espèce humaine, il y a une série de symptômes réguliers et connus d'avance.

Le traitement qu'on leur oppose est heureux ou inutile; mais, dans son ensemble, chaque affection, quelle que soit son issue, comprend forcément l'évolution de ces symptômes, et c'est leur marche qui nous a fait connaître l'âge et l'histoire de nos maladies.

Un traitement rationnel ne fait pas qu'une maladie se termine toujours par la guérison, de même qu'en dépit d'une médication imprudente ou maladroite, un malade peut revenir à la santé.

Cela revient à dire qu'il est fort difficile à l'homme de l'art le plus expérimenté, d'assurer au début d'une maladie connue, ce qu'elle deviendra.

Quand elle présente des symptômes aigus, le médecin les attaque vivement, et il en triomphe souvent. Quand, au contraire, elle présente des accidents à forme lente et inégale, il procède avec moins d'assurance et fait appel à des moyens d'un effet pareillement lent et inégal. Parmi eux se placent les eaux minérales, dont l'emploi se justifie dans une foule de circonstances, et sur lesquelles j'appelle aujourd'hui votre attention.

Le conseil qu'on en donne aux malades ne sert pas, comme on le dit, à abriter la responsabilité médicale, dans les cas graves, et ce n'est pas non plus un banal refuge de la superstition des malades, ou de l'ignorance du praticien, c'est une pensée d'utilité réelle, pour la curation des maladies chroniques. C'est un essai, ajouté à d'autres, et qui mérite à plus d'un titre, d'être fait, surtout, si l'on perd la direction des moyens ordinaires, employés dans des cas définis, et si l'on a affaire à des conditions nouvelles et irrégulières, survenues dans une maladie.

Comment pourrait-on dire, qu'à la seule imagination, rêvant la guérison, on doit le bien-être et l'amélioration que l'on goûte dans le séjour près des sources minérales ! Le déplacement et la distraction entrent, assurément, pour quelque chose, dans l'influence d'un traitement près des eaux minérales ; mais déjà ce sont des moyens physiques et matériels, que la thérapeutique médicale est à même de mesurer.

D'ailleurs, que répondre ? quand on voit l'eau minérale guérir des maladies essentiellement chirurgicales, comme les ankiloses qui se préparent, les ulcères qui épuisent par leur supuration, les engorgements, les éruptions cutanées, et les abondantes sécrétions morbides ? Toutefois, il est un genre de médications dont il ne faut pas confondre les principes et les effets, avec ceux dont nous nous occupons. Lorsque jadis, et l'on doit en regretter l'oubli absolu, on imposait un pélérinage lointain, lorsqu'on envoyait un patient à une source éloignée, à une fontaine consacrée, il revenait soùlagé, comme il était parti confiant ; là, sans doute, il y avait le bienfait du voyage, mais aussi le bénéfice probable de l'absorption d'un principe des eaux minérales, que la foi naïve de nos pères ou leur superstition se refusait à reconnaître.

Une autre observation doit prendre ici sa place, c'est que, l'eau dans la nature, se présente rarement libre et pure ; mais, au contraire, offre une série de combinaisons chimiques et de dissolutions minérales dont les nuances nombreuses unissent insensiblement l'eau bien dégagée de principes étrangers, comme celle qui nous vient des nuages, ou que fournissent nos laboratoires sous le nom d'eau distillée, et celle qui s'échappe chargée de nombreux éléments chimiques, des flancs d'une montagne d'un pays volcanisé.

Et ce n'est pas, seulement, dans ces degrés extrêmes de minéralisation, que l'usage de l'eau manifeste sur la santé son influence, mais aussi dans la série de concentration des principes chimiques qui s'y dissolvent. C'est ainsi que les habitants d'un pays éprouvent des effets particuliers de l'eau potable qu'on ne connaît pas ailleurs. Les goîtres des montagnes paraissent dûs à l'usage de l'eau séléniteuse, et très oxigénée qu'on y boit ; les étrangers qui viennent à Paris, ont peine à s'habituer à son eau de Seine que nous trouvons si bonne, nous Parisiens, et ils paient à son emploi, un incommode tribut.

La composition variée des eaux minérales vient de la force dissolvante qu'exerce le liquide aqueux sur la plupart des corps minéraux répandus dans la nature ; après l'eau de pluie, qui n'a pas eu le temps d'absorber des principes solubles capables de la minéraliser d'une manière appréciable, vient, pour le degré de pureté chimique, l'eau solide ou neige. Mais, à peine, l'eau s'épanchant en nappes a-t-elle, quelque temps, imprégné le sol, aussitôt elle lui emprunte les sels qui la composent, et bientôt dans son passage, à travers les ravins et les couches calcaires où elle s'infiltre, elle se minéralise plus ou moins fortement, elle dissout même des substances appartenant aux trois règnes de la nature dont elle rencontre les traces.

Il semblerait, alors, que dans ses migrations souterraines, l'eau répandue, d'abord, pour tous nos usages, et asservie à toutes nos volontés, ne se cache que pour aller chercher, à notre profit, dans les entrailles du globe, les seules propriétés qui lui manquaient, celles de nous guérir en devenant médicamenteuses.

Quoique les sources minérales soient innombrables, cependant, les substances qu'elles contiennent sont limitées de nombre, et celles qui y prédominent par leur quantité, y sont restreintes à une très minime quantité. Cinq ou six acides divers sont seuls contenus dans les eaux minérales, et encore, ces corps sont-ils combinés à des bases alcalines, pour former des sels, comme ceux de potasse, de soude et de magnésie. Presque tous les métaux altérables par l'eau, y forment des oxides solubles à un certain degré. D'autres corps simples comme l'iode, le soufre, le chlore, se combinent avec l'hydrogène ou l'oxigène, et s'associant à d'autres corps, donnent des solutions variables, de proportions et de quantités salines.

Les eaux minérales ne se présentent pas toutes, en sources jaillissantes, il en est qui forment des collections dormantes comme des lacs et des étangs. L'eau de mer est l'eau minérale la plus abondante de la nature, elle a pour base l'oxide de sodium, associé au chlore, et contient différents autres sels.

Son amertume provient, ou bien de ce qu'elle repose sur des amas du sel qui s'y dissout en partie, tout en formant une couche immense de notre globe, ou bien de ce que, primitivement, les sels solubles composant l'enveloppe terrestre, ont été dissous par les eaux qui, toutes, ensuite, se réunirent pour former les mers. Il y a, au milieu des terres, des eaux salées plus concentrées que l'eau de mer de l'Océan ; c'est que l'évaporation, à l'air libre de l'atmosphère, n'ayant lieu que pour l'eau pure, il en reste d'autant plus de sel pour une moindre quantité de liquide dissolvant.

De ce fait, on peut en conclure que l'eau de l'Océan doit devenir de plus en plus salée, puisque les fleuves, les rivières, les sources qui s'y rendent, lui apportent le sel des eaux de passage, et que l'atmosphère ne lui prend que de l'eau pure ; mais une telle appréciation est insensible.

Avant de vous parler du régime et de l'organisation administrative et médicale des eaux minérales, je vais vous rappeler sur leur production au dehors la théorie la plus simple et la plus classique, la voici : L'eau absorbée par l'ardeur du soleil s'élève en l'air de l'immense réservoir des mers ; puis, sous forme de brouillards et de rosées, se précipite sur les montagnes et leurs pentes rapides. Une partie s'écoule en filets et en ruisseaux à la surface du sol, sans le pénétrer et sans lui emprunter de notables quantités de sels; mais une seconde portion s'infiltre dans la terre par les fissures qu'elle présente, et s'enfonce à des profondeurs plus ou moins grandes, selon que la colonne d'eau qui s'engage dans une même fissure est plus ou moins considérable et pesante.

Durant ce passage, elle s'empare de tous les principes solubles qu'elle rencontre, et s'il n'y a pas d'obstacle à ce voyage souterrain, elle va, peut-être, toucher jusqu'à ces couches incandescentes dont le centre de notre globe nous révèle l'existence; il se peut aussi que le rapprochement chimique de certaines substances minérales en rapport avec l'eau, détermine une grande élévation de température capable de rendre aux liquides en contact un degré de calorique considérable.

Alors il se produit un des deux effets qui suivent : ou bien, l'eau renfermée par son accumulation dans des espaces réservées, se vaporise; à sa vapeur se joignent des gaz développés aux dépens des minéraux qui se décomposent au sein de sa masse, et ces diverses forces d'expansion se réunissant, soulèvent les parois qui les retiennent et déterminent des éruptions volcaniques; ou bien, la tension des gaz et de la vapeur d'eau est insuffisante à produire de tels effets, et pesant seulement sur l'eau au-dessus de laquelle elle s'amasse, cette vapeur gazeuse force le liquide qu'elle presse à trouver une issue aux dépens d'un conduit qui se forme, elle s'enfuit ainsi cheminant à travers des terrains différents, et vient soudre ou jaillir à la surface du sol pour former une fontaine minérale, froide ou thermale, et plus ou moins chargée, selon certaines conditions de sa migration géologique.

Les anciens ont inauguré l'usage des eaux minérales par la superstition ; c'est souvent ainsi la main de l'erreur qui nous conduit à la vérité. Les Romains, dit Pline, croyaient qu'une divinité tutélaire et amie des hommes, présidait à la conservation de chaque source minérale, et qu'on devait alors en ménager pieusement la dispensation.—Tant que le nombre des fontaines ainsi consacrées, fut peu important, on leur attribua une multiplicité d'effets propres à compenser leur insuffisance numérique. La crédulité, d'ailleurs, devait généreusement doter de qualités illusoires les moyens de traitement par elle seule patronés.

Lorsque les progrès scientifiques permirent de considérer au point de vue de l'histoire naturelle et physiologique, l'influence des eaux minérales, on en fit le catalogue et l'on en dressa la nomenclature. Le premier traité *ex-professo* qu'on ait vu paraître sur la matière, est celui d'un médecin italien, Michæli Savonarola, qui écrivait en 1498; on distingua ensuite l'ouvrage d'André Baccius sur les sources minérales les plus importantes d'Europe et qui date de 1588.

L'administration n'intervint que fort tard pour retirer aux charlatans le monopole de la distribution des eaux minérales reconnues efficaces. Les localités que la nature a gratifiées de pareilles sources se trouvant dans les conditions les plus avantageuses pour exploiter la faveur géologique de leur sol, il était urgent, cependant, de ne pas les abandonner à l'égoïste et inintelligente cupidité des traficants.

Un établissement d'eaux minérales qui mérite la vogue du public et la confiance des médecins est, en effet, pour le pays où il se trouve, une occasion de fortune et de prospérité. L'affluence des visiteurs y jette un mouvement de numéraire et provoque une consommation exceptionnelle ; les routes et les communications sont sûres et rapides, la centralisation commerciale fait naître l'industrie, l'activité et le travail aux alentours, et la production s'y accroît. Il n'est pas rare maintenant de voir les localités importantes d'eaux minérales, ouvrir des salles de spectacles, de bals et de concerts, des promenades, des maisons d'asile pour les malheureux, et des hôpitaux.

A la fin du dernier siècle on connaissait, en France, plus de 800 localités où coulent des sources minérales. Sur ce nombre, près de 240 étaient considérées comme susceptibles d'une utile exploitation et déjà, en 1785, 150 d'entre elles recevaient des malades.

Aujourd'hui sous la surveillance immédiate de l'administration de la république, cent-soixante localités distinctes sont aménagées pour le service des eaux minérales médicamenteuses, qui sont réparties entre cinquante-un départements. Le gouvernement confie l'inspection des sources à des médecins, qui doivent aux malades leurs conseils sur l'appropriation de l'eau aux divers états de leur santé.

Les départements dont le sol est montagneux et tourmenté par des bouleversements, sont ceux qui contiennent le plus de fontaines minérales. Comme le Puy-de-

Dôme, les trois départements Pyrénéens, les Vosges, l'Ardèche et l'Ariège.

Toutes les contrées de l'Europe sont enrichies d'eaux minérales, et il est probable que la France ne doit le nombre plus grand de sources en exploitation qu'on y remarque, qu'à la libéralité de son administration, qui en facilite l'usage dans beaucoup de localités. Ailleurs, la négligence des gouvernements, l'insouciance des habitants, l'inégalité de répartition, de richesse et de population, empêchent qu'on dresse le catalogue des sources que le sol voit couler, ou qu'on recueille, au profit des malades, celles qui se perdent abandonnées. — Sur les bords du Rhin, pays admirable de fertilité, de pittoresque et de variété, on rencontre dans la ligne du fleuve, et autour d'un rayon de quelques lieues, les localités les plus renommées en Europe par le nombre de baigneurs qu'elles attirent : Baden, Carlsbad, Seltz, Ems, Wiesbaden, etc.; ce serait une chose facile de trouver et de disposer des eaux minérales dans un pays qui paraît en manquer.

L'usage des eaux médicamenteuses minérales ne fut popularisé en France qu'à partir du moment où l'autorité du gouvernement en réglementa l'administration, c'est-à-dire au commencement du dix-septième siècle. Henri IV, pendant son séjour aux Pyrénées, sentit combien d'abus pourraient naître de l'inintelligente dispensation des eaux de ces charmantes montagnes ; et, à son avènement au pouvoir, il s'empressa de les soumettre à une direction fixe. En 1603, il rendit des édits de lettres patentes, que confirmèrent par la suite Louis XV et Louis

XVI et par lesquels furent nommés des intendants et sur-intendants, chargés non seulement de la haute surveillance des eaux, bains et fontaines, mais aussi de recueillir tous les faits de pratique médicale bien avérés.

Pendant longtemps le traitement qu'on y subit, fut tout à fait empirique, nulle indication ne dirigeait rationnellement les malades vers telle ou telle source minérale, on cherchait dans une excursion aux eaux, le bienfait général d'un voyage, d'un déplacement, d'une distraction.

C'est cependant une double erreur d'accepter la thérapeutique des eaux, sous le point de vue exclusif de leur action empirique ou sous celui de leur influence directement chimique. Si leur composition a de l'importance pour diriger leur emploi contre telle ou telle espèce morbide, on ne peut nier, non plus, qu'il faille souvent écouter l'expérience, dont les résultats démentent les prévisions formulées par la théorie et l'induction.

L'action du principe minéralisateur de certaines eaux, s'accuse en bien jusque sur les animaux que leur instinct pousse à en continuer l'usage vers lequel on les a dirigés. A Vichy, les bestiaux refusent l'eau ordinaire quand ils ont pris l'habitude de l'eau alcaline qu'ils y rencontrent. Aux Pyrénées, l'eau sulfureuse donnée aux chevaux en bains et même en boisson, les guérit de la pousse. Ces résultats de médecine vétérinaire, montrent ce qu'on peut légitimement attendre des eaux minérales.

On pourrait, pour avoir devant soi un tableau des sources médicamenteuses d'un pays, les classer selon des divisions nombreuses qui se rapporteraient, soit aux caractères chimiques, soit à la topographie géologique, soit à l'influence déterminée sur les organes sains ou malades. Toutefois, comme les classifications ne sont que des moyens artificiels destinés à bien reproduire l'histoire d'une science et qu'il convient d'apprécier celle des eaux minérales, sous le triple point de vue de leur position, de leurs effets, et de leur nature, je vais chercher à vous présenter d'une manière encyclopédique les différentes notions que comportent ces divisions.

On distingue cinq classes principales d'eaux minérales, relativement à la prédominance des substances chimiques qui leur communiquent leurs qualités les plus sensibles, ce sont : 1º les eaux acides gazeuses, 2º les eaux acides non gazeuses, 3º les eaux salines, 4º les eaux ferrugineuses, 5º les eaux sulfureuses. — Leurs différents degrés de température constituent, aussi, une distinction qui se rapproche de celle de la composition chimique, parce qu'il est des principes gazeux dont la quantité varie avec cette température.

Les eaux acidules gazeuses contiennent une assez grande quantité d'acide carbonique libre qui s'en dégage par pétillement, sous forme de bulles, sous l'influence de la chaleur, de l'agitation et de l'exposition à l'air. L'eau de Seltz, dans le duché de Nassau, à quelques kilomètres des bords du Rhin, est le type de ces eaux.

Les eaux acides non gazeuses renferment un acide minéral non effervescent dans les circonstances ordinaires de dissolution où il se trouve, comme l'acide chlorydrique, l'acide sulfurique, l'acide borique : elles ont une saveur astringente, une réaction franchement acide sur les couleurs bleues qu'elles rougissent, elles bouillonnent seulement sur les terrains calcaires qui les décomposent. Les eaux des lagunes de la Toscane contiennent de l'acide borique ; les autres acides que je vous ai cités se rencontrent dans l'eau des cratères volcaniques de l'île de Java et dans les flots de la Rio-Vinagre, en Colombie.

On appelle eaux salines minérales, celles qui contiennent des sels de magnésie, de potasse, de soude et de chaux. Les eaux de pompe qui sont impropres à la cuisson des légumes et à la dissolution du savon sont de cette nature à laquelle elles doivent les qualités négatives dont je vous parle.

On trouve dans les eaux de Seldlitz et d'Egra, en Bohême, et dans celles d'Epsom, en Angleterre, les eaux salines de sulfate de magnésie et de soude, dont la saveur désagréable et les propriétés purgatives sont aussi connues qu'utilisées.

On désigne comme particulièrement alcalines les eaux de Vichy, dans l'Allier, et celles de Tœplitz en Allemagne, qui renferment toutes deux, en grande abondance, du bicarbonate de soude.

L'eau salée de la mer n'est pas la seule où domine le sel marin qui ne s'y trouve, d'ailleurs, pas à l'état de pureté et d'isolement, mais associé à d'autres sels. Les eaux de Bourbonne-les-Bains, dans la Haute-Marne et de Balaruc dans l'Hérault, se font remarquer comme l'eau marine par la quantité de chlorure de sodium qu'elles contiennent. Je vous dirai plus bas quelques mots sur l'usage des bains de mer et de cette eau minérale si abondante. Dans la classe des eaux salines, il en est qu'on désigne sous le nom de calcaires ou incrustantes, ce sont celles qui, à mesure qu'une certaine quantité d'acide qui tenait dissous des sels abondants, se décompose ou s'évapore, présentent un dépôt ou un précipité qui recouvre les objets qu'on plonge dans leur sein, telles sont les eaux d'Arcueil, dans le bassin de Paris, et celles de la fontaine Ste.-Allyre, à Clermont-Ferrand. Dans le dernier endroit, l'eau minérale a formé un pont sur un ruisseau naturel, et cet ouvrage des eaux est incessamment consolidé par la déposition de nouvelles molécules qui s'amassent sur lui.

La quatrième classe des eaux minérales, celles dites ferrugineuses, réunit toutes les sources contenant des sels ou oxides ferreux. L'eau de Passy, près Paris, présente du sulfate de fer, l'eau de Provins en Seine-et-Marne, dissout le carbonate de ce métal. La cinquième et dernière classe, est celle des eaux sulfureuses que trahit leur odeur nauséabonde d'œufs gâtés. Les eaux des Pyrénées, d'Aix-la-Chapelle et d'Enghien, les représentent, et la popularité dont elles jouissent est justifiée par les avantages qu'on en retire.

Si nous examinons les eaux minérales au point de vue de leur action physiologique sur nos organes, nous verrons que plusieurs d'entre elles développent dans l'organisme, outre des effets généraux assez connus, d'autres plus spéciaux qui permettent de les classer dans des catégories reconnaissant chacune l'influence spécifique dont nous parlons. Ainsi, les unes sont toniques, excitent le système digestif, activent le mouvement circulatoire, ce sont, principalement, les eaux acidules et ferrugineuses, d'autres agissent sur le système cutané dont elles modifient les sécrétions et les éruptions, et les dispositions morbides : ce sont les eaux sulfureuses qui 'ont surtout cette propriété. D'autres, enfin, ont une action dissolvante et résolutive, soit sur les engorgements des viscères du bas-ventre, soit sur les calculs qui se forment dans les voies urinaires, soit encore, sur les concrétions que le principe goutteux fait déposer autour des articulations et dans les enveloppes fibreuses qui les tiennent unies. Ce sont les eaux alcalines de Vichy.

Ce qui rend difficile une classification rationnelle des eaux minérales, c'est la variété des effets qu'elles produissent en raison des tempéraments, des âges et des maladies ; comme aussi en raison des procédés d'application et de mise en usage qu'une foule de circonstances fait modifier. Ce qui semble préférable pour simplifier cette question des eaux minérales, c'est d'examiner les sources simultanément dans leur topographie, leur composition chimique et leur influence thérapeutique considérée empiriquement. De cette manière, on apprécie leur utilité sous un aspect multiple ou simple, selon que par la pensée, on isole ou on rapproche chacune de ces influences spéciales qu'on envisage. C'est ainsi, qu'en admettant, par exemple, qu'il soit profitable à un phthisique ou à un catarrheux d'user des eaux sulfureuses, on lui indiquera celles qui ne sont pas situées dans un pays froid, à température variable et difficile à habiter confortablement.

Bien qu'avec les eaux minérales on ne doive pas supprimer les moyens médicaux qui en aident l'effet, cependant, il ne faut pas tellement y mêler leur usage qu'on ne puisse plus discerner à quel médicament, telle ou telle influence mérite d'être rapportée. C'est, malgré tout, ce qui arrive le plus ordinairement. Aux eaux on rencontre un arsenal polypharmaceutique qui met une immense confusion dans chaque institution de traitement: les alcalis et les acides, se rencontrent et se heurtent ; on mélange le chaud et le froid, les purgatifs et les saignées. Comment alors distinguer l'action efficace de telle source, et l'appliquer rationnellement à un cas donné, quand on se trouve au milieu des résultats complexes, produits par beaucoup de causes, et qui ne permettent pas à une seule déduction scientifique de se faire jour ?

Telles sont les motifs qui font, aux yeux des gens du monde eux-mêmes, une hypothèse et presque une négation du traitement des maladies par les eaux minérales.

Que dire, aussi, des habitudes qui signalent le séjour des malades dans les localités où coulent les fontaines minérales, des réunions bruyantes et tumultueuses qu'on y rencontre, des exigences que les hommes, aidés par les femmes, s'y créent pour la toilette, les visites et les réunions ; du régime de la table d'hôte, des veillées aux salons, des intrigues qu'y fait la coquetterie et qu'entretient le défaut de moralité ? On dit que la distraction, qui trouve en tout ceci son compte, est, elle-même, un traitement, et que le changement de place, les promenades, les émotions, donnent au malade, ou l'oubli de ses maux, ou l'espérance d'en guérir, et peut-être la réalité de la guérison. Je le veux bien, mais alors je vous renvoie à ce que je vous ai dit de l'influence des voyages, car l'on peut aisément distinguer les effets relatifs à chaque moyen.

Suit-il de là, que le principe minéralisateur des eaux soit assez actif et assez spécial pour qu'on ne puisse artificiellement le reproduire et l'employer au traitement de nos maladies ; en un mot, peut-on instituer une médication par les eaux minérales artificielles pour les maladies qui s'améliorent sous l'influence des eaux minérales? c'est ce qui me reste à examiner avec vous.

C'est une bonne pensée de science et de philantropie, qui a fait chercher à remplacer, au moyen des ressources chimiques, les sources minérales par des eaux artificielles. Il est souvent impossible à un malade d'aller sous un climat et dans des latitudes éloignées, chercher le liquide plus ou moins efficace pour une guérison. D'un autre côté, transporter des eaux naturelles loin des lieux où elles jaillissent, sans les altérer, sans augmenter trop leur prix, et en assez grande quantité pour qu'on puisse les employer largement aux divers usages qu'elles permettent, cela est impossible. On a donc eu recours à l'analyse qui fait connaître les éléments constitutifs des eaux minérales, puis à la synthèse, qui permet de les rapprocher. Ces deux opérations n'ont pas une exactitude corrélative parfaite ; l'imitation n'assure pas l'identité du produit ; mais, comme il est certain que les eaux minérales se distinguent entre elles par l'excès prédominant d'un de leurs principes minéralisateurs, il suffit que la chimie donne à l'eau artificielle minérale l'abondance excédante du principe qui caractérise l'eau naturelle correspondante, pour en faire un moyen thérapeutique fort utile.

Si l'on arguait de la différence des circonstances au milieu desquelles le buveur d'eau naturelle minérale, et celui qui n'en prend que d'artificielle, sont tous deux placés, pour en déduire la différence des résultats, cette expérience bien faite, dans un tel sens, donnerait précisément la mesure des effets qu'on doit obtenir de l'un et de l'autre procédé employé.

Ce sont ces considérations qui ont fait naître l'art d'imiter les eaux minérales. Un premier traité sur cette matière parut en 1780. Depuis, l'industrie en a été tellement popularisée, qu'on produit instantanément à l'aide d'un gramme de poudre saline préparée et portative, une bouteille d'eau de seltz gazeuse, et d'autres encore ; il n'y en a aucune qui ne puisse être chimiquement reproduite par divers procédés.

La température des eaux minérales donne aux sources un grand avantage sur la préparation de l'art, car si cette température est utile, quand elle est élevée, il est impossible de donner aux eaux minérales artificielles une persistance de calorique qui soit longtemps prolongée ; cependant, dans certains établissements des grandes villes, on parvient à combiner tous ces avantages.

L'eau de mer, dont je ne veux pas oublier de vous dire quelques mots, n'est qu'une eau minérale très abondante et agit comme telle. Si on la boit, elle purge à la manière de l'eau de sedlitz ou de pullna ; si on la fait chauffer pour en prendre un bain thermal, elle représente, par exemple, l'eau de Balarue dans l'Hérault, dont la température s'élève à quarante-sept degrés centigrades, ou celle de Bourbonne dans la Haute-Marne, aussi chaude et également saline.

Mais le principal usage des eaux de mer, est et doit être le bain dans ses flots amers, pris dans une bonne saison de l'année et dans les confortables établissements qui s'élèvent sur ses bords.

Comme pour toutes les eaux minérales, les divers modes d'applications qu'on fait de l'eau de mer, font donc varier les résultats qu'on en obtient. La réaction qui suit un bain de mer pris à la température moyenne qu'elle présente l'été, est vive et du genre tonique chez la plupart des baigneurs, les bains de mer pris à la lame, lorsqu'on nage ou qu'on s'agite au milieu des flots, du rivage, sont excitants pour les constitutions molles qui doivent surtout en faire usage. L'effet en est trop énergique pour les constitutions phlétoriques et inflammatoires.

On a l'habitude de se couvrir dans les bains de mer d'un costume complet de flanelle. La décence, plus que la crainte du froid y fait recourir, car il vaudrait mieux laisser à l'air et aux rayons du soleil le soin de sécher l'humidité du corps, que de la laisser lentement s'évaporer à travers les mailles du tissu qui la retient.

Je vous fais grâce de la description détaillée des sites, et de la géographie des pays où sont situées les eaux minérales, une telle énumération appartient aux guides pittoresques — et je ne veux pas m'exposer à rassasier votre curiosité, comme il arrive avec ces livres qui promettent plus que la nature, quand la nature tient toujours plus qu'ils n'annoncent.

Agréez, &c....

—

SUR LE SOMMEIL.

12ᵐᵉ LETTRE.

Sur le Sommeil.

SOMMAIRE.

Ce sujet appartient à la médecine autant qu'à la philosophie et à la littérature. — Définition vulgaire du sommeil. — Comment Sénèque l'envisageait et comment
Montaigne le dépeignait. — Il est loin de représenter la
mort. — Il varie selon les tempéraments. — Il se produit après les repas. — Remarques d'Aristote. —
Exemples de sommeil prolongé servant de crise à plusieurs maladies nerveuses. — Comment il s'annonce et
se détermine. — Analyse des divers sommeils partiels qui le composent. — Du bâillement. — Des pandiculations. — Du ronflement. — Causes du réveil.
— Recherches sur la nature essentielle du sommeil.
— Alcmeon. — Empedocle. — Galien. — Théorie de
Blumenbach pour l'anatomie. — La vie organique est
soustraite, en partie, au sommeil. — Est-ce une fonction du cerveau, ou un état négatif. — Opinion de
Bichat et de Broussais, sur le sommeil. — Hibernation
des animaux. — Le rêve et ses classifications. — Noc-
tambulisme et somnambulisme. — Loi biblique sur les
songes. — Hallucinations du rêve se prolongeant dans
la veille. — Aliénation mentale y prenant son point de
départ. — Théorie de Jouffroy, — de Pierre Leroux et
du physiologiste Burdach sur l'essence du sommeil.

DOUZIÈME LETTRE.

—

SUR LE SOMMEIL.

Les réflexions qu'un tel sujet comporte doivent surtout préoccuper l'esprit des médecins; la littérature et la philosophie ont cru pouvoir introduire dans cette question leurs idées théoriques ou leurs méditations abstraites, mais toujours avec un résultat incomplet; d'abord elles sortaient, comme on le suppose sans peine, du domaine de l'observation rigoureuse des faits que la physiologie enseigne; ensuite, ne travaillant que pour elles-mêmes et en quelque sorte à leur point de vue, elles n'ont point donné des conclusions qui s'accordent avec les opinions des médecins.

Je vais vous présenter d'une manière toute encyclopédique les idées émises successivement pour l'explication des phénomènes du sommeil, et faire une large part à celles des gens de l'art. Je pense, dans cette circonstance, à cette favorable promesse de Descartes, que si l'espèce humaine peut être mieux connue, c'est dans la médecine qu'il faut en chercher la possibilité, et j'espère que vous résisterez aux tendances du sujet pour me conserver une attention plus méritoire, car elle sera moins facile.

Dans la pensée la plus généralement répandue, le sommeil est un repos que la fatigue détermine. Est-ce un repos complet et négatif dans lequel les sens ont décidément interrompu leurs rapports avec le monde extérieur? De quelle manière se continue la vie des organes? Peut-on apprécier la cause intime du sommeil et le définir? Tels sont les divers sens de la question.

La loi qui consacre la nécessité du sommeil existe dans toute la nature, la nuit fait dormir les plantes, comme elle invite les animaux à goûter le repos, et tous les phénomènes de la physique céleste, dans la succession de leur apparition, ne suivent pas une loi plus extraordinaire que celle qui commande à notre espèce, après le travail du jour et la fatigue des organes, le sommeil et ses résultats réparateurs. On l'accepte, du reste, avec satisfaction, et comme s'il était véritablement identique à la plupart des fonctions physiologiques dont un stimulus interne provoque l'accomplissement, ainsi l'on cède impérieusement à son besoin.

L'assoupissement le commence ; « avec quelle facilité, dit Montaigne, nous passons du veiller au dormir, il semblerait que la nature nous instruit par ce moyen qu'elle nous a pareillement faits pour vivre que pour mourir, et dès la vie nous présente l'état qu'elle nous garde après icelle, pour nous y accoutumer et nous en ôter la crainte. » On dit que le sommeil partage l'existence, cela est vrai seulement quant à la nature successive des impressions ; mais il ne la diminue certainement pas, ni dans l'intérêt qui la fait aimer, ni dans sa durée morale, qui s'exprime par les satisfactions ou les émotions qui nous entourent et nous assiègent.

Sénèque l'appelait : « *Requies animi, Pars humanœ melior vitœ.* » Tous ceux qui connaissent les délices du vrai dormir, l'ont, en effet, vanté et chéri. Il n'appartient qu'aux esprits inquiets, ambitieux, et par suite malades, de considérer le sommeil comme un créancier tyrannique qui exige la moitié de la vie : on ne peut, assurément, se soustraire à la nécessité d'un sommeil plus ou moins prolongé, mais il est d'ordinaire fort doux de payer sa dette, on enrichit alors sa santé de tous les bénéfices d'une réparation facile à prendre et profitable à notre double organisation physique et morale.

C'est donc un mauvais calcul que de résister dans l'intérêt de ses occupations artistiques, industrielles ou littéraires, à son besoin souvent réitéré. La nature indique à chaque constitution le temps qu'il lui faut, non pas céder, mais employer au sommeil, et ce n'est pas en vain qu'on enfreint ses prescriptions.

Si l'on peut, comme nous l'avons vu, comparer le sommeil au repos, et la veille à l'exercice, c'est avec cette différence que le repos n'est pas, intrinsèquement et essentiellement, réparateur comme l'est pour nos organes le sommeil qui s'en empare, car il est une négation ce repos. Quant à l'action de veiller, elle est plus funeste dans son excès, sur certains organes, comme les centres nerveux, que l'exercice auquel on le compare. La veille entretient dans le cerveau un éréthisme difficile à calmer, et qui explique, en partie, pourquoi après des veilles nombreuses, on ne rencontre plus qu'un sommeil court et léger, et pourquoi, dans ces circonstances, moins on dort, moins aussi l'on veut dormir.

Cette dernière considération conduisit même Montaigne à demander aux médecins s'il ne serait pas possible de vivre sans dormir, et pourquoi le sommeil était indispensable à notre existence : on raconte, ajoutait-il, des gens qui, selon Pline et Brutus, passèrent un temps fort long sans dormir ; Herodote parle de nations qui veillaient et dormaient alternativement des périodes d'années, et dans la vie d'Epiménides, il est dit que ce sage dormit cinquante-sept ans de suite ; fiction probablement emblématique du silence de la sagesse du philosophe, pendant qu'il méditait loin de ses concitoyens.

L'inaction absolue ne répare donc pas la fatigue des organes ; « celui qui croit, dit Plutarque, se procurer de la santé, en vivant dans le repos, est aussi peu sensé que celui qui se condamnerait au silence pour perfectionner sa voix ; » cela revient à dire qu'on ne puise pas dans un ensemble de moyens aussi négatifs, que l'isolement des sensations à percevoir, et l'oubli des mouvements à exécuter, la réparation qu'on trouve dans le sommeil normal et qu'en un mot ce dernier n'est pas seulement un simple repos.

L'exercice ou la veille ne sont pas, non plus, deux phénomènes identiques dans l'économie. Ainsi le premier s'accompagne toujours du second et cesse par la volonté, tandis que la veille persiste douloureusement malgré cette dernière, et constitue un malaise et une fatigue sans exercice normal et régulier.

Le sommeil qui est plus qu'un repos, ne peut donc pas

être considéré, maintenant, ainsi qu'il l'était chez les anciens, comme l'analogue de la mort pendant la vie ; la mort ne représente qu'une négation, qu'un ensemble de destruction, ce qui s'accorde mal avec le résultat produit par le sommeil, avec cette sève nouvelle qu'on retrouve au réveil, avec la conscience d'une aptitude plus grande dans les organes des sens au renouvellement de leurs fonctions. A ne considérer, d'ailleurs, que l'apparence extérieure du sommeil, lorsqu'on se prend à le contem-·pler dans le bel enfant qui s'y livre et dans les images, reproduites par la peinture ou le ciseau des artistes, chacun n'admire-t-il pas les formes suaves et vivantes par lesquelles il s'exprime, et qui retiennent les yeux en les pénétrant du sentiment de l'existence, empreinte sous son aspect?

Non, le sommeil n'est pas l'exacteur tyrannique dont on a parlé, ce n'est pas seulement, comme dit le poète, aux innocentes créatures rêvant fées ou paradis, qu'il est profitable et doux, il est destiné à tous, et si pour nous, qui sommes arrivés à une extension outrée de nos facultés, il a perdu ses profondes et délicieuses langueurs, c'est que la souffrance qui est une perversion de nos sensations occupe nos organes, et nous rend presque incapables de suivre et de comprendre les lois comme les bienfaits imposés par la providence à notre organisation.

Combien, au contraire, à l'état normal, le sommeil renouvelle la vie et la continue avantageusement ! la détente et la réparation nerveuses, la perfection de la digestion, le complément de la nutrition, l'abaissement de la température après l'exaltation vitale, produite par la circulation diurne plus active, sont, déjà, les effets d'un bon sommeil.

Chacun, du reste, possède un sommeil en quelque sorte idyosyncrasique ou personnel, pardon du premier mot; et celui-ci, varie dans sa durée, sa qualité et ses résultats selon le sujet chez lequel on l'observe, son tempérament, ses habitudes professionnelles et sa santé. Dans les circonstances ordinaires, on ressent le besoin de dormir la nuit, parce qu'alors les conditions les plus favorables se rencontrent et s'unissent pour le provoquer et l'entretenir; cependant, après la nourriture, celle surtout prise au milieu du jour, le désir de s'y abandonner survient, et en certains pays, l'habitude consacre la normalité de cette disposition ressentie par nos organes. Aristote dit : « *sumnus maximè post cibum fieri solet.* »

Toutefois, c'est après l'intermittence d'une quinzaine d'heures, que réapparaît le besoin du sommeil; on peut, dans l'état de santé, se distraire et éloigner cette tendance à volonté; mais survient bientôt, en quelque sorte, un nouvel accès de ce besoin auquel on résiste plus péniblement; et l'on est, ensuite, inévitablement conduit par une succession de ces sortes d'accès à un engourdissement irrésistible qui fait place au sommeil; c'est alors qu'on voit s'endormir le soldat sous les armes, le prisonnier près du supplice, le malheureux dans la douleur.

Il existe dans la science un grand nombre de faits curieux de sommeil prolongé. Le professeur Richerand a observé à l'hôpital St.-Louis, en 1820, un homme qui passa plusieurs années à dormir, boire et manger, presque littéralement, car dans les intervalles de sa vie végétante, il restait hébété, sans mouvement, sans relation intellectuelle, et il avait fort peu de sécrétions. Mais le fait le plus extraordinaire à cet égard est rapporté dans les transactions philosophiques de Londres, pour l'année 1705 — le 13 mai 1694, y est-il dit, le nommé Samuël Clinton s'endormit et resta en état de sommeil durant un mois sans que les personnes qui l'entouraient pussent l'en faire sortir ; alors il se leva de lui-même, prit ses habits et se remit à ses occupations habituelles. En avril 1696, nouveau sommeil qui dura jusqu'au 7 août suivant, c'est-à-dire seize semaines. Clinton s'éveilla alors et se promena autour de sa chambre, ne croyant avoir dormi qu'une seule nuit. Enfin le 17 août 1697, le même phénomène se manifesta, le sommeil dura jusqu'au 19 novembre suivant. Rien ne put le faire disparaitre, excitants sur la peau, bruits divers, inspirations ammoniacales, cautérisations des lèvres et des fosses nasales, saignée du bras.

Ce ne fut spontanément que Samuel sortit de cette léthargie en demandant à manger et en assurant toutes les personnes qui s'inquiétaient de sa santé, qu'il se portait parfaitement bien.

Je ne vous affirmerai pas que les détails de cette observation soient suffisants à mes yeux pour mériter toute créance ; mais, à part les oublis que vous y remarquez, comme les renseignements sur les fonctions digestives, qui ne doivent pas avoir disparu complètement, et sur celles de la sensibilité, dont il n'est pas fait mention, elle n'en reste pas moins très remarquable, puisqu'elle a fixé l'attention des savants de ce temps, qui l'ont consigné dans un recueil estimé encore aujourd'hui.

Voici un second fait rapporté par la *Gazette des Hôpitaux* pour l'année 1845, il mérite plus de confiance pour diverses raisons. « Mme S***, âgée de trente-cinq ans, mariée depuis six ans et mère de quatre enfants, est sujette depuis son mariage, à un sommeil qui se prolonge de deux à sept jours, ordinairement cinq jours et demi ; ce sommeil arrive subitement, tantôt le jour, tantôt la nuit ; dans cet état, Mme S*** a néanmoins un réveil incomplet ; elle a la bouche sèche et sort la langue entre les lèvres, signes instinctifs du besoin de boire. On lui présente des aliments liquides, elle les avale sans connaissance et retombe dans le sommeil. Les intervalles entre ce sommeil prolongé sont de deux à vingt jours ; pendant ce temps, elle ne dort pas du tout, ou bien elle n'a qu'un sommeil court et agité. »

Les longs sommeils de cette femme n'ont jamais apporté d'entraves aux fonctions périodiques de son sexe : règles, grossesse, accouchement. Toutefois, elle n'a ni émission d'urine ni garde-robe pendant son sommeil, et n'en éprouve pas immédiatement le besoin après le réveil.

Son sommeil n'est pas réparateur ; il a lieu spontanément. C'est inutilement qu'on cherche à le faire cesser ; on a beau employer les irritants, écarter les paupières, l'œil se dirige en haut, et l'action brusque de la lumière ne fait pas contracter les pupilles. Les fonctions de la circulation et de la respiration, ainsi que la chaleur animale, sont à l'état normal pendant le temps du sommeil et dans les intervalles.

Ce sommeil présente une évidente analogie, sous plusieùrs rapports, avec l'engourdissement périodique ou hibernation des animaux connus sous le nom de dormeurs, et dont je vous ai parlé plus haut. Mais cette observation plus récente que la précédente contient des détails explicites qui en augmentent l'intérêt, en lui donnant un caractère plus grand d'exactitude et d'authenticité. C'est ce qui m'a engagé à vous faire apprécier les curieux phénomènes qu'elle expose.

Beaucoup d'anomalies suivent l'oubli des lois ordinaires du sommeil : au rapport de Salmuch, une jeune fille qui avait dansé durant deux nuits consécutives sans sommeiller dans l'intervalle, dormit après, durant trois jours et quatre nuits.

Double raconte qu'un jeune enfant de dix ans, qui n'avait pas été très malade, dormit, cependant, soixante heures de suite pendant sa convalescence. On sait, en effet, que le sommeil prolongé peut servir de crise à certains états morbides, à l'hysterie, aux attaques éclamptiques, à l'épilepsie même ; mais je vais passer à l'examen de la physiologie du sommeil, considéré comme fonction de l'économie.

Aux approches du sommeil le corps se refroidit ; cette remarque date d'Hippocrate : on éprouve cette sensation quand on se laisse entraîner spontanément au sommeil, tout habillé et près du feu, au lieu de s'y disposer en se mettant au lit, ce qui peut distraire et donner une cause en apparence différente de ce phénomène du refroidissement.

Cela tient-il au ralentisssement de la circulation, causé, selon Barthez, par la phlétore veineuse, qui injecte même alors les vaisseaux capillaires de la face. Nous verrons plus loin l'importance de cette question ; surviennent, ensuite , des baillements multipliés , que leur étendue rend souvent douloureux. Camper a vu une femme qui se luxait fréquemment la mâchoire dans cet effort exagéré.

D'après l'explication de ces inspirations profondes qui constituent les baillements , on voit pourquoi elles arrivent dans cette circonstance, car elles luttent alors contre la lenteur de la respiration , aux approches du sommeil, et elles sont destinées à compenser l'imperfection de l'hématose ou vivification du sang qui résulte du mouvement ralenti de la respiration et de la circulation.

Les pandiculations ou extensions immodérées peuvent encore être rapportées à une même cause, c'est-à-dire à la lenteur de l'irradiation vivifiante , du sang dans ses canaux artériels , lenteur compensée par les effets de la compression musculaire, résultant de ces extensions spasmodiques des membres , qui accélèrent la marche du sang.

Si, d'autre part , comme l'observait déjà Aristote , le commencement de la digestion provoque le sommeil, cela vient, sans doute , de ce que le sang artériel se rend aux organes gastriques , pour les faire agir sur les aliments, et qu'alors le sang veineux reste aux poumons et à la tête, d'où vient alors la somnolence dont je vous parle.

Bientôt la lumière irrite la pupille , le muscle orbiculaire des paupières se contracte, et luttant avec avantage contre celui qui tend à en relever les voiles membraneux, il agit comme organe préposé à la fonction du sommeil et ferme les yeux. L'assoupissement commence donc par la vue qui ne rapporte plus que des images confuses comme oscillantes et indécises, puis nulles : alors, et dans cet ordre, le goût, l'odorat, l'ouïe et le tact, cessent de rapporter des impressions, le sommeil du sens du tact est non seulement le dernier qui ait lieu, mais il est le plus léger. Toutefois, le toucher qui rapporte des idées de pesanteur de forme, de densité de température, s'endort mieux et plus vite que les autres sens, aussi procure-t-il souvent des illusions remarquables.

Le sommeil répare les pertes sanguines, les excès sécrétoires et sensoriaux, le mouvement d'ondulation intestinale est ralenti, tant qu'il dure, ce qui soumet à une absorption plus complète, le fluide nourricier contenu dans le tube digestif.

La transpiration cutanée s'exagère par compensation avec la diminution des autres sécrétions. Sanctorins, médecin, assure que l'on transpire autant dans sept heures de sommeil que dans quatorze heures de veille, et l'absorption des miasmes ou effluves marécageuses, paraît plus active, puisque les voyageurs qui s'endorment en entrant dans les marais Pontins, sont affectés de fièvres intermittentes, tandis que ceux-là les évitent, qui se tiennent éveillés en traversant ces pays de l'ancienne Rome.

Le ronflement est un phénomène particulier au sommeil de plusieurs personnes, il résulte du ballottement que l'air imprime au voile du palais en traversant l'isthme du gosier, mais il peut venir uniquement du gonflement de la membrane du nez autour des cornets osseux qui en remplissent la cavité, à ces causes s'ajoutent l'affaissement irréguliérement alternatif de l'aile du nez, et le mouvement inspiratoire qui ne coïncident plus.

La durée du sommeil d'après les conseils de l'hygiène, doit être de sept à huit heures. Un précepte rapporté par l'école de Salerne, dit : *septem pigro concedimus horas, nulli concedimus octo*, mais il est juste d'écouter certaines dispositions personnelles, les âges et les habitudes. Il y a des gens qui ont besoin d'une très inégale quantité de sommeil, les individus livrés aux travaux de l'esprit, bien qu'ils dorment moins, auraient cependant besoin d'un sommeil plus prolongé que les personnes livrées à un travail mécanique et industriel.

Les enfants et les jeunes gens dont la vie de relation et d'assimilation est plus étendue et plus complète que celle de l'âge mûr ou de la vieillesse, doivent goûter un sommeil plus prolongé, et c'est ce qu'ils font en effet.

C'est dans le terme moyen de la vie qu'on dort le moins et que l'habitude d'y commander se soutient le plus exactement. Des gens affairés se lèvent chaque jour à la même heure et dirigent en quelque sorte par l'aide de leur seconde nature leur sommeil et sa durée.

Lacepède qui ne dormait en tout que quatre ou cinq heures, sur la période de vingt-quatre, se réveillait à onze heures du soir après s'être couché à neuf, et se recouchait de trois à cinq du matin ; Cuvier, au contraire, dormait toute une longue nuit et surtout le matin. Un de nos hommes d'État actuels qui supporte les luttes du parlement de toute la vigueur de son grand talent, se repose en quittant les séances par une heure de sommeil qui lui suffit pour le reste de la journée ; on sait qu'il suffisait à

Napoléon pour l'énorme dépense de génie qu'il faisait chaque jour, une seule heure sur les vingt-quatre ; beaucoup d'artistes qui ont besoin de l'inspiration dans leurs travaux, préfèrent pour l'étude, la nuit et son silence, ou les lumières artificielles qu'elle force d'employer. Girodet ne peignait que la nuit ; Young a composé ses mélancoliques élégies des nuits dans la tristesse d'une sombre et sauvage retraite. J. Jacques s'enfermait pour écrire les sublimes pages de ses livres dans les blancs rideaux de son lit ; mais que ces exceptions ne fassent pas oublier ce que l'on risque à retrancher et à intervertir l'ordre régulier et les délais normaux de la fonction du sommeil. Des névroses, diverses affections spasmodisques, des gastralgies, des enteralgies, sont la suite de la négligence de l'hygiène.

Un savant qui a écrit un livre sur l'art de conserver la mémoire, pense, à tort, que le sommeil est un obstacle pour l'entretenir, parce qu'alors, dit-il, le cerveau s'affaisse et que les fibres médullaires n'ont plus de ressort pour les impressions commémoratives. C'est une pure hypothèse contre laquelle luttent les faits d'expérience journalière ; mais il conseille plus sagement de s'abstenir de narcotiques, dont abusent les gens de lettres et certaines personnes à système nerveux surexcité ; on cite, en effet, des cas d'individus qui ont perdu, par les substances opiacées, les souvenirs, la mémoire et l'activité de l'intelligence.

Toutefois, le sommeil trop prolongé engourdit l'esprit et le corps ; c'est la loi des extrêmes qui se montre ici. Le docteur Richerand dans l'histoire de ce dormeur extraordinaire, dit que couché dans ses salles de l'hôpital Saint-Louis, ses organes avaient acquis une prédominance matérielle très grande, son embonpoint était excessif; il avait perdu le jugement et le goût des moindres occupations. Du reste, il existe assez de moyens d'éloigner ou d'abréger le sommeil, et c'est la tendance de tous les gens du monde dans l'intérieur des villes; Aristote, qui ne connut ni le tabac, ni le café, ni les lumières du gaz mille fois réflétées, tenait souvent dans sa main, pour rester éveillé sur la tentation de dormir, une boule d'airain qui tombait dans un plat sonore du même métal s'il venait à y succomber; alors il se réveillait forcément.

Il est peu de maladies dans lesquelles le sommeil soit nuisible; cependant quelques médecins soutiennent qu'il est dangereux aux poitrinaires et à d'autres malades congestionnés dans les poumons, parce qu'en ralentissant la respiration et par suite la circulation, il tend à prolonger dans les organes pulmonaires le séjour du sang qui s'y accumule.

Ce n'est pas un vrai sommeil que celui qui accompagne certains états morbides, comme l'apoplexie, la compression et la commotion cérébrales; il y a dans ces circonstances désordre de la circulation, trouble de l'innervation, et à certains symptômes, comme la contracture des membres, leur relâchement, leurs convulsions, il est facile de distinguer l'absence d'un sommeil naturel. L'aliénation mentale, dans le cas de mélancolie surtout, prive les malades du sommeil; celui-ci ne peut se continuer au milieu des terreurs et des hallucinations qui assiègent ces malheureux, puisque leurs yeux étant fermés, ils voient encore les fantômes qui les terrifiaient avant de se livrer au sommeil, et que des rêves sinistres se rapportant aux objets qui causent ou entretiennent leur délire, interrompent leur repos. Parmi les aliénés, il y en a qui sont, après la nuit, plus tristes et plus inquiets, et tandis que tant d'hommes attendent avec impatience l'heure consolatrice du soir, ceux-là sont à la redouter comme un accroissement à leurs souffrances ; combien, en effet, ils sont loin du sommeil normal, de ce doux repos des sens et des mouvements volontaires, de cet oubli de la fatigue et des ennuis, de ce *curatum dormitor* de Cicéron.

Il ne faut pas sommeiller sur un coucher trop chaud ou trop moelleux, on dort souvent bien laborieusement sur le duvet, tandis que si l'on compose avec sagesse un lit légèrement résistant, uniformement incliné de la tête aux pieds, si l'on penche son corps vers le côté droit, afin, comme Pline déjà le remarque, de ne pas abandonner à son poids, dans le côté opposé, le foie qui s'y précipiterait, on dort avec profit et avec charme.

Lorsqu'on se réveille naturellement, c'est comme à l'ennui de dormir davantage que l'on cède d'abord, et la lutte s'établit entre les deux sensations qui provoquent et repoussent cette persistance fonctionnelle. Le sang redevenu plus actif est, sans doute, un excitant qui entrave le sommeil, les battements du cœur sont plus vivement sentis au réveil, et lorsque celui-ci est brusque on les éprouve avec quelque douleur.

Alors, aussi, on se frotte les yeux instinctivement ; tant pis pour vous, monsieur, si vous trouvez vulgaire ce détail de physiologie, Homère le rappelle pour ses héros ; les baillements et les pandiculations recommencent au réveil, et ils ont encore pour effet, d'admettre un sang plus actif et plus vital dans les muscles qui se raidissent, et pressent en leurs vaisseaux ce fluide accéléré par le mouvement circulatoire qui va prédominer.

Après avoir indiqué les principaux phénomènes qui accompagnent le sommeil, pourrais-je vous faire apprécier les circonstances déterminantes de l'organisation qui préside à cet acte si curieux ? On trouve beaucoup d'explications chez les anciens savants, sur les causes du sommeil, et fort peu chez les modernes. On aimait mieux autrefois s'attacher à une hypothèse que de suspendre sa curiosité.

Empedocle et Alcmeon croyaient pouvoir attribuer le sommeil à un retour du sang veineux vers le cœur et à l'abaissement de la température des organes. D'autres ont pensé que c'était le cerveau qui était le siége d'une congestion qui arrêtait le cours des esprits vitaux ; ceux-ci restant ainsi réfugiés aux parties supérieures, quand l'estomac pressait la grande artère aorte, voisine de lui, alors qu'il est rempli par les aliments ; mais comment expliquer l'intermittence et la périodicité des phénomènes du sommeil ? Dire qu'il résulte de l'affaiblissement du principe vital ou d'une modification dans les fonctions de l'économie, c'est être vague et peu explicite. — Puisque la nutrition, la respiration et la circulation continuent pendant le sommeil, il est évident que le cerveau n'a cessé d'agir que comme organe de l'intelligence et des mouvements volontaires, et qu'il continue d'influencer

les muscles de la poitrine , le cœur, les artères et les sécrétions. Mais encore, plusieurs organes de la vie de relation commandés par le cerveau, conservent leur activité
pendant le sommeil , car on dort souvent debout, à cheval , et Galien lui-même , rapporte qu'il dormit en marchant, la longueur de plusieurs stades, jusqu'à ce qu'ayant
heurté contre une pierre , il s'aperçut de ce fait , qu'il ne
croyait pas possible, dit-il, avant de l'avoir éprouvé. Si
vous ajoutez à ces considérations cette pensée , que plusieurs sens restent actifs durant le sommeil , vous verrez
que le cerveau agit encore pour diriger certaines opérations de l'intelligence , et qu'il n'est pas vis-à-vis des
phénomènes du sommeil , modifié d'une manière essentielle pour les produire.

Sur un jeune homme qui , à la suite d'une chute présentait une dépression avec perte de substance, dans une
plaie du front, Blumembach , médecin allemand, observa
que pendant le sommeil cette dépression était moindre ;
alors il pensa que ce dernier était produit physiquement
par la diminution du sang envoyé au cerveau.

Richerand dit du sommeil que c'est un état qui n'est
pas tout à fait passif , mais dans lequel l'activité du plus
grand nombre des organes est diminuée et celle des
autres suspendue ; qu'on a tort d'en faire une sorte de
mort ou une sorte de fonction de plus dans l'économie,
puisqu'il ne consiste qu'en une diminution de la vitalité
fonctionnelle ou une moindre veille des divers organes.
Aussi , ajoute-t-il , il ne convient pas d'en placer la cause
dans le cervelet affaissé , dans le cerveau congestionné ou
dans la phlétore veineuse.

Cependant, dans le simple sommeil physiologique, la vie organique persiste seule, celle de relation s'éteint presque complétement, et la première même augmente d'énergie. Buffon dit que dans l'état de veille tous les ressorts de la machine humaine sont en action, tandis que dans le sommeil, une seule partie est active, c'est le système de la vie purement organique, et que cette partie est également en action dans la veille, d'où il conclut que l'animal qui dort, est seulement une machine moins compliquée et plus aisée à considérer que l'animal qui veille.

Bichat enchaîne l'explication du sommeil, à la théorie de la grande distinction qu'il exposa des deux modes de l'organisation humaine ; en vie de relation et vie végétative ; considérez, dit-il, chaque organe de la vie de relation dans l'exercice de ses fonctions, vous y verrez des alternatives de repos et d'activité, des intermittences et non des rémittences simples ; chacun de ces organes cesse d'agir après et par cela seulement qu'il s'est exercé, qu'il s'est fatigué et que les forces épuisées ont besoin de se renouveller. Cette intermittence est tantôt partielle, et alors un seul organe dort quand les autres veillent, tantôt générale, c'est le fait du sommeil. Et, en définitive, selon Bichat, chaque fonction de la vie de relation n'est pas, comme celles de la vie végétative sous la dépendance immédiate et réciproque des autres, ce qui fait que ces fonctions de relation peuvent, en tout ou en partie, s'isoler par le sommeil.

Broussais soutient que le sommeil se manifeste quand le degré d'innervation qui produit les phénomènes de l'intelligence et des mouvements volontaires, devient perturbateur par son excès, alors, dit-il, il y a nécessité d'une modification de ces qualités de fluide nerveux, et cette substitation d'un fluide à un autre, procure le sommeil ; quand il est parfait, il suspend les phénomènes de l'instinct et de l'intelligence, sans pouvoir empêcher les stimulations un peu vives, faites sur divers nerfs, d'arriver à l'encéphale et d'être réfléchies par lui dans d'autres nerfs ; ainsi, ajoute ce grand auteur, le cœur et les plans musculeux de la paroi thoracique qui ne peuvent agir que par l'influence du cerveau, continuent leurs mouvements sans qu'aucune manifestation de la pensée porte atteinte à la quiétude du sommeil.

Les physiologistes allemands, voient dans le sommeil un fait positif, un état qui rappelle celui dans lequel la vie de l'animal se trouve tournée sur elle-même et ramenée à cette unité qui confond l'activité physique et celle morale ; état dans lequel l'individualité règle seulement le développement plastique ; mais ils ne lui donnent pas le titre de fonction. Ce qui le provoque, disent-ils, c'est la loi de périodicité diurne, l'habitude, une satisfaction de l'activité spontanée qui est en nous, une négation de nos besoins. Si le meunier s'endort au tic-tac de son moulin et se réveille à la cessation de son bruit, si le roulement des voitures ne réveille pas un citadin qui s'agite la nuit au grattement d'une souris dans la boiserie, c'est que l'importance morale des sensations, plutôt que leur vivacité absolue sur l'intellect, tend à rappeler à la vie de relation, celui qui cédait au sommeil, et il faudrait conclure de là, qu'il n'y pas alors émoussement

14

des sens, mais qu'il reste à notre centre de perception de quoi distinguer les sensations les unes des autres.

N'oubliez pas le sommeil des plantes qui, à part ce sommeil de périodicité annuelle, et dont l'analogue se retrouve pour les animaux hibernans, ont manifestement un sommeil diurne. Je vous le rappelle pour mémoire, car je ne connais pas de détails à vous exposer à ce sujet. Quant aux hibernans, voici ce qu'on observe chez eux :

Leur vie de relation s'engourdit peu à peu, ces animaux perdant par degrés leur vivacité et leur désir de se nourrir. Suivant M. de Saussure, ils se nettoient les intestins avec de l'eau, pour se préparer à l'hibernation ; leur sensibilité est presqu'éteinte tant que dure leur somnolence ; leur respiration s'observe à peine. Un hérisson qu'on forçait à se réveiller, durant cet état, pour prendre ses repas, finit par mourir. Le tenrec de Madagascar et le crocodile d'Egypte s'endorment, par suite de cette périodicité annuelle, dans un temps et sous des latitudes qui coïncident avec la saison chaude. Ce sommeil n'est point une apoplexie ; il paraît être le résultat d'un type intérieur de conformation physiologique. La peau des hibernans est riche de nerfs et pauvre de vaisseaux ; leur engourdissement périodique suit la satisfaction de leurs besoins de réparation, puisqu'il n'arrive que lorsqu'ils présentent un embonpoint marqué. Ils ont une température qui s'élève en raison directe de celle du milieu où ils s'endorment ; ils consomment cependant peu d'oxigène ; leurs poumons ont peu d'expansion et leur sang est diffluent. Mais c'est assez, pour ce sujet, de ces principaux détails ; j'ai encore à vous parler, sans vous permettre un repos que mes longueurs provoquent, de ces phénomènes curieux qui accompagnent souvent le sommeil ; je veux dire les songes, les rêves et le somnambulisme spontané.

L'intelligence s'exerce indubitablement chez l'homme endormi, soit d'une manière irréguliere et incohérente, comme dans les rêves, soit d'une façon conséquente et normale comme chez les gens qui, en dormant, marchent, se tiennent à cheval, suivent une conversation ; mais le songe ou rêve est un état bizarre dans lequel l'âme a des idées sans avoir des connaissances réfléchies, éprouve des sensations sans que les objets extérieurs qui y correspondent puissent l'impressionner. L'imagination d'un homme endormi est, comme on l'a dit, une république tombée dans l'anarchie, et, au contraire, celle d'un homme éveillé rappelle la cité où la voix du magistrat remet tout en ordre.

Nous vivons donc entre deux états bien différents, dont l'un est la vérité et la réalité, l'autre le mensonge et l'illusion, et il est vrai de dire que si ces deux manières d'exister étaient égales entre elles pour leur durée, on ne saurait déterminer celle dans laquelle la vie serait mieux placée. Toutefois, chez les anciens, on considérait comme une maladie la fréquence et la ténacité des songes, et l'on cherchait à empêcher leur reproduction par un traitement antiphlogistique ou rafraichissant.

Qu'y a-t-il d'étonnant, disent certains philosophes, à ce que dès l'apparition du sommeil, l'âme, que rien n'enchaîne, ait une suite de représentations, de perceptions plus ou moins confuses et fugitives ? N'est-ce pas la conséquence des fonctions de l'âme jointe à l'organisation d'un corps? Mais il faut répondre qu'il est difficile de comprendre une âme percevant sans organes actifs et qui laisserait le souvenir et la conscience, de ce qu'elle a voulu faire ou ressentir.

Si le sommeil est destitué de songes, cela peut venir, ou de la faiblesse nerveuse, ou de l'activité trop grande de ce système; on ne rêve ordinairement que dans le second sommeil, alors que les pertes ou fatigues sont réparées, et que l'état nerveux de l'économie n'est ni déprimé ni exalté.

Si l'on admet, avec Broussais, un genre nouveau d'innervation pour expliquer les phénomènes du sommeil, on comprend, pour les rêves, que ce genre nouveau agisse par substitution et détermine des séries de pensées et d'actes où l'on remarque toujours un état incomplet et irrégulier de l'innervation cérébrale. Ainsi, tantôt l'instinct soumet l'intelligence, tantôt l'intelligence soumet l'instinct.

Bichat observe que, souvent, deux ou trois sens ont seuls cessé leurs communications avec les objets extérieurs, et c'est alors qu'on voit paraître cette espèce de somnambulisme, où à l'action conservée des muscles et du larynx s'unit aussi celle de l'ouïe ou du tact.

L'espace, le temps et les individualités disparaissent dans les rêves, et, comme ledit de Lamennais, l'être en cet état n'aurait pu conserver une faible et sourde conscience des impressions, soit actuellement, soit antérieurement reçues, si le sommeil atteignait tous les systèmes d'organes, et ceux-là dont l'exercice ininterrompu est indispensable à la vie. Si l'animal, dit-il, pouvait, sans douleurs, fatiguer les appareils de la respiration et de la circulation comme il fatigue ceux de la locomotion, il périrait bien vite.

L'analyse du rêve peut se rapporter à celle du sommeil, ils ont tous deux une intime corrélation. L'on peut distinguer et reconnaître aux sensations qui persistent dans le sommeil, comme dans la veille aux idées qui se développent, une seule et même loi. Tous les songes semblent commencer par une sensation et se continuer par une série d'actes imaginatifs enroulés autour d'un groupe de faits comme les anneaux d'une chaîne autour d'un point fixe; ainsi, dans la veille, on part d'une sensation particulière pour conduire une suite de raisonnements provoqués par elle.

Dans le sommeil, les impressions faites sur les sens sont, à cause du silence des autres impressions habituelles à la veille, et de l'absence de rectification de la part des autres sens, plus vivement ressenties; c'est alors, comme le dit Aristote, le pli de la rose sous les membres du sybarite, et la piqûre d'un insecte devient un coup d'épée.

Homère dit, en parlant d'Agamemnon, que la voix de Jupiter, qui s'était fait entendre à ce roi des rois pendant son sommeil, retentissait encore à son oreille quand il fut éveillé.

Je ne vous rappellerai pas les classifications nombreuses des rêves, me contentant de vous faire observer que l'essai d'une telle nomenclature prouve la fréquence de ces phénomènes du sommeil et l'importance qu'on y attacha toujours en métaphysique ou en physiologie.

Des médecins ont signalé des rêves fatiguants et des réveils douloureux dans les maladies du cœur et de la poitrine. En certains états fébriles, les patients voient autour d'eux tout en feu ou en sang ; des rêves de cette nature sont, avec les cauchemars, ordinairement produits par une disposition morbide des fonctions organiques.

On peut observer que la mémoire seule reproduit des souvenirs rêveurs chez les animaux et chez les enfants. Les chiens poursuivent en songe le gibier de leurs cris ; quelquefois, ce qui est plus compliqué, ils gémissent d'une correction qui se renouvelle dans leur idée, ou poursuivent un jeu et dégustent un repas illusoire.

Les sentiments affectueux, les préoccupations d'une tendresse inquiète, reparaissent dans les rêves avec une exagération qui donne aux songes qui les contiennent, l'apparence d'une inspiration providentielle ; mais ce merveilleux disparaît par l'analyse que nous venons de rappeler. M. Moreau de la Sarthe a parlé d'une dame qui confia son enfant à une nourrice, avec recommandation de le tenir dans son berceau pendant la nuit, au lieu de le mettre coucher à côté d'elle. Cette mère craintive alla se livrer au sommeil, paraissant fort tranquille ; mais tout à coup la vivacité de son rêve la réveille, elle a cru voir son enfant étouffé par la désobéissante nourrice ; elle se lève, court à la chambre de son enfant pour dissiper son émotion, et trouve l'enfant et la nourrice dormant ensemble dans une telle situation, qu'un mouvement de cette dernière pouvait amener l'événement qu'une horrible vision lui avait fait entrevoir.

Dans d'autres rêves, le jugement qu'on porte sur les

évènements futurs dont s'inquiète l'esprit, conserve une certitude logique qu'il aurait eu à peine dans la veille, c'est alors une sorte de divination dont s'étonne à tort le vulgaire. Voltaire se demande dans l'étude des songes, si l'on ne peut pas trouver qu'ils sont l'origine de l'opinion généralement répandue dans l'antiquité, sur les mânes et les ombres : « on voit l'âme et la figure de son ami, qu'un souffle léger fait disparaître, » de même aussi ils sont le point de départ des prédictions. Il est commun de songer à une personne en danger et de la croire morte; quoi de plus naturel que cette personne meure? Alors on voit dans cette coïncidence une relation de cause à effet... «un seul songe accompli, paraît une prédiction plus importante que cent qui ne l'auront pas été.» Hélas, ajoutait ce philosophe, combien nous sommes faits pour l'erreur, puisque le jour et la nuit servent à nous tromper.

Si Moïse dans le livre du levitique, défendait aux hébreux de chercher à expliquer les songes, il semble plutôt avoir eu en vue, la conservation normale de l'esprit de son peuple que la crainte d'enfreindre une volonté de la Providence. D'ailleurs, Joseph expliquait les songes de Pharaon.

La mythologie des Grecs qui a poétisé l'origine du sommeil, fils d'Erebe et de la nuit, lui donnait pour famille, ces divinités qui présidaient aux songes et dont les noms indiquent les diverses attributions. C'étaient Phobetor, Morphé, Phantase, les songes sortaient des portes d'ivoire, quand ils apportaient, de la demeure du sommeil, des résultats de triste augure, et les portes de corne transparente les laissaient passer s'ils étaient heureux aux mortels. Pénéloppe ayant espéré en songe le retour d'Ulysse, ne pouvait se flatter qu'il vint de cette dernière issue, ce songe si heureux!

Aujourd'hui encore, les sauvages de l'Amérique septentrionale, selon les récits de M. de Chateaubriand, célèbrent la fête des songes dans des saturnales où la raison s'oubliant un moment, se condamne, ensuite, à réparer les dommages causés par l'oubli d'elle-même, pour indiquer, qu'enchaînées tour à tour, la raison et la volonté sortaient encore victorieuses des troubles qu'elles ont subis.

quelle manière devons-nous définir le sommeil? nous voyons maintenant, qu'il n'est plus un simple repos de la vie de relation avec continuation de la vie des organes. Qu'est-il essentiellement?

On s'embarasse de savoir pourquoi ces organes de la vie végétative continuent seuls leur action intégrale, et pourquoi les autres suspendent à peu près la vie de relation, cependant la persistance de certains d'entre eux, a fait définir le sommeil, une moindre veille de tous les organes de la vie organique et de la vie intellectuelle.

Des médecins ont vu, entre les songes et le délire de l'aliénation mentale, des analogies fondées. Au début de celle-ci, comme pendant le sommeil, des images, des idées, des sensations confuses, irrégulières, puis fixes et prédominantes, se présentent à l'intellect et y siègent, sans avoir aucun fondement dans la réalité qui les fait percevoir. Cabanis a montré que les désordres du jugement et de la volonté dans les rêves, se rapportent aux désordres survenus: 1° dans les sensations proprement dites, et occasionnés par la maladie de l'organe qui conduit les impressions au centre commun de perception, si l'œil ou l'oreille sont malades, on peut voir ou entendre dans le rêve autrement que dans le même rêve si ces organes étaient sains; 2° aux désordres des impressions par suite de l'altération du système nerveux cérébral, communiquée par les narcotiques, les excitants, etc.; 3° aux désordres de ces mêmes impressions par le fait de l'altération des extrémités sentantes internes, la chlorose, la grossesse donnant l'idée de cet état; 4° aux désordres des appétits, des instincts, des désirs qui se rapportent à ces extrémités nerveuses, disposées à une action irrégulière par l'état de maladie des organes dont elles proviennent. Pascal, après sa chute sur le pont de Neuilly, voyait toujours le précipice qui avait dû l'engloutir, et pour échapper à cette hallucination il était obligé de tenir tout près de ses yeux une carte qui lui en dérobait la vue.

Dans le sommeil, les images produites sur le cerveau réagissent plus fortement sur les organes dont elles peuvent stimuler les fonctions, parce que leur influence n'est pas comme dans la veille, corrigée, contenue ou modifiée par la réalité des objets, c'est ainsi qu'on poursuit en rêve une illusion que des obstacles sans nombre rendraient aussitôt vaine et impossible si l'on se réveillait. Alors l'extravagance de l'amoureux ne connaît pas de bornes, et la pudeur même d'une jeune fille s'alarme quelquefois d'une concession que le rêve seul lui avait fait accorder, et dont elle est heureuse au reveil que sa conscience ne puisse la faire rougir.

14.

La folie qui dans son expression la plus générale peut être considérée comme une prédominance invincible de certaines idées, ou comme un défaut de rapport entre les objets extérieurs et l'impression qu'ils font, reconnaît donc une évidente analogie avec les phénomènes des rêves; discordance entre les sensations relativement à leur cause, affaiblissement du jugement par défaut de réflexion, mobilité d'esprit par l'action tumultueuse de l'organe cérébral, association d'idées disparates, et par suite, faux raisonnements; tels sont les premiers phénomènes de l'aliénation mentale; or les rêves se produisent dans un état de l'économie qui rappelle le précédent. Suspension d'un ou plusieurs sens agissant, d'ailleurs, par souvenir; absence de rectifications des impressions, les unes avec l'aide des autres; car ce qui caractérise le sommeil c'est la concentration et le reflux de l'innervation vers sa source, concentration et reflux qui se produisent parce que les surfaces ou extrémités nerveuses sentantes, étant fatiguées, laissent refluer vers son origine, le fluide nerveux qu'elles admettaient.

La grande encyclopédie du dix-huitième siècle rapporte l'histoire du somnambulisme simple, ou rêve avec mouvements, d'un jeune séminariste, dont l'observation a été communiquée par l'archevêque de Bordeaux. Ce jeune homme écrivait des sermons en dormant, les répétait avec l'emphase et la diction par laquelle il s'attachait à donner le sentiment de la prédication, et dans son sommeil il obéissait à certaines directions sans se réveiller.

« Mais, répondait Voltaire, si ce somnambule a songé plus fortement qu'un autre, c'est toujours en vertu du même principe ; le premier a eu la fièvre, et l'autre de l'agitation ; tous deux ont eu, sans s'y attendre, un certain nombre d'idées. Quand ce séminariste, sortant de vêpres, se cloître dans sa cellule et pense y continuer de pieuses pensées, il se trompe, car bientôt son imagination l'emporte, il songe à sa voisine, et pas plus qu'il ne commande au sang de ses artères, il songe d'amour. »

Est-ce donc l'âme pure et soustraite aux sens qui dans les songes recouvrerait ses droits? Mais alors, comme l'observe encore le même philosophe, moins elle serait enchaînée, plus elle serait folle ; sont-ce les organes seuls qui reproduisent ces manifestations soporeuses ; mais alors, ils suffiraient à tout si une fois ils pouvaient se passer de l'âme.

Les artistes composent quelquefois, en rêve, des vers, de la musique, des discours, et il n'en reste le plus souvent, au réveil, qu'une idée confuse et incertaine. S'en suit-il que, sans liberté, sans volonté, on ait des idées réfléchies, de la sagacité et même du génie, et qu'on ne soit qu'une machine? Il faut distinguer : l'âme est dans les rêves, comme dit le physiologiste Burdach, à la fois actrice et spectatrice d'une comédie jouée par elle et devant elle. Elle aperçoit ses propres actions [comme des choses venant du dehors parce qu'ils n'y a plus l'antagonisme de la réalité, la présence de l'esprit, l'attention ; mais, d'un autre côté, les organes des sens déploient leur activité propre.

Certaines hallucinations ont conduit leurs victimes à la folie, en persistant dans le sommeil, des images fantastiques restent souvent au réveil.avec l'arrière sensation des impressions par lesquelles elles sont représentées à l'intelligence, comme le bruit des cloches, les détonations d'armes à feu, l'archet sur les cordes vibrantes.

Les sens seuls n'ont pas une force créatrice qui suffise à compléter les sensations du sommeil rêveur ; mais l'imagination qui n'est qu'une mémoire des sensations antérieures et des idées acquises, venant à s'y joindre, alors sont crées les rêves compliqués qui forment comme une seconde existence intellectuelle.

Nous sommes encore nous-même dans les songes, puisque nos facultés poursuivent leurs fonctions, sans nous retirer la conscience de leur activité, sans nous empêcher de voir en quelque sorte par l'œil du moi, à travers ce voile jeté au-devant des résultats intellectuels qu'elles produisent.

Condillac disait à Cabanis : « Quand je travaillais mon » cours d'études, j'étais souvent forcé de quitter ce que » j'avais incomplètement préparé et à mon réveil, je l'ai » plus d'une fois trouvé dans ma tête tout terminé. » Franklin pensait ne devoir qu'à un avertissement de la providence, le jugement qu'il prenait dans le rêve sur l'issue d'une affaire : « comment sa forte tête, disait à cette » occasion Cabanis, ne s'est-elle pas garantie de cette su- » perstition, comment n'a-t-il pas compris que c'était » encore sa sagacité, sa profonde prudence qui dirigaient encore l'action de son cerveau si exercé. »

Il me reste à vous présenter, en résumé, les idées des philosophes et métaphysiciens modernes sur ce sujet ; c'est par-là que je terminerai cette lettre un peu longue en raison surtout de la nature du sujet, il est vrai que c'est à mes risques et périls, que vous pourriez fermer les yeux sur sa lecture, je n'ai point évité l'occasion d'un tel résultat.

Divisant l'esprit et le corps pour en faire comme disait Broussais, deux entités ; M. Jouffroy dit que notre esprit ne dort jamais parce que c'est avec lui que nous rêvons et que nous rêvons toujours en dormant, car, ajoute-t-il, quelques-uns de nos sens continuent de transmettre à l'esprit d'imparfaites sensations, et l'esprit qui s'en fait juge, averti ou n'avertit pas les organes, selon sa volonté. Quand il les avertit c'est que la sensation qui lui est parvenue l'inquiète, quand il les laisse en repos, c'est qu'il ne craint rien et que ces sensations sont sans importance. Cette théorie serait très simple si l'on se rendait compte de l'esprit sans la matière, de l'intelligence sans instruments, et d'une fonction sans ses organes.

L'auteur demande quelles différences on trouve entre l'état de l'âme rêvant quand le corps est livré au sommeil et celui qu'elle présente, lorsque tout éveillés nous nous laissons aller à ces rêveries qu'on appelle des chateaux en Espagne, à ces émotions d'un drame, d'une pièce de vers et à ces amours de romans qui séduisent. A cela près, dit-il, que l'esprit enchaine ses idées à un but et peut les y ramener, tandis que dans le véritable rêve, cela ne se peut point aussi aisément, l'analogie est grande ; mais, répondrons-nous, ce n'est pas un phénomène médiocre, que celui de l'impuissance de la volonté pour interrompre un rêve durant le sommeil et faire cesser le sommeil même.

L'essence de l'âme, continue M. Jouffroy, c'est précisément cette activité indépendente et spontanée, « elle » ne se repose pas autrement qu'en secouant les sales » vitres de sa prison et les misérables instruments de ses » manifestations,» le sommeil n'est pas un état pour elle, sinon celui qui la fait voir en liberté : mais alors, dirons-nous, quelle est cette condition qui lui fait abandonner le corps? si le sommeil n'est rien pour l'âme toujours active, qu'est-il pour le corps dont tous les organes matérialisent alors la vie en continuant au contraire leur action.

M. P. Leroux dans l'article de son encyclopédie nouvelle, se demande en quoi consiste ce repos par lequel on définit vulgairement le sommeil; est-il une suspension des fonctions de la vie ou une autre forme des fonctions de celle-ci? Les physiologistes, dit-il, observent que le sommeil répare et que les organes récupèrent par lui l'aptitude à agir avec facilité ; c'est donc plus qu'un repos ; car l'interruption seul du jeu des organes, fait tout négatif, ne peut mettre ceux-ci dans un état différent au réveil de celui qu'ils avaient au moment du sommeil ; cette récupération de leur aptitude est un fait de création apporté par l'acte dont il s'agit, et il est d'autant plus nécessaire, que, par le nombre des rêves qui emplissent le sommeil, il est certain que les organes de la vie de relation sont très occupés et non en repos.

Attribuer comme fait, M. Jouffroy, la rêverie du sommeil à un état de l'âme, c'est, dit avec raison notre auteur, donner à l'âme les attributs d'un esprit uni à un corps pour les séparer ensuite à volonté et faire une pétition de principe, puisque les objets de la rêverie de l'âme libre, sont des acquisitions de l'âme unie au corps.

Ni la vie animale ni la vie organique n'éprouvent en définitive, une véritable intermittence, capable de caractériser le sommeil ; serait-il une fonction pendant laquelle l'assimilation des actes actes cérébraux s'opérerait de manière à faire élaborer, par exemple, nos sensations par notre entendement, et à transformer celles-ci en mémoire, imagination, etc.— C'est la conclusion interrogative que je vous soumets avec le dernier auteur qui m'a occupé.

Pour nous résumer, le sommeil n'est pas l'état du corps abandonné par l'âme, il est, plutôt, une moindre veille, une certaine diminution du nombre des phénomènes vitaux, qu'une intermittence de leur apparition, de plus, une modification dans les quantités du fluide nerveux me paraît une des conditions du sommeil, qui lui donne le rang d'une fonction de l'économie.

Dans une précédente lettre, je vous parlais du magnétisme animal et du somnambulisme provoqué ; votre curiosité aura peut-être été un encouragement à votre patience, je l'espère, parce qu'il faut réunir ces deux lettres pour les compléter l'une par l'autre.

Agréez, &c....

DU CÉLIBAT ET DU MARIAGE.

Du Célibat et du Mariage.

SOMMAIRE.

Dans ce sujet, les limites médicales seront souvent dépassées. — Mais que le lecteur n'attende pas des détails provocateurs d'un indiscret empressement. — Rien que de convenable ne doit sortir de la bouche d'un médecin. — Le célibat ne peut être qu'une exception. — A qui est-il favorable. — L'antiquité proteste. — L'assimilation entre le célibat des vestales et celui des prêtres, est-elle possible? — Dans quel sens Jésus-Christ le propose? — Lutte dans l'église à ce sujet. — Erreurs de M. de Châteaubriand. — Le concile de Trente. — Jean Huss et Wiclef. — La confession au prêtre célibataire. — Broussais montre ce qu'il entre d'érotisme dans son célibat. — Vœux de chasteté et de célibat sont-ils identiques. — La jeunesse et la virginité se rapprochent dans l'imagination des hommes et ne se séparent pas dans l'idée poëtique — Abus de la confession. — Paul L. Courier, Bayle, Luther. — La continence et la nymphomanie. — Esquirol. — Idée sociale de Moïse pour le célibat. — Lois sur les naissances excédantes. — Statistique hygiénique du célibat et du mariage. — Valeur morale des unions. — Influence du mariage sur la beauté et la santé. — Idées des réformateurs sur le mariage social. — Le divorce.

TREIZIÈME LETTRE.

—

DU CÉLIBAT ET DU MARIAGE.

Avant d'entamer cette causerie, je dois, à l'avance, vous prévenir que pour donner aux renseignements physiologiques que je vous destine, une sanction et un motif capables de les faire accepter, j'invoquerai leur importance morale, et l'intérêt qu'ils inspirent au lecteur susceptible jusque dans sa curiosité.—Il est, dans cette question, certains détails délicats, que vous devez entendre, sans que vos scrupules s'inquiètent, et sans que les convictions du médecin qui vous parle, cèdent devant la crainte d'être sincère.

Cela étant bien compris entre nous, je compte que vous ne prendrez pas le choix de ma lettre, pour une amorce tendue à un indiscret empressement; ni pour un piège destiné à faire tomber votre réserve, devant l'attrait de descriptions ou notions inconvenantes, dans une lecture un peu mondaine.—Ce sont-là des moyens indignes de la considération que je vous porte, et qui, bien que fréquemment essayés contre le public, à cette fin de lui faire accepter quelque chose de notre science, ne seront jamais du goût d'un médecin qui se respecte. —C'est véritablement prostituer l'honneur de la médecine, que de la faire servir à l'alimentation d'une indécente passion , de connaître et d'exciter ainsi le désir de voir des tableaux qui peuvent alarmer la pudeur et la modestie.

Je me propose de vous énumérer ce que le célibat présente de contraire à la santé physique et morale des sexes, et à quels prix le mariage sert avantageusement les intérêts de l'humanité.

Le célibat est évidemment jugé et condamné à l'avance, quand il s'agît d'un point de vue général ; car l'admettre autrement que comme une règle exceptionnelle, ce serait demander à la société de finir, et prier pour la fin du monde, mais vous n'ignorez pas qu'une fâcheuse interprétation de la religion, proposa le célibat, comme modèle de la vie parfaite, donnant à ceux qui l'acceptent, le prestige d'un haut mérité devant la divinité, et l'auréole d'une pureté particulière devant le vulgaire.

Cependant, l'antiquité protestait en tout point contre le célibat ; les nombreux patriarches, dont La Génèse a bien voulu raconter l'histoire, ne sont connus que par l'espèce d'habitude empreinte dans le récit de Moïse, de leur donner une postérité aussi multipliée qu'inévitable. Croissez et multipliez, est, en effet, le premier commandement donné au monde par Jehovah, parlant du haut du Sinaï. Alors l'espèce humaine clair-semée sur son domaine, ne pouvait l'occuper par la culture ni par l'industrie. A Sparte, les célibataires étaient notés d'infamie. A Rome, les censeurs empêchaient les citoyens de rester dans cet état, et ceux-ci n'étaient admis à témoigner en justice que s'ils pouvaient répondre affirmativement à

l'avance à cette question : as-tu une femme et un cheval. »
Platon chasse de sa république idéale, ceux qui ne deviennent pas à un certain âge, pères de famille et en
même temps défenseurs de la patrie.

Faut-il assimiler le célibat ecclésiastique et chrétien,
à celui des vestales romaines ? à celui des prêtres d'Isis
ou de Cybèle dirigés seulement par un mysticisme récusé
de nos jours ? vous ne le pensez pas ; quel est donc le
motif et le but du célibat catholique ? C'est l'exagération
d'une religion voulant dégager l'âme de la matérialité des
sens ; venant annoncer la fin prochaine du monde, et ne
reconnaissant, avec l'amour de Dieu, que la fécondité
spirituelle.

Jésus, interrogé sur la difficulté de vivre saintement
dans le mariage, disait : « il y a plusieurs sortes d'en-
» nuques, ceux que fait la nature, ceux que font les
» hommes, et ceux qui se font tels en vue du royaume
» céleste ; que ceux-là qui peuvent me comprendre, me
comprennent, ajoutait-il. »

Le chrétien Origène qui vécut sous l'empereur Commode, vers l'an 175 et qui pratiquait la philosophie pla-
tonicienne, prit à la lettre, et pour une provocation
réelle, ces paroles de l'évangile : il se fit donc eunuque,
car vainqueur de la molesse, de la sensualité, de la gour-
mandise, il désespérait de réduire cet instinct animal
qui gronde sans cesse dans les entrailles de l'homme, et
qui se révolte en raison des compressions qu'il subit.

Plus tard, il fit retour sur lui-même, et pensa devoir réfuter l'erreur de ceux qui acceptent autre chose dans la
parole du Seigneur, que l'esprit dont elle est l'image, et

assura tardivement que l'évangile n'avait pas engagé la chair, qu'il faut être en garde contre le funeste et illusoire remède dont il avait usé ; la nature trouvant toujours à se revancher avec nous.— Ce n'est pas, d'ailleurs, par artifices que l'homme peut triompher des luttes de la matière, mais par une volonté qui s'exalte, et grandit dans le combat, ajoutait-il.

L'église ne fit pas d'abord du célibat une loi théologique, mais une question de discipline intérieure ; St.-Paul, dans son épitre à Timothé sur la continence, dit seulement qu'il ne faut pas que les évêques aient plusieurs femmes, et dans la pratique des premiers siècles de l'église, on ne faisait aucune difficulté d'ordonner prêtres, des hommes mariés ; le mariage, toutefois, était interdit après la promotion aux ordres, ou après qu'une première femme avait succombée. Le rite grec a conservé ces usages traditionnels confirmés par le concile de 692.

Bien que favorisé par plusieurs décrets émanés des discussions ecclésiastiques, le célibat eut contre lui les protestations les plus énergiques des enfants mêmes de l'église, depuis saint Jovien, saint Jérôme et saint Bernard, jusqu'à Wieclef, Jean Huss, Luther et Calvin.— Le vénérable abbé de saint Pierre, dans son traité sur le mariage des prêtres, observait que les cent mille prêtres de son temps, frustraient l'état d'un tel nombre d'habitants, que sans le célibat ecclésiastique, la France, depuis François 1er jusqu'alors, aurait eu quatre millions de catholiques de plus : capital énorme, pour la richesse spirituelle de la religion, et celle positive de l'empire ; si, comme le supputait un anglais, un homme vaut au pays, plus de neuf livres sterling par an d'augmentation pour son revenu.

L'auteur du génie du christianisme soutient qu'en admettant un moment que le mariage des prêtres eût été toléré dans la primitive église, ce qui ne peut se soutenir, dit-il, ni historiquement ni canoniquement (mais vous venez de voir que cela se peut), il ne s'en suivrait pas qu'il pût être autorisé à présent ; parce que les mœurs modernes s'opposent à cette innovation.

Cet écrivain illustre dit que dans les jours de triomphe et de combats qui signalèrent les commencements du christianisme , le pasteur aurait pu, à la rigueur , avoir une famille, au milieu de cette société, qui , déjà, lui en formait une. Alors il n'aurait pas été détourné du soin de ses propres enfants, ni de ceux du troupeau , les uns et les autres l'entourant constamment ; mais cette innocence des premiers chrétiens ayant disparue, il serait tout à fait impossible , pense notre auteur, d'admettre , aujourd'hui, ce qui, malgré tant de pureté alors, fut trouvé peu convenable. « Comment le prêtre fut-il demeuré chaste , se demande-t-il, avec une épouse qui eut cessé de l'être? » et quand on objecte les pays protestants, il répond qu'une partie du culte extérieur y étant aboli, le ministre paraissant deux ou trois fois par semaine , dans le temple; presque toutes les relations ont cessé entre le pasteur et le troupeau; le premier étant trop souvent un homme du monde, qui donne des bals et des festins, pour amuser ses enfants... (P. 53, t. 1. Génie du christianisme). Passons sur ces observations plus sévères que justes , et examinons un dernier argument en faveur du célibat religieux ; dans les pays , dit-on, où le mariage des prêtres est établi, la confession disparaît à l'instant ; mais rien , à mon avis , ne milite moins en faveur du célibat des prêtres , que la dépendance et la connexité qui existent entre le sacrement de la confession auriculaire , et les vœux d'un ministre célibataire ; la réforme , en protestant contre l'une, pour conclure à l'anéantissement des autres, a eu la conscience éclairée et logique, et a suivi le sentiment et l'opinion commune. — Je ne vous rappellerai pas les nombreux abus qui ont souillé le mystère de la confession , j'aurais bien des faits déjà trop publiés, à vous rappeler ; s'il ne me répugnait de vous instruire par leur scandaleuse authenticité ; mais ce n'est pas, sans une haute idée de la religion , de sa dignité et de son idéal, que Luther , au seizième siècle, attaqua et renversa la confession, appelée alors la torture d'Innocent III, son véritable inventeur trois siècles plus tôt. Le célèbre réformateur trouvait que la vente des indulgences, les droits que s'arrogeaient les confesseurs dans la distribution des pénitences , et leur rachat par les absolutions, reposaient sur les mêmes injustices, et les plus faux principes.

Aujourd'hui, le monde n'est plus anathématisé avec l'exagération de l'ascétisme chrétien d'autrefois, aujourd'hui, il n'y a plus pour le prêtre cette supériorité exceptionnelle de valeur morale et spirituelle qu'il affichait et qu'on lui accordait, maintenant enfin , les progrès acquis à la religion , ont humanisé son dogme et popularisé ses nobles tendances ; alors la confession, et à la suite, la pénitence, ont perdu leur caractère d'utilité, leur prestige, et leur rigueur entachée d'abus. -

Mais, sous le rapport physiologique et moral auquel je reviens, Bayle, au dix-septième siècle, a montré les dangers de la confession, qui met en rapport une jeune femme et un prêtre, et les livre tous deux, également, aux périls de ce rapprochement. Vous connaissez aussi, à ce sujet, les franches et éloquentes paroles du publiciste P.-L. Courier : « Quelle vie ! s'écrie-t-il, et quelle » condition que celle de nos prêtres ! On leur défend l'a» mour et surtout le mariage, et on leur livre les femmes ; » ils n'en peuvent avoir une, et ils vivent familièrement » avec toutes... L'innocente fillette, sous l'aile de sa » mère, entend le prêtre d'abord, qui bientôt l'appelant, » l'entretient seul à seul ; qui le premier, avant qu'elle » puisse faillir, lui nomme le péché. Instruite, il la ma» rie ; mariée, il la confesse ; dans ses affections, il pré» cède l'époux, et s'y maintient toujours... »

Au moment même où je vous fais cette citation, je vois sous mes yeux le livre de M. Michelet, qui, développant ces idées et les agrandissant, insiste aussi sur le funeste et merveilleux pouvoir que le prêtre ultramontain conserve sur la famille par l'intermédiaire de la femme, dont il domine l'esprit, le cœur et les instincts.

Broussais, dans son *Traité de l'Irritation et de la Folie*, a démontré aussi ce qu'il entre d'érotisme et de passion amoureuse dans la manie du célibat ecclésiastique, qui tire évidemment son origine d'un spiritualisme raffiné de la religion. C'est en vain, cependant, qu'on cherche à en imposer au vulgaire, en s'attribuant la force morale de faire taire l'immonde tribut de la chair. Est-on, d'ailleurs, plus respectable ou plus sage, parce qu'on s'efforce de lutter contre la nature ?

Mariés et pères de famille, les prêtres ne seraient, comme on l'a dit, que des citoyens plus ou moins vertueux. Pourquoi, parce qu'ils sont célibataires et affranchis des charges et des compensations de la paternité, apparaissent-ils comme des anges, et d'où vient que la conjonction sexuelle nous avilit ? quand, pour s'en exempter, sans cesser d'en résumer au moins les jouissances intellectuelles, ils récoltent le bénéfice d'une pureté imaginaire, sans preuves, et bornée d'ailleurs à la seule intégrité des organes physiques.

Au concile de Trente, ce furent les jeunes prêtres qui rejetèrent le plus opiniâtrement la proposition du mariage ; et ce sont eux, en effet, qui exercent, surtout, avec le charme de l'illusion et l'auréole de la sainteté, le ministère de la confession. L'âme des dévotes qui entourent ce prêtre en est profondément pénétrée. « Elles ai-
» ment, dit Broussais, à lui faire de douces confidences ;
» toutes peuvent se flatter d'obtenir le premier rang dans
» sa spirituelle bienveillance. Ce charme serait rompu du
» moment qu'une chaste épouse partagerait la couche du
» saint homme ; on n'aurait plus pour lui, ni cet em-
» pressement, ni ces petits soins qui sont aussi doux à
» rendre qu'à recevoir, et qui font de ce commerce inno-
» cent une chaîne de jouissances réciproques qui consti-
» tue le bonheur de la vie. »

Ce n'est pas sans motif que le christianisme confond, dans les faits, le célibat avec la chaste virginité, bien que, sous tous rapports, il y ait souvent un abîme entre eux. De toute antiquité, dit-on, on a estimé le célibat que pratiquaient les prêtres et les prêtresses, les brahmanes et les druides, les vestales et les anachorètes, qui étaient censés converser si intimement avec le ciel; mais on n'a pas garde qu'alors, ce sacrifice était tout entier dirigé vers Dieu; qu'il était, chez ces castes ou ces individus, non un moyen, mais en lui-même un but; non une purification, mais une offrande; non une protestation contre la chair, mais une abnégation de ses jouissances, au profit du service des autels de la divinité.

Le catholicisme dit, avec plus de poésie que de vérité, que la virginité, dans toute la nature, représente ce qu'il y a de plus suave, de plus délicat et de plus doux; qu'elle est, dans les trois règnes, la source des grâces et la perfection de la beauté; qu'elle brille d'un éternel éclat sur toute la chaîne des êtres, pour remonter de ceux-ci jusqu'aux anges et des anges jusqu'à Dieu, et qu'on puise dans son image les plus délicieuses inspirations du cœur et de l'esprit. Non, c'est de la jeunesse, charmant privilége de tout ce qui traverse l'espace et le temps, qu'il s'agit surtout dans ces réflexions: fleur pure et parfum d'un seul âge; c'est elle qui ravit les yeux, les sens et l'âme des artistes, éclat passager, formes si suaves, teintes si vives, ce sont là les richesses qui séduisent dans toute la nature. La chasteté et la virginité seront toujours aimables, mais d'abord elles ne parent pas toujours le célibat, et elles sont si bien, d'ailleurs, les inséparables sœurs d'une jeunesse qui n'a pu se ternir, qu'il semble qu'elles ne savent point orner un autre âge, et qu'on n'ose plus les associer aux vertus de l'âge mûr ou de la vieillesse.

Si cette confusion, ou cette synonymie entre la jeunesse et la virginité n'existaient point, nous ne verrions pas l'antiquité même conserver son culte et son respect aux virginales divinités de la fable, qui n'eurent jamais, pour elles, le mérite d'une continence absolue. Diane ressucite Hippolyte au prix de sa chasteté, et cette patrone des célibataires eut encore avec le chevalier Virbius et l'indiscret Endymion de piquantes aventures. Vesta, la plus ancienne des vierges, est partout représentée avec un enfant; où l'avait-elle pris? Myrtilus accuse chacune des muses d'avoir eu d'un certain Mégale un sérieux commerce dont il désigne les différents fruits.

Au physique, la virginité dans l'un ou l'autre sexe n'est pas un être réel, c'est donc une création toute morale dont le cœur seul peut connaître et goûter la saveur.

Les hommes qui en ont fait un objet de convoitise matérielle, dont la science anatomique montre difficilement les signes, ont d'ailleurs établi à son occasion les plus déplorables, les plus sottes et les plus différentes superstitions. Les Orientaux enferment leurs femmes dans des harems, les Ethiopiens leur cousent les organes générateurs avec des fils d'amianthe, ou passent à travers, des cadenas et des anneaux dont les maîtres ont la clef. En revanche d'autres peuples barbares, ne voyant dans les prémices de la virginité que des obstacles aux faciles plaisirs que souhaite leur lâche indolence, les abandonnent aux étrangers et à ceux qui ne comprennent pas leur paresseuse volupté; c'est ainsi qu'aux îles Philippines et à Arracan, on se croit déshonoré, si l'on épouse une fille qui n'a pas été préalablement déflorée.

De quelle virginité, cependant, parle-t-on en religion, quand on vante la mortificatien de la chair, l'anéantissement des sens, la vie toute spirituelle ? de la double virginité du corps et de l'âme ; mais la seconde seule est vraie et possible, la première est toute négative, contestable et imaginaire, d'ailleurs bien inutile quand l'innocence et la pureté qui constituent l'autre, n'existent pas.

« La continence, dit le chanoine Charron, au traité de la sagesse, ne se recommande que par sa difficile et pénible garde, c'est une privation, un non-faire, une peine sans profit : stérilité équivaut à virginité ; aussi l'incontinence simple n'est pas des fautes grandes, ce qui la descrie et la rend dangereuse, c'est qu'elle n'est presque jamais seule , mais ordinairement accompagnée et suivie d'autres fautes plus grandes, infectée de méchancetés et fâcheuses circonstances de personnes, lieux, temps prohibés, subornations, trahisons ! et encore combien de continents sont farcis de vices.»—«Si nous honorons les vierges par nos éloges, dit St.-Augustin, ce n'est pas parce qu'elles sont vierges, mais parce qu'elles s'offrent à Dieu.»

Les effets de la continence sont, de l'avis des plus sages observateurs, aussi funestes à l'économie animale et à l'équilibre des fonctions que les résultats de l'entraînement des sens et de leur abus ; seulement, ils sont beaucoup plus rares, il faut bien l'avouer. Les faits ne manquent pas pour le prouver. Celui du malheureux Blanchet, curé de la Réole, a fait l'objet d'un long et curieux mémoire adressé à Buffon par la victime qui y voulut

raconter son histoire. L'état mental de cet ecclésiastique, fut, à la suite de ses efforts pour surmonter les
vives impulsions des sens, troublé au point qu'il fut en
proie au délire le plus singulier, aux hallucinatiens et aux
émotions les plus variées : il ne sortit de cet état qu'en
écoutant à l'avenir le cri méconnu de la nature.

Hippocrate, Galien, St.-Augustin lui-même, rapportent
des cas ou la continence forcée fit éclater les plus grands
désordres dans l'organisme, et trahit les courageuses dispositions de ceux qui se l'étaient imposée.

Esquirol connaut une jeune fille de bonne maison qui,
à la suite d'un accès d'hystérie, avait quitté brusquement
le domicile de ses parents. Au bout de quelques mois,
on l'avait jusqu'alors inutilement cherchée, le médecin la
rencontra dans un endroit suspect de Paris : « Que faites-
vous là ? — Je me guéris », répond la malheureuse, qui
exerçait le métier de courtisanne, et qui, au bout d'une
année, se mariant, devint, en effet, une très honnête
femme et une bonne mère.

Il existe pour les personnes du sexe une horrible maladie à laquelle chacune d'elles, assurément, préférerait
la mort, et qu'autrefois on considérait comme un châtiment céleste. Un médecin du dernier siècle exprimait le
désir qu'on n'en parlât qu'en latin. Je ne veux pas vous
la décrire autrement qu'en vous disant que dans la fureur utérine, c'est ainsi qu'on la nomme, la lubricité du
langage, les provocations les plus obscènes, les tourments
les plus odieux de la chair, se rencontrent dans l'esprit,
les gestes et la volonté troublée d'un sexe, dont la retenue, la modestie, la pudeur font d'ordinaire le charme

dans la vie sociale. Eh bien ! cette affection déplorable est souvent le résultat des incitations non satisfaites de l'instinct générateur.

Le chanoine Fortini, savant d'un rare mérite, interrogé par Paul Louis, s'il avait toujours conservé le vœu de chasteté, répondit affirmativement à son ami ; « mais, ajouta-t-il, pour passer par les mêmes épreuves, je ne voudrais pas revenir à l'âge de vingt ans (il en avait soixante-dix). J'ai souffert, Dieu le sait ! et m'en tiendra compte, j'espère ; mais je ne recommencerais pas... »

« A Rocca di Papa, dit encore notre vigneron Paul, je
» logeais chez le vicaire, où je tombai malade. Il eut
» grand soin de moi, et prit cette occasion de me parler
» de Dieu, auquel je pensais plus que lui et plus souvent,
» mais autrement. Il voulait me convertir, me sauver,
» disait-il. Je l'écoutais volontiers, car il parlait toscan,
» et s'exprimait des mieux dans ce divin langage. A la
» fin, je guéris, et nous devînmes amis ; et, comme il
» me prêchait toujours, je lui dis : Cher abbé, demain
» je me confesse si tu veux te marier et vivre heureux,
» je sais celle qu'il te faut, tu la vois chaque jour, tu
» l'aimes... tu péris... Il me mit la main sur la bouche,
» et je vis que ses yeux se remplissaient de pleurs. »

En vain les règles monastiques interviennent avec leur sévérité, en vain l'hygiène cherche des moyens préservateurs, on n'arrête pas cet instinct si formel et si élevé qui transporte l'être au-delà de l'individu pour qu'il aille vivre dans l'espèce, et en assurer la perpétuité.

L'attentat même d'Origène, et de ses sectateurs, qui laisserait d'ailleurs l'homme sans mérite, puisque sa vertu

serait sans combat, devient, souvent même, surperflu ;
car on sait que les eunuques ne sont pas exempts des
désirs de la cohabitation sexuelle, de même qu'on rapporte, par exemple à un bras coupé la sensation qui
n'existe plus qu'au confluent cérébral ; et l'on dit que
ces malheureux, bravant leur dégradation, s'obstinent
dans les sérails à des luttes ignobles, dans lesquelles
la nature dissimule son impuissance, sous l'attrait des
impulsions infécondes.

En résumé la continence qui est la loi du célibat ecclésiastique, est impossible à certains tempéraments, et
difficile pour tous. Elle est contestable dans son but et
illusoire ou inutile comme sacrifice offert, soit à Dieu,
soit à la morale, soit à la société ; c'est sur ce dernier
point toutefois, que je retiendrai encors quelques instants
votre attention avant de vous parler du mariage.

On a prétendu que la loi de Moïse qui favorisait la population, au-delà de certaines bornes, avait dû céder la
place au précepte de Jésus venant au milieu de la corruption des hommes proclamer la sainteté du célibat,
alors que le monde avait perdu sa solitude. Le législateur
des chrétiens naquit d'une vierge et mourut vierge, pour
nous enseigner, dit-on, par là, sous les rapports politiques et naturels, que la terre était arrivée à son complément d'habitants (1). C'est là une théorie fort invrai-
semblable, et nullement confirmée par l'évènement ;
pour gagner le monde à la nouvelle alliance, Jésus devait
désirer qu'il se remplit de créatures attachées à sa foi ;

(1) *Génie du Christianisme.* CHATEAUBRIAND.

et il savait, sans doute, que si l'Orient d'où il sortait comme la lumière, était alors, à peu près peuplé de son temps; la terre qui n'est pas encore remplie aujourd'hui, était encore assez grande pour les générations chrétiennes qu'il allait convier à l'occuper sans sa fraternelle domination. Une population dense n'est pas toujours le fléau des empires, c'est, au contraire, le signe fréquent de sa prospérité ou le moyen de l'agrandir : c'est la démonstration du règne de la civilisation associée aux bienfaits de la paix.

Pour appuyer cette opinion, que Jésus fit un acte digne de son esprit législateur, en invitant quelques hommes par son exemple à vivre dans le célibat, M. de Chateaubriand se sert d'une expression étrange sous la plume d'un chrétien et d'un moraliste tel que lui : « on peut voir, dit-il, un résultat bien déplorable de l'excès de population à la Chine, où l'on est *obligé* de jeter pour ainsi dire les enfants aux pourceaux. » Eh quoi ! c'est à réduire le nombre des créatures faites à l'image de Dieu que doivent aboutir les sentiments humains, et on conçoit que les barbares s'obligent à jeter pour ainsi dire leurs enfants aux pourceaux, plutôt que de livrer ces derniers pour nourrir les autres ; quelle singulière idée d'économie politique, résulte de cette pensée bien fausse, qui attribue à Jésus, le désir de diminuer le nombre des habitants du globe !

On prétend que sans les célibataires, habitant les ordres monastiques, dépositaires des sciences et des traditions, nous aurions perdu le trésor des uns et les bienfaits des autres; peut-être, dans le passé, certains hommes rendirent-ils le célibat fécond par un mariage avec la science, ou l'étude, ou la morale ; mais maintenant, la diffusion des lumières n'éprouve plus d'entraves, c'est sous le ciel ouvert de la liberté et sous la protection de la fraternité commune qu'on puise aux sources de la science, et le célibat réel même des gens de lettres, est inutile au genre humain.

Le mariage est donc le seul état normal des sexes, parvenus à l'âge adulte, qui réalise à la fois le vœu et le but de la nature. Un homme ne semble devoir épouser qu'une femme, et une femme ne doit avoir qu'un seul mari, si on a égard au nombre également partagé des créatures des deux sexes sur terre ; cependant la monogamie n'est pas suivie ou scrupuleusement adoptée par les différents peuples, je reviendrai plus loin sur cette question.

Ce qui élève les unions sexuelles à une certaine hauteur morale, et ce qui prouve que le penchant à la génération ne dépend pas exclusivement des sens et de la matérialité des organes, c'est, d'abord, que les unes laissent entrevoir un bonheur infini, idéal, religieux ; c'est ensuite l'observation physiologique qui fait connaître que la privation même des organes physiques, opérée tardivement, n'enlève pas dans l'espèce animale, es idées dont ils semblait être le point de départ. L'instinct même de l'incubation des œufs, chez les gallinacés, s'exerce après la soustraction du produit sur lequel ils agissaient par l'intermédiare de cette fonction.

La nutrition est le principe isolant, égoïste, attribué à l'individu, la génération est le principe social, unissant, répandu sur l'espèce. L'individu cédant à l'impulsion procréatrice, travaille pour la moralité providentielle qui relie les membres isolés du corps de l'humanité.

« Dès que l'amour s'éveille dans le cœur, dit le profond physiologiste Burdach, l'âme se pénètre du vrai caractère de la société humaine, ou devient plus doux, plus liant, plus bienveillant, plus sensible, les sensations que l'on perçoit s'élèvent peu à peu, jusqu'au sentiment de l'être suprême. La religion sentimentale, ainsi mise en éveil, jette de profondes racines dans le cœur et la raison, et ainsi, en faisant naître du sol de la sensualité des impressions et des désirs, la nature nous élève par l'amour jusqu'à la conscience de l'infini.

D'où proviennent les maladies du mysticisme, les excès fanatiques des religieux, sinon d'une direction anormale des tendances naturelles vers la génération. Les habiles fondateurs des sectes ascétiques ne s'y trompent pas, ils choisissent pour prosélytes ceux qui sont aisément extatiques, les femmes dont les sens réduits au silence exaltent l'imagination ardente, les malheureux épuisés par les plaisirs limités de la chair, et qui ne peuvent plus emprunter à l'amour que des inspirations bâtardes, des langueurs impuissantes et vagues, des raffinements sans nom et sans dignité d'une volupté impure, quoique souvent bornée aux rêves d'une imagination sensuelle.

Les tables de mortalité dressées par le docteur Baigarth en Angleterre, et avant lui par Buffon et Deparcieux en France, prouvent que toute proportion gardée, il meurt dans le même temps, moins de gens mariés que de célibataires. Cet abbé Deparcieux, curé de St.-Sulpice, a même démontré que de 1685 jusqu'en 1745, fort peu d'ecclésiastiques avaient atteint l'âge de quatre-vingts ans, tandis que, relativement, plus de gens du monde, soit célibataires séculiers, soit époux engagés dans le mariage, l'avaient dépassé.

Cette prérogative de longévité, et cette immunité dans les maladies qui hâtent le cours de la vie, est évidemment due, chez les personnes mariées, à la mutualité des secours, aux consolations réciproques, à l'activité morale et fonctionnelle, à l'intérêt, enfin, que la vie inspire dans l'état conjugal.

L'époque régulière du mariage devant coïncider avec le complément de l'accroissement physique et moral, semble devoir être fixée pour notre pays à la vingtième année pour les femmes et à la vingt-quatrième pour les hommes. L'usage tend constamment à Paris, à reculer ce terme de quelques années. Pendant le dix-huitième siècle, d'après Tissot, l'âge moyen des personnes contractant mariage était de vingt-neuf ans pour les hommes et de vingt-quatre pour les femmes, il paraît qu'il est plus élevé aujourdhui.

En 1831, sur les 32,546,223 habitants de la France, 18,239,526 étaient célibataires (enfants adultes ou viéillards des deux sexes), 11,104,677 étaient mariés, et 2,224,970 étaient veufs, dont 1,502,359 femmes et seulement 722,640 étaient du sexe opposé. La proportion entre les gens mariés et les habitants était alors aussi :: 1 : 68, et plutôt, c'est-à-dire au siècle antérieur, elle était comme un est à 55.

La faculté procréatrice s'éveillant plus tard chez

l'homme, et durant plus longtemps que chez les femmes, rend compte de la différence d'âge présentée par les unions. La nature, d'ailleurs, porte l'homme vers les charmes de la jeune fille, et celle-ci, au contraire, préfère l'homme mûr et viril.

Tous les mariages n'ont pas pour but, ou pour espérance, la perpétuité de l'espèce ; car sur un million de mariages qui eurent lieu en Prusse, pendant l'espace de quinze ans, 44,990 étaient dans cette négation, la femme ayant plus de cinquante ans, et l'homme plus de soixante, et, 244,967 étaient positivement tardifs. A Paris, en 1827, 6,495 jeunes gens et 727 veufs épousèrent des jeunes filles, tandis que 499 veufs et 365 jeunes gens épousèrent des veuves.

L'homme exige de la femme qu'il épouse, qu'elle lui apporte son innocence, sinon, comme chez les barbares, la preuve physique de sa virginité. C'est, à la fois, la garantie de l'amour qui veut posséder son objet tout entier, c'est aussi le but de la nature qui veut que celle-là s'attache à l'époux et aux enfants auxquels elle doit les premières joies de l'amour et de la maternité.

Un mari dans ses sentiments, dans ses actions, dans ses pensées, est continuellement dirigé par celle avec laquelle il vit conjugalement ; aussi le mariage le modifie au profit de l'harmonie sociale et de la moralité des caractères.

On ne doit chercher dans les unions matrimoniales ni similitude absolue ni différence prononcée ; l'amour, dit Schiller, ne s'établit pas entre les âmes qui sont à l'unisson, mais entre celles qui tendent à l'harmonie et celle-ci, comme pensait Platon, résulte de l'association du grave et de l'aigu. L'assimilation réciproque de chacun des époux fait qu'ils s'empruntent les mêmes principes, les mêmes habitudes, et jusqu'aux ressemblances l'un de l'autre.

Quand l'affection qui préside aux unions conjugales est de nature à persévérer, lorsqu'ensuite l'éducation des enfants se poursuit sans entraves et par commun accord, alors le lien doit être à vie, et la monogamie est rationnellement prescrite. C'est la condition générale des peuples civilisés et chrétiens, elle correspond au sentiment qui reconnaît l'égalité des sexes devant la nature et la raison, et elle équivaut à une reconnaissance des droits formels que chacun des sexes peut faire valoir.

On retrouve jusque dans l'Orient, où le concubinage est autorisé par les lois, une concession indubitablement faite au principe de la monogamie, puisque les enfants de l'épouse ou de la première d'entre les femmes, sont favorisés exclusivement et aptes aux successions. Chez les Tartares polygames du nord de l'Asie, l'une des femmes a la prééminence sur les autres.

Quand les musulmans répudient leurs femmes, ils sont tenus envers elles à de grands égards, dont les articles et versets 2, 4 et 6 du chap. LXV du Koran indiquent la moralité.

La beauté de la femme n'est véritablement complétée que par le mariage, et même la parturition. C'est alors l'idéale perfection des artistes qui l'ont reproduite par le ciseau, ou par la peinture ; c'est la Vénus callipyge, c'est-à-dire aux belles hanches, c'est la Junon si fière de ses formes accusées. Elle éprouve alors le sentiment heureux

qué lui inspire cette révélation du but moral de l'existence de la mère et de l'épouse ; son maintien est plus
libre et plus ferme, son extérieur plus assuré : elle n'est
plus incliné dans sa taille comme la jeune fille, elle rejette davantage ses épaules en arrière, en reportant son
ventre en avant, le col est plus volumineux, les seins sont
plus gonflés et la pudeur ne consiste plus à voiler aussi
bien ces nobles organes où l'homme puise sa première
nourriture ; d'un autre côté, le caractère se perfectionne
et la mère, en reconnaissant dans son enfant un être qui
porte le cachet de l'humanité, se sent annoblir à l'idée de
concourir à son développement physique et moral, et
plus tard à son intelligence. Il n'y a rien de plus noble et
de plus beau qu'un ménage paisible et réglé, dit Platon
dans sa république ; mais vous savez, ami, que sur ce
sujet bien des idylles ont été faites. Je vous renvoie à tout
ce qu'on a écrit de gracieux et d'agréable sur la question,
et je passe à l'examen de certaines circonstances qui se
rattachent au mariage pour en mesurer le caractère et les
avantages.

Bien que les unions conjugales, dans l'intention de la
providence, semblent ménager aux individus et à l'espèce, le bien-être, le bonheur, et la perpétuité ; cependant, dans nos vicissitudes sociales, elles ne réalisent pas
toutes les espérances qu'elles promettent, elles sont loin
de satisfaire toutes les légitimes aspirations de la créature.
L'intérêt rend les mariages précoces ou tardifs, mal as-
sortis pour les âges, les tempéraments et les caractères,
l'ambition les compromet, la vanité en fausse le but, et
les passions tendent à les corrompre.

C'est pourquoi les réformateurs, les utopistes plus impatients que sérieux, les critiques moroses, les romanciers et autres esprits avides d'une idéale perfection, ont pris acte des insuffisances de l'institution, pour la discuter et la modifier au gré de nombreuses théories.

Dans beaucoup d'écrits, depuis la république de Platon, qui en a défrayé tant d'autres, jusqu'à la doctrine de saint Simon, le sort de l'humanité dans le mariage a été agité par ceux qui pensent ou rêvent sans cesse le bonheur plus complet pour notre espèce.

MM. Bazard et Enfantin dans la brochure qu'ils adressèrent à la chambre des députés, en octocre 1830, pour répondre à la dénonciation de MM. Dupin et Mauguin, qui accusaient leur secte de prêcher la communauté des femmes, disaient : « le christianisme les a tirées de la » servitude, mais il les a condamnées partout à la subal- » ternité, et dans toute l'Europe chrétienne, ont les voit » frappées d'interdiction politique, civile et religieuse : » les St.-Simoniens viennent donner à la sainteté du ma- » riage une nouvelle sanction, ils demandent comme les » chrétiens, qu'un seul homme soit uni à une seule femme, » mais ils enseignent que l'épouse doit devenir l'égale de » l'époux et lui être associée dans la triple fonction exer- » cée dans le temple, la famille et l'état.... Ils veulent » mettre fin à ce trafic honteux, à cette prostitution lé- » gale qui sous le nom de mariage consacre fréquemment » aujourd'hui l'union monstrueuse du dévouement et de » l'égoïsme, des lumières et de l'ignorance, de la jeunesse » et de la décrépitude. »

En pratique, la femme St.-Simonienne choisissait celui

qui devait avec elle compléter le couple social ; selon les uns, elle devait décider seule si elle reconnaissait un père à son enfant, selon les autres, et la scission commençait là, tout enfant devait pouvoir reconnaître son père, et comme le fait matrimonial se rattachait à l'ensemble d'une réforme plus générale, la promiscuité apparente des sexes trouvait, ailleurs, son explication justificative.

Dans la pensé de Fourier, qui prenait pour point de départ de son système, tous les élans de l'âme et de la chair dont le développement nécessaire et légitime devait seulement être équilibré et pondéré, en vue de l'harmonie sociale, la réforme était bien autrement large.

La femme dans le groupe d'amour qui était l'unité de l'association, entraînait l'homme et lui donnait divers grades correspondant à son degré de confiance d'estime ou d'affection; et par suite, à des priviléges variables d'importance ou de durée. Un favori ne valait pas un géniteur, et l'époux était plus qu'un simple géniteur. Les hommes aussi, avaient les mêmes règles à suivre dans l'harmonie sociétaire, de sorte qu'on évitait, de part et d'autre, d'acquérir à perpétuité tous les droits que consacre aujourd'hui le mariage, et qu'on ne voyait plus ni hypocrisie inutile, ni plaintes tardives, ni regrets superflus, puisqu'on ne rencontrait pas un mari brutal, malade ou débauché, d'un côté; ou une femme indifférente, coquette et vaine, de l'autre.

Si l'on cherche à ces efforts réformateurs spécialement dirigés sur le mariage, une cause également particulière et plausible, il n'est pas difficile de la rencontrer dans les conditions souvent déplorables au point de vue moral et physiologique au milieu desquelles s'accomplissent beaucoup d'unions conjugales, et aussi à l'impossibilité d'atteindre le complément de nos désirs terrestres.

L'auteur le plus attrayant qui ait protesté contre le mariage de la société, n'adressa jamais ses reproches à l'institution même, mais seulement à son imperfection, « la ruine des mari ou tout au moins leurs impopularité, » tel a été le but des ouvrages de Georges Sand, a-t-on dit à l'auteur dont je vous parle ; oui, messieurs, répond celui-ci ; « et quand on m'a demandé ce que je mettrai à la place des maris, j'ai naïvement dit : le mariage, mais tel que l'a fait Jésus, tel que l'a expliqué saint Paul, tel même que le définit le chapitre II du titre V du code civil, celui-là, je le demande comme une innovation, comme une institution perdue dans la nuit des temps, » mais il est bien évident que G. Sand n'a montré aucun des traits qui fassent reconnaître le mariage tel qu'il le conçoit, et que cet amour, grand, noble, beau, volontaire, éternel, qui est son rêve, son utopie, sa poésie, il n'est pas réalisable dans les unions conjugales de notre société actuelle, peut-être n'est-il pas même dans notre destinée.

Cependant, en prenant l'institution matrimoniale comme elle est, que faudrait-il tenter pour améliorer son état pathologique, ou mieux pathogénique ? et faire qu'elle remplisse au point de vue le plus humain les conditions pour lesquelles elle subsiste ? Il faut, en effet, le savoir, dans l'union conjugale, la société place son avenir, l'église la célèbre comme une volonté du Très-Haut, et les âmes tendres s'y dévouent : « mettez-moi sous le pôle avec des amis, dit Bernardin de St.-Pierre, et j'y vivrai heureux ;

mettez-moi dans ces mêmes régions avec une épouse, je les fertiliserai, je les peuplerai, il n'y a que l'amour persécuté et malheureux qui remplisse des contrées ingrates, l'harmonie conjugale peut seule s'étendre et se propager au sein de la nature.

Vous vous rappelez, peut-être, ce que je vous ai rapporté dans une précédente lettre, touchant l'influence de l'habitude sur le double système de notre organisation : celui de la vie matérielle ou végétative, celui de la vie de relation ou intellectuelle. Je vous ai dit que dans cette dernière, l'habitude émoussait les sensations et les sentiments qui la composent. Bichat qui est l'auteur de ces remarques, disait : il est de la nature du plaisir et de la peine de cesser d'être et de se détruire d'eux-mêmes parce qu'ils ont été. « Et si je n'avais garde, ajoutait-il,
» d'employer les principes de la physique, à renverser
» ceux de la morale, je dirais que la constance est un rêve
» heureux des poètes, que le bonheur n'est que dans
» l'inconstance, que le sexe enchanteur qui nous captive
» aurait peu de droits à nos hommages si ses attraits
» étaient trop uniformes et que si la figure de toutes les
» femmes était jetée dans le même moule, ce moule serait
» le tombeau de l'amour.... cet amant que l'ennui dévore
» aujourd'hui près de celle avec laquelle il passait des
» heures rapides comme l'éclair, serait heureux encore
» s'il pouvait oublier qu'il le fût... le souvenir est le seul
» mal des amants heureux, s'il est le seul bien des amants
» malheureux. »

Que cette physiologique analyse ne vous abuse point; prenez garde de trouver du poison sous ces fleurs, et si leur parfum épicurien vous monte à la tête, venez vous rafraîchir aux sources d'une philosophie plus sévère. Non, dans l'ordre moral, l'habitude n'émousse pas le sentiment; souvent, au contraire, elle l'augmente; on reste attaché à tel objet par l'usage, et à telle personne par l'habitude; la musique qu'on entend pour la première fois manque, sinon d'harmonie, au moins de charme, pour pénétrer le cœur. On s'attendrit au moment de quitter les lieux qu'on habite depuis longtemps. Il n'y a donc que la sensation physique par la satiété organique, et que le plaisir des sens par la fatigue qui le suit, qui reconnaissent cette influence de l'habitude; or, ces dernières circonstances ne sont pas les seules qui régissent les rapports des individus dans le mariage; encore, aurait-on, pour se garantir des échecs redoutés par la sensualité, la modération, la sobriété, la sagesse, tout ce qu'exprime ce gracieux précepte du bonhomme Franklin : « L'économie des jouissances est l'industrie du bonheur. »

Quand Emile, après avoir employé deux ans à parcourir l'Europe, revient pour épouser Sophie, J.-Jacques, qui commence à goûter les fruits de ses bons soins, les voit marcher au temple, il veut les en ramener, cherchant alors à éloigner des nouveaux époux, tant de gens qui ne savent pas, un jour de mariage, prendre avec les jeunes gens un ton convenable; car la morne décence des uns, et les propos légers des autres, lui semblent également déplacés. « J'ai souvent pensé, leur dit-il à l'écart, que si l'on pouvait prolonger le bonheur de l'amour dans la mariage, on aurait le paradis sur la terre; continuez donc d'être amants en restant époux. » Emile sourit de ce facile conseil ; mais J.-Jacques reprend : « Les nœuds qu'on veut trop serrer rompent : la fidélité imposée aux deux époux est le plus saint des droits du mariage, mais le pouvoir qu'il donne à chacun des deux, sur l'autre, est de trop : la contrainte et l'amour vont mal ensemble ; et le plaisir ne se commande pas. Que chacun des deux, toujours maître de sa personne et de ses caresses, ait le droit de ne les dispenser à l'autre qu'à sa propre volonté. Vous vous devez la fidélité, non la complaisance, ajoute-t-il ; les plus tendres caresses ne sont pas un devoir ; les plus doux témoignages de l'amour ne sont pas un droit : c'est le désir mutuel qui fait ce droit ; la nature n'en connaît pas d'autres. La volupté ne peut recevoir d'une triste gêne la force qu'elle ne tire pas de ses propres attraits. »

Nos lois nous accordent que l'union conjugale ne doit pas être un principe de douleur et de mort pour l'un des époux, et qu'il ne doit pas naître dans l'état une onéreuse population d'infirmes. C'est pourquoi le code a établi, comme motifs de prohibition et d'opposition matrimoniale, le défaut d'âge, certains degrés de parenté, le défaut de consentement paternel avant la majorité, et l'état de démence de l'un des contractants. Mais beaucoup d'incompatibilités ou d'inconvénients prohibitifs existent encore que les lois n'atteignent pas, comme des maladies, des faiblesses constitutives, l'antagonisme des âges, etc.

La loi du divorce, admise chez tant de nations, apparaissant chez nous à diverses époques de notre histoire moderne, reste encore abrogée ; cependant elle réunit bien des suffrages parmi les jurisconsultes, les moralistes et les médecins. Dans les grandes et riches familles, où les alliances se font avec le stimulant des intérêts, et le besoin d'accaparer les avantages de la fortune, le divorce, qui entraîne la ruine de ces espérances, n'est pas recherché comme il l'est légitimement dans les classes moyennes ou prolétaires, qui ne veulent par le mariage que l'accord, les sympathies, la vie consolée et adoucie pour les labeurs qu'elle présente.

Aussi, dans nos derniers débats parlementaires sur ce sujet, en mars 1832, la loi du divorce, deux fois accueillie par la chambre des députés, organe des majorités françaises, fut repoussée par la chambre des pairs, où soixante-dix-huit voix répondirent négativement, et quarante-trois seulement pour l'affirmative.

Le clergé ayant érigé le mariage en sacrement, le considère comme indissoluble. C'est pour lui un des moyens de s'initier aux intérêts civils et séculiers, et d'établir encore sa prépondérance dans les esprits soumis et faibles. Il intervient ainsi dans les troubles domestiques et les chagrins particuliers qu'il exploite pour l'extension de ses influences. Tel il se montra tant que le divorce fut en vigueur, il est vrai que si la loi civile prononçait et qu'il fut alors distancé, il avait soin, sans paraître céder, de vendre, par indulgences et priviléges, sa tolérance ou sa permission. Ainsi obtint de lui le divorce, l'empereur Napoléon, qui fit de sa Sainteté le Pape l'humble serviteur de ses intérêts dynastiques.

Je n'ai pas épuisé ce sujet, ami, mais j'ai pu vous en dire trop long pour une seule lettre, et avant de continuer, j'attendrai vos objections sur ma manière de voir.

Agréez, &c....

DE LA RÉFORME PÉNITENTIAIRE.

14ᵐᵉ LETTRE.

De la Réforme pénitentiaire.

SOMMAIRE.

Ce sujet appartient au médecin digne de son titre. On a disposé du sort des prisonniers par réglement et ordonnances quand la loi seule devait prononcer. — Origine du droit pénal ; il s'exerça d'abord sans moralité consciencieuse. — Le talion et la loi des compositions sont deux modes provisoires de pénalité. — J.-Jacques comprend mal la pénalité en faisant reposer ses titres sur le seul besoin de protection. — La peine est une expiation. — Platon et J.-Christ élèvent moralement la loi de pénalité. — Heureuse innovation proposée par Beccaria. — De la modération dans les peines. — Théorie de Bentham sur l'utilité sociale à sauvegarder dans l'application des peines. — Théorie allemande de l'intimidation à exercer. — L'amendement du coupable et l'expiation de la faute est l'idéal du système pénal. — Les peines actuelles. — Enumération de leur nature et de leur importance. — Le système cellulaire. — Opinion de Lafayette. — Trois degrés. — Auburn. — Mixte, et Philadelphie. — Négation des renseignements statistiques. — Oppositions sur le système. — Protestation contre son introduction désormais inutile. — De la déportation.

QUATORZIÈME LETTRE.

—

DU SYSTÈME PÉNITENTIAIRE.

C'est le privilége de la médecine, et le devoir de celui qui l'exerce, de pénétrer par l'étude et l'observation, dans le domaine étendu de tous les intérêts humains.

En vain voudrait-il rester étranger aux sujets qui ne tiennent pas directement à la santé publique, le médecin s'y trouve ramené, sans cesse, par l'intime liaison des causes funestes qui assujettissent l'homme physique et moral.

Il montre, d'ailleurs, par une telle intervention, le désir qui l'anime d'apprécier toutes les influences qui se rattachent au bien-être et à la moralisation de ses semblables.

Si vous m'accordez ces prémisses, je vous parlerai aujourd'hui de la réforme pénitentiaire ou mieux de la pénalité. Une semblable question mérite, en effet, d'attirer votre attention ; elle a été discutée dans ces dernières années, par les assemblées de l'Etat, et se traduit déjà par les soins actuels de l'administration, en applications nouvelles, qu'il s'agit de connaître et de comprendre dans leur portée.

Il appartiendra au gouvernement de la république,

qui, par sa prompte et providentielle installation en France, il y a bientôt cinq ans, a montré la nécessité de tant de réformes, d'en réaliser prochainement sans doute quelques-unes.

Ce sujet est digne des plus hautes méditations, puisqu'il s'agit, à la fois, d'un intérêt public et d'une question de moralité sociale; puisque c'est avec les lumières de l'expérience, mais aussi avec le sentiment de la fraternité qu'il s'agit de se prononcer.

Jusqu'ici, l'administration politique du pays a pris la responsabilité des mesures qui décident du sort des prisonniers; au silence de la volonté générale, elle a pu substituer son arbitraire plus ou moins éclairé, et sous le nom de circulaires ministérielles, d'arrêtés et d'ordonnances, bien des points ont été mis hors de discussion, bien des décisions ont été prises sur de hautes questions en litige, que la loi seule devait trancher.

Cependant, leur solution demandait, vous en jugerez vous-même, une plus grande compétence que celle d'un conseil particulier, et voulait être prise avec toutes les sérieuses garanties que la seule discussion parlementaire pouvait donner.

C'est donc avec la pensée qu'il appartient à tous et à chacun de s'occuper d'un si grave sujet, que je me décide à vous en entretenir dans cette dernière lettre.

L'historique de la question de la pénalité m'aidera, plus encore que les raisons de la statistique, ou l'emploi des considérations faites *à priori*, à vous faire comprendre le côté sous lequel il me convient de l'envisager. Après cela, je passerai en revue, en les discutant, les motifs qui provoquent la réforme pénitentiaire, les avantages ou les inconvénients qui semblent devoir suivre certaines applications systématiques, et les craintes qui agitent, à son occasion, l'esprit des philanthropes.

La pénalité est la sanction du droit, elle en maintient les règles, et en assure le libre développement. Les diverses lois de l'humanité lui empruntent leurs forces, elle protège les transactions publiques et privées, elle dirige l'exercice de la liberté qui reste à l'homme devenu un être social ; enfin, c'est la garantie des rapports humains, l'égide sous lequel prospère le commerce, et s'agite paisiblement l'industrie.

Le droit pénal moralise les hommes, en leur faisant connaître les actions licites et celles qui sont contraires à la justice, en leur faisant distinguer les conditions qui assujettissent la vie en commun, et en leur montrant par les applications qui le représentent, ce qui assure leur repos, leur honneur et leur indépendance. Mais quel est le principe du droit de punir ? Quelle est son origine légitime, et comment le pouvoir social est-il devenu le maître incontesté de la distribution des peines ? Voilà ce qu'il est intéressant d'examiner. — Aussi haut qu'on remonte dans les traditions humaines, on trouve une loi pénale associée aux institutions primitives des peuples ; c'est le premier signe de leur marche dans le progrès. La famille qui se forme, la cité qui s'organise, l'état qui se constitue en montrent les traces de plus en plus complètes.

Sans doute, ce droit s'exerce d'abord sans qu'une consciencieuse moralité l'accompagne. Il manque alors d'une force réelle, il n'est que la traduction du besoin d'une instinctive protection, tombé aux mains du premier chef de famille qui en conçut la nécessité.

On trouve, pour les âges reculés des sociétés humaines, la plus grossière expression d'une loi pénale dans la peine du talion. C'est, vous le savez, la compensation rigoureuse du mal par le mal; ces paroles du livre de l'*Exode* en donnent la formule : « Tu donneras l'âme pour l'âme, l'œil pour l'œil, la dent pour la dent, pour la main la main, pour le pied le pied, et l'incendie pour l'incendie, les coups pour les coups, le sang pour le sang. » — Dans la civilisation grecque, la trace n'en était pas perdue. Diogène de Lærce attribue à Solon cette loi naïvement barbare : « Celui qui aura crevé l'œil à un borgne, perdra les deux yeux. » Le principe de la justice ainsi puisé dans l'exercice de la vengeance privée, a son point de départ dans un sentiment naturel, qui fait aisément prévoir que la représaille maintient les droits par la crainte d'un mal identique à celui qui la provoque. Mais c'est l'enfance de l'humanité, c'est l'isolement égoïste de ses membres, que ce système de pénalité ; aussi, disparut-il quand les intérêts collectifs et multipliés des agglomérations humaines, se réunirent en un faisceau dont chacun des associés eut la garde.

Les légistes appellent loi de composition l'expression de la théorie qui succéda à la pénalité du talion. Son principe suppose et contient encore le droit de chaque homme à se venger par la force ; mais il admet en même temps, une justice qui en mesure les termes, et une prudence qui en limite l'usage. Lorsqu'une autorité centrale, un pouvoir exécutif quelconque fut organisé chez un peuple et qu'il put s'emparer de la distribution des peines et de leur application , il y eut substitution de ce pouvoir aux parties lésées ; les représailles prirent un caractère d'autorité publique, exercée au nom des individus par le corps social. Seulement, ce fut, pour ce pouvoir, souvent mal constitué, un moyen de despotisme et de domination ; la force seule était capable de maintenir une foule injustement asservie , et la modération dans les peines ne pouvaient convenir à ces premiers maîtres qui les appliquaient.

Cicéron dit qu'au temps de Romulus, la loi de composition était en vigueur dans Rome naissante , comme chez les Germains et les Francs, au temps des conquêtes ultérieures des romains, il était surtout question par cette loi, des amendes pécuniaires et en nature, le tort ou le délit se payait par un nombre déterminé de têtes de bêtes, ou de pièces de monnaie.

Vous apercevez l'insuffisance de ces deux modes de pénalité provisoires dans les sociétés humaines; sous la loi du talion, beaucoup d'actes punissables échappaient à la répression , puisqu'un rapport d'analogie rigoureuse entre le délit, le crime ou le tort causé , n'existe pas , et que la peine applicable était souvent impossible à trouver avec la précision et l'équilibre qui en doit marquer l'équité. L'intention morale de l'action et même l'exécution criminelle non suivie d'effet , n'étaient jamais atteintes, dans ce système de pénalité, où le délit n'existe, que par le fait d'une lésion matérielle.

Sous la loi des compositions, l'amende, presqu'uniquement destinée à satisfaire l'intérêt froissé , n'était pas, aisément, recouvrable ; comment, d'ailleurs, la mesurer contre les attentats si diversifiés? contre les offenses morales? comment ensuite l'obtenir des esclaves, des pauvres ou des insoumis? il fallait, y ajouter, les tortures physiques, les menaces, et alors, compromettre le système, ou donner des droits et des moyens de sévir, à la tyrannie, et à la cruauté du pouvoir.

Les compositions paraissent donc avoir été des mesures plus politiques que pénales, destinées à fortifier l'autorité des chefs de la nation ; ceux-ci ayant l'avantage d'éteindre les querelles privées en se constituant juges souverainement arbitraires : peut-être, avaient-elles le bienfait d'emporter l'aveu du tort à l'offenseur, et de le laisser faire acte de liberté, puisqu'il s'acquittait, lui-même, et compensait ses torts.

Souvent les lois frappent et punissent sans s'inquiéter de l'acquiescement des coupables, et cependant, il ne faut pas voir dans la justice que la force, il faut que la loi pénale reçoive d'abord l'hommage que lui doit la conscience, pour se faire ensuite accepter par ceux-là même qu'elle atteindra.

Au fond des sentiments humains, règnent les notions de la véritable justice sociale ; des préjugés, des passions, des besoins extrêmes souvent les obscurcissent sans les détruire, et la pensée que la loi pénale doit refléter la loi morale, apparaît à tous les âges, et dans tous les esprits au-dessus du vulgaire.

Maintenant, la peine est considérée comme une expiation qui répare et efface le crime, sans être une compensation ou une restitution de valeur. Chez les anciens qui avaient le germe de cette idée féconde, et la vivacité du sentiment religieux, poussée jusqu'au fanatisme, c'était offenser la divinité que d'être criminel ; c'est pourquoi le coupable entraînait dans sa faute sa famille, sa tribu, sa nation, aussi nécessairement que lui-même ; le châtiment était extrême, les sacrifices expiatoires cruels et nombreux, et les hommes devinrent barbares, comme on le remarqua, à force d'être pieux ; Platon, dans ses dialogues, disait que la peine juridique nous délivre de l'injustice et de l'emportement des passions, comme le trafic nous délivre de la pauvreté et la médecine des maladies. Socrate ajoutait « la souffrance de la peine est nécessaire à la purification de l'âme, souillée par le crime, et peut seule lui rendre le calme et la sérénité qui constituent le bonheur. »

C'est l'œuvre du christianisme d'avoir ainsi placé le mal, non dans le châtiment, mais seulement dans le crime, et d'avoir fait admettre que l'expiation, désormais, réhabilite le coupable aux yeux de la morale et de la société. Aussi la religion avec une admirable indulgence, place dans le remords et le regret de la faute, la plus grande partie de cette expiation, mettant au terme de la souffrance morale le pardon du crime qui la provoquait.

L'État, tenu de garantir les droits et la sécurité de ses membres, ne se contente pas de cette obscure protestation de la conscience, et des annonces souvent mensongères d'un repentir facile à simuler, c'est pourquoi il a dû chercher une base plus sûre et plus redoutable, de la pénalité et de l'expiation.

J.-Jacques, dans le contrat social, établit que les hommes, en se réunissant, pour former la société, ont aliéné une portion de leur liberté, afin de jouir avec plus de sûreté du reste : alors, dit-il, le droit de punir appartient au pouvoir social, élevé par les forces résultant de cet abandon ; tout malfaiteur attaquant les droits de ses concitoyens, devient rebelle à sa patrie, il cesse d'en être membre ou plutôt il en devient l'ennemi ; et quand on fait mourir un coupable, ajoute ce philosophe, c'est moins comme citoyen que comme ennemi; théorie incomplète.

A cette source ainsi découverte, du droit de punir, furent puisées, cependant les règles pénales que nous proposèrent, les publicistes du dix-huitième siècle, Servan, Pastoret. Mais, quelques années après le traité italien de Beccaria qui proclamait le principe de la modération dans les peines, Bentham chercha à faire prévaloir la théorie par lui renouvelée, qui fonde le droit de punir sur l'utilité et l'intérêt du plus grand nombre, et justifie toute mesure qui s'appuie sur l'avantage des majorités; enfin, en Allemagne, un dernier système pénal développé vers la même époque, proposa le mobile de la contrainte morale par la menace et l'intimidation, en se retranchant sur le droit de l'Etat à se protéger par tous les moyens qu'il peut rencontrer. Alors le législateur devait combattre l'impulsion au crime, à l'aide de l'impulsion inverse déterminée par la menace de la peine.

De ces trois théories qui repoussent, toutefois, comme erroné, le vieux principe de la vengeance privée ou même publique, et l'abus des compositions impossibles, aucune, ce me semble, ne ramène le droit de punir à ses véritables bases, celles de la justice morale. Ni la première, celle du droit de défense invoquée par J. Jacques, parce que l'homme étant né sociable par toutes les nécessités de sa constitution, ne peut reconnaître, dans l'agglomération des individus qui pactisent, une simple convention fortuite, une occasion de contrat d'où dériverait une justice toute relative et subordonnée, sans autre sanction que le résultat de la force sur la force; — ni la seconde, celle de l'utilité générale de Bentham, elle néglige le sentiment moral de la justice, admet trop exclusivement que le droit de punir se confond avec les autres droits des gouvernements, et agit comme si l'on pouvait arriver à l'idée d'être utile, en acceptant l'idée de détruire sans améliorer. Avec cette théorie, un fait si innocent qu'il puisse être, n'est pas à l'abri de l'atteinte pénale, quand le législateur a quelqu'intérêt à le prohiber; — ni même enfin la troisième, celle de la contrainte psycologique, qui suppose à tort que tous les crimes ou délits sont le résultat d'un calcul ou d'une comparaison, entre le profit d'une mauvaise action et la peine qu'elle peut entraîner; or, le coupable non seulement espère échapper aux conséquences de sa faute (un tiers des délits échappe, on le sait, à la justice humaine), mais encore il cède aux passions, ou se confie à la variété des peines qui correspond aux divers motifs de détermination criminelle.

Il reste, cependant, dans notre système pénal actuel, des traces utiles du passage de ces théories, et ce que nous allons examiner maintenant dans les conquêtes de la science de la pénalité, en témoignera.

Avant d'être introduite dans la législation, cette belle doctrine qui considère le principe de la justice morale comme devant être l'élément et la source de la justice humaine, était professée par les philosophes et les moralistes.

Nous l'avons déjà dit ; selon ces esprits, la faute d'un coupable doit être appréciée dans la mesure de sa moralité intrinsèque ; la peine rester grave en raison de la gravité même du délit, et n'avoir d'autre but et d'autre motif que l'application des règles de la pure justice établie sur le sentiment des rapports du devoir et de la morale, dans les actions humaines.

La théorie pénale qui mérite le plus d'approbation est celle qui place dans l'amendement du coupable et dans sa réhabilitation, le but et les efforts de la justice sociale. La société doit tendre à réaliser l'idée du beau, du juste et de l'honnête, qui est gravée dans le cœur de l'homme. Tant qu'une action immorale n'est pas expiée par son auteur au moyen d'une punition, cet agent ou auteur est considéré comme un malade, et la peine qui le guérira est, en même temps, la consécration du droit qu'avait la société de la lui infliger, pour éviter une contamination prochaine.

L'ordre moral, résulte de la conformité de nos sentiments, de nos désirs et de nos actes, avec les préceptes de la morale. Quiconque le trouble doit le rétablir, et cette réparation, c'est par l'expiation qu'elle s'exprime. Le remords, la honte, la désapprobation publique en sont le commencement, et la pénalité en est la fin complémentaire.

La conscience humaine s'éclaire individuellement et collectivement ; et l'on observe les mêmes progrès dans les sentiments éclairés des individus et du public par la marche du temps et de la civilisation. C'est pourquoi la justice sociale et la justice morale se sont suivies parallèlement avec un même esprit d'application pratique et de considérations théoriques.

En raison de ce qui précède, vous voyez quels effets doivent suivre une peine infligée pour la sanction de l'ordre, et dans le champ où se meut la justice, ces effets sont : 1° l'amendement constaté du coupable ; 2° l'instruction offerte par sa punition à la société, et 3° l'intimidation qui éloigne les volontés criminelles. Les peines, suivant Bentham, pour accomplir leur mission, seront exemplaires, réformatrices, instructives, personnelles, divisibles et réparables. Si nous passons en revue celles qu'appliquent nos sociétés modernes, nous verrons que la plupart manquent de ces multiples conditions caractéristiques.

Constituant une privation ou une souffrance, les peines atteignent tous les biens que donnent la nature ou la société, depuis la vie et la liberté, jusqu'à l'honneur et la fortune. La peine de mort attire de suite notre attention ; elle fut en général plus combattue qu'approuvée par les moralistes et les jurisconsultes ; les premiers s'appuyant sur l'inviolabilité absolue de l'existence, les seconds sur son insuffisante efficacité. — Beccaria l'attaquait comme inutilement barbare au même temps où J.-Jacques l'admettait parmi les droits de défense et de guerre légitimes. Voltaire la réprouvait, parce qu'elle ôtait, selon lui, à la punition, le seul caractère qui la rendît acceptable, celui d'être infligée pour le crime et non contre tel coupable en particulier. Montesquieu n'a pas traité la question de la peine de mort; sans doute, ainsi que l'observe son illustre commentateur, Destust de Tracy, parce qu'il n'entrait pas dans son plan de discuter le droit, mais seulement de parler du fait.

Parmi nos jurisconsultes modernes, on compte comme adversaires de la peine capitale, 1° M. Dupin, qui en émettant le vœu de son abolition, lui substituait, il est vrai, l'horrible incarcération perpétuelle en cellule noircie, gardée par des chiens féroces, etc. (Page 126 de sa législation criminelle); 2° M. Rossi, qui fait ressortir les malheurs consécutifs à son application injuste; 3° M. Pastoret, qui rappelle la faillibilité de l'homme, l'incertitude des preuves et les erreurs des jugements: les faits mémorables de J. Calas, et de Lesurque, attestent dans le même siècle, cette triste possibilité; beaucoup d'hommes célèbres ont encore protesté contre cette peine. Le médecin Cabanis, le duc de La Rochefoucauld, Lamartine, l'ont fait avec la force que donne l'éloquence, la vertu et la conviction.

Les autres peines sont: la déportation, l'exil, la surveillance, les amendes, et l'emprisonnement; — l'infâmie s'attache en plus à certaines condamnations, les deux premières peines occupaient une grande place dans les législations anciennes; en Angleterre, de nos jours, on déporte les grands criminels, et on se trouve bien, de l'efficacité préventive et réformatrice de cette mesure pénale. Sans doute, il y a grand avantage , pour la société, à être délivrée de la présence de ces êtres dangereux qui l'assiégent, mais se borner à changer l'existence matérielle des coupables, ce n'est pas rendre leur peine intimidante, ce n'est pas les atteindre exemplairement , puisqu'on les soustrait même aux yeux qui recevraient du spectacle de leur punition, l'influence instructive et moralisante qu'ils en doivent prendre.

La surveillance de la police , qui entrave le droit de libre locomotion , me paraît désavantageuse, parce que c'est au profit des malfaiteurs, qu'elle établit une lutte de ruses et d'inhabiles poursuites ; parce qu'elle met à l'index les libérés amendés, leur retire le bénéfice du secret, sur leurs antécédents, et les rejette enfin dans le désordre, par la répulsion dont ils ont à subir la funeste conséquence.

Les peines infâmantes , qui se réduisent aujourd'hui à priver le coupable de ses droits civiques, de ses grades et de ses honneurs , produisent , quelquefois , le bon effet d'une réprobation, et d'une publicité qui flétrit, mais elles familiarisent avec l'idée d'en supporter la souffrance, purement morale, et elles empêchent l'amendement ultérieur du coupable, dont elles amortissent la susceptibilité.

Il me reste à vous parler de l'emprisonnement, qui est la peine la plus usitée, chez les nations modernes. C'est elle, qui, sous le nom de système pénitentiaire, provoque, en ce moment, les efforts réformateurs de l'administration , et les observations critiques d'un grand nombre d'esprits dévoués aux intérêts de la société. Je vais donc vous soumettre quelques développements sur cette question.

§—Toute peine, avons-nous dit, doit expier le crime aux yeux du coupable et de la société; elle n'est pas complète, si le condamné n'est pas ramené, par la souffrance, au repentir de ses actes, et à des sentiments plus moraux. De là le genre d'effets qu'on demande à l'emprisonnement de produire, et la variété des tentatives, pour qu'ils se manifestent. Deux règles principales dominent le système pénitentiaire de la prison, le travail et l'isolement; c'est-à-dire ce qui donnera au détenu l'habitude d'une bonne conduite, et ce qui les préservera de la corruption. Mais pour obtenir ces résultats, pour faire concorder la pratique avec la théorie, bien des difficultés se rencontrent qui déjà ruinent certains projets, et les condamnent à l'abandon.

Le régime de l'emprisonnement doit, en effet, ménager la vie, la santé des détenus, ne pas changer par sa rigueur et sa sévérité, les termes qui définissent la peine à subir, tout en conduisant les coupables à une amélioration dont ils conserveront, sans effort, le bienfait, une fois qu'ils seront rentrés dans la société, acquittés vis-à-vis d'elle, et régénérés pour leur avenir.

L'humanité veut qu'un prisonnier soit suffisamment abrité, nourri et soigné, pour que son état physique se conserve ou s'améliore.— La morale demande qu'il reçoive de l'instruction, des encouragements, des notions nouvelles sur ses devoirs, de bons préceptes et des prédications qui agissent sur ses mœurs, son caractère et ses penchants; telles sont les conditions à réunir dans le système pénitentiaire, et telle est la direction légitime que doivent suivre les innovations.

La loi ne spécifiant pas le régime et l'économie intérieure des maisons de détention, ce sont des réglements arbitrairement intervenus, qui les ont réglés, plus ou moins sagement ; le champ étant vaste aux essais d'amélioration, c'est par circulaires administratives qu'on impose aujourd'hui encore, l'isolement, le silence, le travail, et les autres mesures dont on veut composer actuellement la réforme pénitentiaire à subir par les détenus. Ceux-ci, cependant, par les articles 21 et 41 du code pénal, doivent seulement être renfermés et soumis à un travail dont le produit se partagera entre les frais de la maison et les détenus, pour adoucir leur sort, dit la loi citée.

Avant la révolution française, on se plaignait que la plupart des geôles, en Europe, étaient des cloaques d'infection, répandant la maladie et la mort, non-seulement dans leur enceinte, mais dans le voisinage. Le jour y manquait, l'air n'y circulait pas, les détenus confondus ne s'entre-communiquaient que des miasmes délétères et morbifiques, qu'ils fussent incarcérés, soit par prévention, soit par jugement.

Si l'on consulte l'histoire de la Bastille, type monstrueux des prisons de France en 1789, on voit ce qu'elles étaient alors dans leur régime intérieur, qu'on se souciait peu de changer pour telles ou telles catégories de détenus.

La solitude, les ténèbres, l'incurie, l'oisiveté, tels étaient les moyens d'expiation moralisante, que les barbares employaient alors envers les détenus et les coupables, dans un grand nombre d'endroits.

Cependant, les idées de réforme, dans le système pénitentiaire, étaient en faveur dans le nouveau monde, tandis que la vieille Europe restait encore dans les déplorables traditions de la plus sauvage routine.

En Amérique et en Angleterre, sous la direction généreuse d'Howard, de Blacktone et du duc de La Rochefoucault, on avait, dès l'année 1776, institué une réforme pénitentiaire qui, bientôt, fut altérée dans ses principes, mais qui devait témoigner, par son importance dans le monde, des bonnes intentions de ses auteurs.

Réformer le code criminel parallèlement avec la pénalité, avait paru une conséquence nécessaire des tentatives qui devaient rendre le régime des prisons redoutable par sa sévérité, mais plus humain, par les traitements physiques et moraux. « On y sera bien logé, disait Howard, bien nourri, bien vêtu, à couvert des maux contagieux, mais partout la règle sera austère, le travail une loi à subir, et ceux-là souffriront qui ne s'y soumettraient pas avec l'idée du sacrifice. »

Abolir par l'emploi de ce système, les tortures physiques et la peine capitale, préserver la société des récidives, en procurant aux condamnés un amendement moral, gagné concurremment avec l'expiation entreprise ; telle était la pensée de la législation nouvelle ; mais l'adjonction des punitions fort dures, l'encellulement dans les ténèbres, le silence absolu, l'isolement complet, toutes choses qui vinrent modifier le premier projet des réformateurs, en dénaturèrent, désormais, l'efficacité philanthropique.

Aussi, le général Lafayette écrivant dans de telles cir-

constances, à ses amis de Philadelphie, leur disait :
« l'état de Pensylvanie qui a donné un si grand exemple
d'humanité, et dont le code philanthropique a été cité, et
pris pour modèle dans toute l'Europe, en est, maintenant, à proclamer l'inefficacité de ses lois, et la nécessité d'en revenir aux procédés cruels des âges les plus
barbares et les moins éclairés.

Plusieurs publicistes, à la lecture des réglements
qui formulent le système pénitentiaire dont nous parlons,
ont eu la même opinion sur sa sévérité rétrograde.
« Ouvrez le livre de Bentham, dit M. Guizot, et vous serez
» étonné de toutes les ressemblances que vous rencon-
» trerez entre les moyens pénaux qu'ils proposent et
« ceux que l'église employait au temps de l'inquisition.»
C'est qu'en effet, au lieu de chercher par des précautions
d'humanité, pour le présent, et par des mesures sages
pour l'avenir, à ramener les condamnés à des vues plus
honnêtes, on veut les y faire revenir par la menace ou la
force des tourments, comme autrefois l'église quand
elle commandait aux peuples et aux rois, soumettait
pour leur grâce et leur salut aux plus douloureux sacrifices les indociles et les faibles, destinés à souffrir l'expiation inquisitoriale.

§—Avant de vous conter quelles analogies déplorables se trouvent entre certaines pratiques pénitentiaires
modernes et ces souvenirs de la sombre puissance du
saint office, je dois vous donner l'idée des divers régimes
considérés comme type dont l'imitation a été proposée à
la législation française.

—Trois systèmes pénitentiaires se sont partagé, jusqu'à ce jour, le champ de la réforme : 1° celui de Philadelphie, 2° celui d'Auburn, et 3° un système mixte ou éclectique qui se compose d'emprunts faits à l'un ou à l'autre des précédents.— Le premier consiste à tenir les prisonniers entièrement isolés les uns des autres, dans des cellules individuelles, aussi bien le jour que la nuit, sans promenade, sans emploi de la parole, sans échange de signes, de regards et dans un parfait automatisme. Le travail n'est venu que tardivement interrompre ces procédés négatifs. Ce régime devait durer tout le temps de la détention, fut-elle d'un an ou de la vie. — Le système d'Auburn isole aussi les détenus dans des cellules particulières, mais seulement pendant la nuit ; il les fait travailler et prendre en commun leur repas, se promener de même, mais avec la nécessité d'un silence perpétuel, et cela est affreux, car le régime s'applique aux femmes comme aux hommes, aux enfants comme aux adultes. L'infraction aux ordres et à la règle est punie par des coups de fouet, des coups de bâton, et par d'autres tortures corporelles.

En Europe, on a adopté le système éclectique que j'ai signalé, c'est un aveu indirect de l'imperfection des deux autres, ou des dangers qu'ils contiennent : on les accuse effectivement, de compromettre la vie, la santé, et surtout la raison des détenus ; avec de tels résultats, comment seraient-ils propres à améliorer, à instruire et à moraliser?

L'isolement continu, qui est la base du système Pensylvanien, affaiblit le ressort de l'esprit, éteint le feu de l'intelligence, et refroidit les dispositions au remords, qu'il change en protestation vindicative : la privation de la parole, qui est un sens privilégiant l'espèce humaine, jette l'économie dans un trouble particulier qui résulte de la concentration d'idées fixes dont la solitude augmente la persistance funeste aux fonctions cérébrales. — On doit en plus admettre que la douteuse lueur d'une cellule, dont les murs sont épais, froids et nus, entravent l'action des sens, au point de provoquer le désordre des hallucinations qui précèdent la folie ou l'affaiblissement par défaut d'excitant normal.

Avec des chiffres, les adversaires de la réforme ainsi formulée, du système pénitentiaire, ont prouvé que ces prévisions fâcheuses se réalisaient, et qu'en Pensylvanie, en Angleterre, et dans les localités où le projet était déjà en vigueur, les cas de folie, les révoltes, les maladies, les récidives montraient les funestes conséquences de son adoption. Il est vrai qu'avec des chiffres aussi, on est parvenu à prouver que l'état mental était plutôt protégé que compromis par l'encellulement, que l'état sanitaire s'était également amélioré sous l'influence du régime des nouvelles prisons, qu'enfin l'amendement moral y était si réel, qu'il y avait déjà moins de récidivistes : c'est que la statistique est une arme à deux tranchants, ou plutôt, c'est l'instrument qui répare le mal qu'il a causé; c'est aussi l'oracle consulté qui dit oui ou non, successivement, selon le désir de celui qui l'interroge.

Pour nos prisons, j'ai vu à l'œuvre l'arrêté appelé disciplinaire, du 10 mai 1839, pris par un inconcevable abus de pouvoir, sous le gouvernement de Louis-Philippe, par le ministre Gasparin.

Dans le régime créé par la circulaire du 10 mai, toutes

les conditions de la peine ont été transformées pour les détenus de nos vingt-deux maisons centrales de France.

La contrainte du silence, pendant le travail en commun, est le vrai supplice renouvelé de Tantale ; les tâches forcées, la nourriture amoindrie dans ses qualités restaurantes, l'absence de vin, de bière ou de tabac, dont l'habitude plus ou moins enracinée rend la privation atroce et lentement mortelle ; la diminution de la quotité disponible du salaire telle que chaque détenu ne peut ajouter plus de quinze centimes par jour à sa nourriture réglementaire, et qu'il n'en a souvent que cinq pour acheter le même aliment en double de la prescription quotidienne : Tel est l'abrégé de ce régime par circulaire, qui a doublé la mortalité des prisonniers.

Et c'est pour commencer la réforme pénitentaire qu'on a introduit cette homicide discipline dans nos maisons centrales ; on voulait que ces maisons, appelées écoles mutuelles de dépravation, inspirassent assez de terreur pour éloigner les coupables ; mais vous, ami, vous l'avez compris, la véritable réforme pénitentiaire ne puisera désormais ses moyens que dans un système d'expiation moralisante, et non dans des cruelles compressions physiques et morales.

Innocent XII fit écrire sur le frontispice des prisons de Rome cette inscription conservée par ses successeurs, et digne de conduire les nouveaux réformateurs : « A la » justice et à la clémence, à la plus sûre et à la plus » douce détention. »

Il appartenait aux fanatiques inquisiteurs, qui voulaient sauver l'homme, non pour la terre, mais au-delà du tombeau, d'imposer la torture, le cachot ténébreux et la mort ; mais si nous voulons faire le coupable repentant et meilleur ; si nous voulons qu'après avoir causé le mal social, il le répare, montrons-lui la clémence et la douceur compatibles avec son sort nouveau ; que le travail le moralise, et le rende heureux ; et au lieu d'attaquer ses forces et sa santé par les nourritures débilitantes et des restrictions, puériles d'idée première, autant que douloureuses dans leurs effets, telles que le silence, l'interdiction du vin ou du tabac, etc., faisons de son amendement moral et matériel le double but de nos efforts sur lui : Lucrèce a dit avec raison qu'un corps sain logeait une plus belle âme, et l'aptitude au travail est une première fortune refusée à beaucoup de malheureux, qu'il convient de leur donner.

Il n'est plus question, en ce moment, du système d'encellulement projeté au prix de 200 millions sous la dernière monarchie : on songe maintenant à modifier notre pénalité française par la substitution de l'exil et de la déportation avec travail colonisateur, à la peine des travaux forcés subie dans les bagnes.

Cette idée est un progrès sur le régime stérile et inhumain de l'encellulement absolu. Mais, comment la réaliser ? et peut-on, à la suite de la déportation, fermer les maisons pour peines, qui contiennent plus de 25,000 de nos semblables comme population de malfaiteurs subissant leur jugement ?

Il est vrai que l'Angleterre doit à ses déportés l'empire de l'Australie, mais l'Angleterre avant de jeter sur cette terre antipode, ses enfants perdus, a déjà chez elle fait de louables efforts pour donner à ces colons, des habitudes de docilité et de travail propres à inspirer certaines garanties.

C'est ainsi que tout condamné à la transportation australienne passe par la prison cellulaire, un temps proportionné à la durée de sa peine, mais qui ne peut excéder dix-huit mois, pendant cet emprisonnement dans la mère-patrie, on l'instruit, on le moralise, on l'applique à des travaux publics, et c'est après tout cela que porteur d'un laisser-passer australien qui est une sorte de réhabilitation relative, on le fait embarquer.

La déportation constitue en Angleterre, le troisième degré pénal, puisque la prison cellulaire commence le châtiment, et que les travaux publics en font la seconde partie, réductible administrativement, selon la conduite des condamnés.

Eh bien, imiterons-nous le système complet de nos voisins? allons-nous instituer des Milbank et des Pentonville comme nous faisons, par essai, des Mazas et des Roquette, sans assentiment législatif? La question en est à ces termes ; j'espère vous tenir au courant de ces vicissitudes.

Agréez, &c....

ÉPILOGUE.

Je termine ici, les lettres de ce volume, que plusieurs considérations m'invitent à ne pas multiplier. Le lecteur ami, auquel j'ai adressé ces Causeries, étant aussi mon confident, je lui dois les raisons de ma réserve, les voici :

A tous les points de vue où je me place, les chances de succès d'un tel livre me paraissent restreintes : il y a des ouvrages médiocres qui se vendent, et des ouvrages estimables qu'on n'achète pas. Le genre simplement sérieux n'est ni le plus goûté ni le plus facile à répandre dans notre pays et à notre époque.

Et puis, la réputation des médecins vient de deux sources : l'une est fournie par l'école, propagée par les élèves, officiellement encouragée par les protections universitaires ; l'autre est celle d'une pratique étendue, ancienne et popularisée par beaucoup de moyens.

Mais le public n'estime et n'aime que médiocrement les médecins qui écrivent à son intention, parce que, d'abord, ce qu'il attend d'eux, c'est surtout le soulagement pratique, et qu'ensuite, porter un jugement, quand il voudrait le trouver tout fait, c'est un effort qu'il dédaigne.

C'est pourquoi, en dehors des écrits qui s'adressent à l'école, et qui, par leur spécialité, sont destinés aux dogmes scientifiques ou à l'instruction des élèves, on trouve peu d'essais de littérature médicale.

Cependant il serait bon que les médecins voulussent bien initier peu à peu le profane vulgaire aux intéressantes évolutions de notre science, trop longtemps fermée à sa curiosité, et que, sans l'abaisser comme des charlatans, sans l'élever exagérément comme des savants orgueilleux, ils fissent de louables efforts pour la populariser.

Dans chaque branche des connaissances humaines, il restera toujours assez de détails techniques et d'exigences pratiques pour les artistes, mais la philosophie et le sens général de nos acquisitions scientifiques, littéraires, et industrielles, doit, un jour, appartenir à tous et à chacun.

Je réserve donc à une autre occasion, la suite de ces Causeries ; afin de savoir si je serai suffisamment autorisé à les continuer par le sort de celles-ci.

Le public qui me lira se récusera peut-être, au lieu de m'inviter à poursuivre : mais j'aurai pour avertissement, comme je le dis à la préface, et la critique que je sollicite partout, et l'état des rayons où je vais déposer les exemplaires heureusement peu nombreux que je fais tirer : dans tous les cas je ne serai pas pris au dépourvu.

On sait que l'animal courageux par excellence, ne s'endort qu'en rase plaine, pour mieux surveiller toutes ses positions ; il est permis à un auteur qui n'est pas encore brave, d'imiter cette tactique.

TABLE.

BOULOGNE — IMP. H. DELAHODDE.